LE
GRAND LIVRE
DU YOGA

Titre original :
The complete illustrated book of yoga
© Sivananda Yoga Vedanta Center, inc.
© Le courrier du Livre 2011, 2018 pour la traduction en français
Traduction de l'anglais revue par Marie-Hélène Hirbec
ISBN : 978-2-7029-0919-5
www.editions-tredaniel.com
info@guytredaniel.fr
www.facebook.com/editions.tredaniel

SWAMI VISHNUDEVANANDA

LE
GRAND LIVRE
DU YOGA

Deuxième édition

Le courrier du Livre
27, rue des Grands Augustins
75006 Paris

PRÉFACE À L'ÉDITION DE 1988

OM SRI GANESHAYA NAMAH
OM SARAVANABHAVAYA NAMAH
OM AIM SARASWATYAI NAMAH
OM NAMO BHAGAVATE SIVANANDAYA
OM NAMAH SIVAYA
OM NAMO NARAYANAYA

ALORS que j'écris cette préface à la nouvelle édition du *Grand Livre du Yoga*, l'humanité plonge de plus en plus profondément dans la crise, cependant, un avenir brillant nous attend.

Le passage entre le vingtième et le vingt-et-unième siècle va nous conduire sans doute à un paradis technologique sans précédent. La porte s'ouvre sur un âge de super-ordinateurs qui nous aideront à organiser notre société complexe et à transformer notre environnement; des supraconducteurs diminueront le gaspillage d'énergie, et des robots accompliront les tâches qui ne conviennent pas aux êtres humains, ainsi, le temps de loisirs et la durée de vie pourront augmenter. De nouvelles découvertes médicales verront le jour et permettront probablement de contrôler le sida et d'éradiquer bien d'autres terribles maladies. Nous pourrons peut-être bientôt faire pousser des végétaux dans des stations spatiales, aussi facilement que sur terre, et, qui sait, nous nous mettrons à émigrer vers d'autres planètes comme nos ancêtres le firent vers de nouveaux mondes.

Cependant nous sommes toujours incapables de contrôler notre mental. La crise mondiale n'est que le reflet du chaos dans lequel se trouve la conscience collective. L'action la plus positive que nous puissions faire pour contribuer à cette tâche immense qu'est le retour de notre planète à un état d'équilibre, est de commencer par nous changer nous-mêmes.

Des pensées positives et concentrées sont beaucoup plus puissantes que des pensées négatives et confuses. Aucune technologie extérieure ne peut contrôler les émotions ni les produits de l'imagination. Ni l'alcool, ni les drogues (tranquillisants, pilules pour dormir, pilules pour se réveiller), ni quoi que ce soit de ce genre, ne peut prétendre apporter une solution à long terme à cette faiblesse mentale qui s'étend comme une épidémie. Ces produits chimiques détruisent également l'équilibre de notre descendance, car ils provoquent des troubles génétiques et déséquilibrent les vibrations mentales. La véritable paix n'est donnée qu'à ceux qui sont capables de contrôler leur corps et leur mental en pratiquant l'autodiscipline.

Ce livre est comme une offre faite à chacun d'entre vous de prendre volontairement l'engagement de mener une vie divine en harmonie avec les lois éternelles de la nature. S'il y a réellement en vous la volonté et le désir de réaliser votre potentiel spirituel illimité, alors, les méthodes pratiques d'autodiscipline et de contrôle du mental présentées dans ce livre s'avéreront d'une inestimable valeur.

J'ai appelé ce livre *Le Grand Livre du Yoga* parce que le *yoga* est une science complète d'autodiscipline. Il équilibre, harmonise, purifie et fortifie le corps, le mental, et l'âme de celui qui le pratique. Il montre la voie vers la santé parfaite, le contrôle parfait du mental, et la paix parfaite avec son propre soi, le monde, la nature, et Dieu. Des millions de personnes ont commencé à pratiquer le *yoga* en appliquant les techniques simples et éprouvées décrites dans ce livre. Bien que les termes scientifiques et les exemples donnés pour expliquer la théorie du *yoga* aient été choisis pour permettre à un lecteur de notre époque de la comprendre, j'ai été scrupuleusement fidèle aux anciens enseignements du *hatha yoga*, comme à ceux d'autres formes du *yoga* telles que le *kundalini yoga*, le *ràja yoga*, et le *jnana yoga*. Je n'ai rien inventé, j'ai seulement présenté cette science parfaite d'auto-développement de façon compréhensible pour une époque où l'esprit d'analyse prédomine.

Le *yogi* voit la vie comme un triangle. La première pointe du triangle est la naissance. La ligne ascendante est la période de croissance, la pointe supérieure est la jeunesse, et la ligne descendante, le déclin. La troisième pointe est la mort, mais la ligne qui forme la base du triangle est la vie après la mort et elle s'achève à la première pointe, qui représente alors une nouvelle naissance.

La période de croissance, que l'on appelle aussi « processus anabolique », atteint un palier vers dix-huit-vingt ans. Pendant la période de « jeunesse », le taux de rajeunissement des cellules est supérieur ou égal au taux de vieillissement. Chez une personne normale, le corps conserve cet état de jeunesse et de santé jusqu'à environ trente ans. Vers trente-cinq ans, le déclin ou « processus catabolique » prédomine, le processus anabolique diminue et le corps physique entre dans la phase de déclin, pour aboutir à cet âge que l'on appelle « vieillesse », qui va de pair avec le désespoir et le cortège de maladies tant physiques que psychiques.

Les *yogis*, cependant, affirment que nous ne sommes pas nés pour connaître seulement la douleur et la souffrance, la maladie et la mort, mais que la vie a un but infiniment plus élevé. Toutefois, pour parvenir à découvrir ce but, il faut un intellect ardent et pénétrant, une volonté forte, ce qui nécessite un corps et un psychisme en bonne santé.

Dans cet objectif, les anciens sages ont développé un système complet permettant d'empêcher ou de retarder le déclin, c'est-à-dire le processus catabolique, et de maintenir les facultés physiques et psychiques en bon état. En observant avec attention le mode de vie et les besoins des hommes et des femmes de notre époque, j'ai synthétisé cette ancienne sagesse du *yoga* en cinq principes de bases, que chacun d'entre vous pourra aisément intégrer dans sa vie quotidienne. Ces principes sont les suivants :

1. exercices appropriés
2. respiration correcte
3. bonne relaxation
4. nourriture saine
5. pensée positive et méditation.

Les **exercices appropriés**, en améliorant la circulation et la souplesse, sont comme un système de lubrification des articulations, muscles, ligaments, tendons, etc. Parce ce que le *yoga* prend en compte l'être tout entier et sa guérison, aucun autre système ne peut être comparé à l'ensemble des exercices qu'il propose.

Une posture (*yoga asana*) doit être maintenue un certain temps (le mot « *asana* » signifie posture stable et ferme). Exécutées lentement et consciemment, les postures ne sont pas seulement bénéfiques pour le corps, elles sont également un exercice psychique de concentration et de méditation.

Les exercices de *yoga* permettent tout d'abord à la colonne vertébrale d'être en bonne santé. Celle-ci abrite le centre de notre système nerveux, qui est le système de communication du corps. Prolongement direct du cerveau, une colonne vertébrale en bonne santé induira celle du corps tout entier. En maintenant, par des exercices appropriés, sa souplesse et sa force, on améliore la circulation, les nerfs reçoivent les éléments nutritifs et l'oxygène dont ils ont besoin, et le corps conserve sa jeunesse. Comme le dit un proverbe chinois, « Un dos souple, assurément, procure une longue vie ».

Les *asanas* (postures) agissent sur le mécanisme interne du corps tout entier, et, en particulier, sur les points de pression clés que sont les points d'acupuncture chinois. En stimulant ces points on augmente le flux de l'énergie vitale, appelée *prana* (en sanskrit) ou chi (en chinois).

Mais les postures agissent également sur les parties plus profondes et plus subtiles de notre corps. Les différents mouvements qui composent ces postures massent et stimulent ainsi les organes internes, qui, tonifiés, fonctionnent plus efficacement.

Enfin, les asanas étant toujours pratiquées conjointement avec la respiration profonde, la relaxation et la concentration, elles aident également au développement du contrôle du mental. Celui-ci, instable par nature et constamment agité par des stimuli sensoriels, se retire, se détache des objets des sens, se libère des distractions, et se trouve peu à peu sous contrôle (cf. chapitre 4).

La **respiration correcte** relie le corps à sa batterie, le plexus solaire, où est emmagasinée une immense énergie potentielle. Stimulée par des techniques de respiration spécifiques (*pranayama*), cette énergie est libérée et permet le rajeunissement psychique et physique.

Lorsqu'elles respirent, la plupart des personnes n'utilisent que partiellement leur capacité pulmonaire. Elles respirent superficiellement sollicitant seulement une petite partie de leur cage thoracique. Leurs épaules sont voûtées, elles éprouvent une tension douloureuse dans le haut du dos et dans le cou, et souffrent d'un manque d'oxygène. Elles sont facilement fatiguées, sans comprendre pourquoi.

Ce dont l'infortunée majorité d'entre nous a besoin aujourd'hui, c'est d'un programme de respiration qui soit une aide, que l'on soit au bureau, devant son fourneau, ou sa machine. La tension, et même la dépression, peuvent être surmontées grâce à une respiration correcte, c'est-à-dire une respiration diaphragmatique.

Le plus important bienfait qu'apporte une bonne respiration, est la concentration du *prana*, c'est-à-dire de l'énergie psychique, car cela augmente le niveau de notre énergie vitale. Le contrôle du *prana* mène au contrôle du psychisme.

Toutes les maladies du corps peuvent être détruites radicalement en régularisant le flux du *prana* : ceci est le savoir secret de la guérison. Acupuncture, shiatsu, guérison par la foi, magnétisme, etc., derrière tout cela se trouve le développement d'un haut niveau de contrôle conscient ou inconscient du *prana*.

La respiration ordinaire ne produit que très peu de *prana*, mais lorsque nous nous concentrons et que nous régularisons consciemment notre respiration, nous pouvons en stocker davantage dans nos différents centres nerveux et dans notre cerveau. Une personne qui possède beaucoup de *prana* rayonne d'une vitalité et d'une force qui sont ressenties par tout son entourage (cf. chapitre 8).

Une **bonne relaxation** calme l'organisme entier, comme la température d'une voiture est régulée par son radiateur.

La relaxation est le moyen naturel de recharger le corps. Lorsque le corps et le psychisme sont continuellement surmenés, leur efficacité diminue. Pour régulariser et équilibrer le travail du corps et du mental, il faut apprendre à économiser l'énergie produite par le corps, ce qui est en fait, le but principal de la relaxation.

La vie sociale moderne, l'alimentation, le travail, et même ce que nous appelons les loisirs, (comme les soirées dans les dancings), tout, aujourd'hui, rend la relaxation difficile. Nous dépensons plus d'énergie à garder nos muscles toujours prêts à l'action qu'à produire effectivement un travail utile. Même lorsqu'elle se repose, une personne dépense beaucoup d'énergie, parce qu'elle est inutilement tendue, tant physiquement que psychiquement. Ainsi, la plus grande partie de l'énergie de son corps est gaspillée.

Souvenez-vous qu'au cours d'une journée, notre organisme produit généralement toutes les substances et toute l'énergie qui lui seront nécessaires pour le lendemain. Pourtant, trop souvent, tout cela est dépensé en quelques minutes, lorsque nous sommes de mauvaise humeur, en colère, blessés, ou particulièrement irrités.

Dans l'état de relaxation, presque aucun *prana* n'est consommé. Ainsi, bien qu'une partie soit utilisée pour maintenir les activités métaboliques de base, tout le reste est stocké.

Afin de parvenir à la relaxation parfaite, il faut passer par trois niveaux de relaxation : physique, psychique et spirituelle. Si ces trois niveaux ne sont pas atteints, la relaxation n'est pas complète (cf. Chapitre 6).

Une **alimentation saine** est une source d'énergie pour le corps. L'alimentation yoguique est une alimentation végétarienne. Elle se compose d'aliments purs, simples, naturels, facilement digérés et assimilés, qui entretiennent la santé.

Chacun devrait avoir une certaine connaissance de la diététique pour être capable d'équilibrer son alimentation.

Le corps a besoin de cinq catégories d'éléments nutritifs : protides, glucides, lipides, sels minéraux et vitamines. En mangeant des aliments non transformés, issus directement de la nature (de préférence biologiques, sans produits chimiques), on fournit au corps les éléments essentiels dont il a besoin, car les traitements, le raffinage, ou une cuisson trop forte ou trop longue font perdre aux aliments beaucoup de leur valeur nutritive.

Il y a un cycle dans la nature que l'on appelle : « le cycle alimentaire » ou « la chaîne alimentaire ». Le soleil est la source première d'énergie pour tout ce qui vit sur notre planète. Les plantes, premier maillon de cette chaîne, offrent aux végétariens des éléments nutritifs directement issus du soleil.

L'attitude yoguique par rapport à l'alimentation est simple : il faut « *manger pour vivre* » et non pas « *vivre pour manger* ».

Grâce à ses connaissances en nutrition et à son expérience intérieure, le yogi consomme des aliments en quantité appropriée, afin qu'ils aient un effet bénéfique sur le corps et le moins d'effets négatifs possibles sur l'environnement ; en même temps, il cherchera à causer le moins de souffrance possible aux autres êtres. Pour celui qui voit l'interdépendance de toutes choses, tout doit être examiné lorsqu'on réfléchit à la manière dont on se nourrit : le problème de la faim, la souffrance des animaux, et l'état de l'environnement. L'une des premières étapes, pour agir de manière responsable par rapport à la planète, est de se nourrir en étant pleinement conscient de ce que l'on fait.

Jeûner fait également partie du régime alimentaire du *yogi*. Jeûne et repos, telle est la prescription universelle de la nature pour guérir de toutes les maladies, de la fièvre aux fractures. Accompagné de la prière, le jeûne est recommandé par toutes les religions dans un but de purification, d'autodiscipline, et de contrôle de soi-même (cf. chapitre 7).

La **pensée positive** et la **méditation** permettent d'acquérir la maîtrise de soi. L'intellect est purifié. La partie animale de notre nature est consciemment contrôlée par la stabilité et la concentration du mental.

Le *yoga* est une philosophie sublime et pratique.

Le grand Maître *Swami Sivananda* disait : « L'unique base, pour une unité véritable et durable de tous les êtres humains, est la religion du cœur. La religion du cœur est la religion de l'amour. »

Il disait encore : « Le *samadhi* (état supraconscient) est l'union bénie avec le Soi Suprême. Il conduit à la réalisation intuitive directe de l'infini. C'est une expérience divine intérieure qui est au-delà de la parole et du mental. Vous devrez le réaliser vous-même, en pratiquant une profonde méditation. Dans cet état, les sens, le mental et l'intellect cessent de fonctionner, temps et causalité n'existent plus. »

(Si vous souhaitez connaître les techniques pratiques de méditation, mon livre *Méditation et Mantras* pourra se révéler utile.)

Le *yoga* est une autodiscipline basée sur ces deux principes : vie simple et pensée élevée. Ne sous-évaluez pas le système intégral qu'il propose pour le développement de soi. Si vous suivez ces cinq principes, vous acquerrez force et équilibre pour affronter cette période décisive de notre évolution.

Quand le corps, le mental et l'âme sont en bonne santé et dans un état harmonieux, la partie élevée du mental peut triompher aisément des instincts impurs de la partie animale. Chaque obstacle devient une étape vers le succès. La vie est une école pour le développement du caractère, de la compassion et pour la réalisation du Soi divin qui est omniprésent. Vous considérerez sous un autre angle ce que sont véritablement santé et positivité. Vous verrez que vous êtes capable de guérir la planète et d'en prendre soin.

Je prie pour que vous mettiez en pratique la philosophie et les techniques anciennes et éprouvées du yoga exposées dans ce livre, et pour que vous parveniez à la santé, au bonheur et à la paix éternelle.

Que Dieu vous bénisse !
Votre propre Soi.
OM TAT SAT

Swami Vishnudevananda
Ashram Sivananda, Yoga Camp
Val Morin, Québec, Canada
1er juin 1988.

1
PHILOSOPHIE
ET BUT DU YOGA

L'HOMME ne trouvant pas son épanouissement dans les inventions modernes et la connaissance des mystères insondables de la nature, cherche inlassablement un but qui le dépasse. Son intelligence ne peut pas appréhender ce qu'il observe : les miracles de la nature, à travers le mystère de l'atome d'où provient toute chose, les étoiles et les planètes sans limites qui flottent, se séparent et s'écrasent les unes contre les autres dans ce vaste espace, au-delà du temps.

Cette intelligence fatiguée, errant à travers les galaxies de l'espace où notre planète n'est qu'un point minuscule, en revient accablée par la déception, en pleine confusion.

L'homme, désormais, n'est plus satisfait de son intelligence, ce mécanisme de la raison qui n'apporte pas de réponse à ses questions : « Quel est le but de la vie ? », « Qui suis-je ? », « Où vais-je ? », « La mort physique est-elle la fin de tout ? », etc.

Cet homme brillant, qui se vante, qui est supposé tout savoir, se heurte aux limites de son entendement, ne pouvant découvrir les confins des galaxies –ce qu'il peut appréhender de plus gigantesque– ni les formes des électrons – le plus petit que sa raison puisse concevoir. Au-delà ou en deçà de ces deux extrêmes, son intellect ne peut avoir accès à une loi inconnue.

C'est folie, avec un instrument aussi limité que l'intelligence, que de chercher la vérité et de tenter de sonder les profondeurs inconnues de l'éternelle question du but de la vie.

Cependant, nous ne pouvons pas systématiquement ignorer la vérité, si vérité il y a. En réalité, quelques rares êtres humains ont déjà transcendé les limitations de l'espace et du temps et peuvent voir le passé, le présent et l'avenir, sans utiliser cette petite intelligence. Ces êtres sont appelés « voyants » ou saints et, pour trouver la vérité, ils font appel à une méthode scientifiquement établie qui satisfait l'intelligence, bien que la connaissance qu'ils possèdent lui soit très supérieure. Fort simple à première vue, leur méthode est en réalité très difficile pour des esprits non entraînés et impurs. Ils utilisent les mêmes rayons dispersés du mental dont se sert la grande majorité de l'humanité pour observer ou ressentir, et ils les concentrent au plus profond de leur cœur. Ces rayons concentrés du mental illuminent alors les zones obscures de l'inconnu.

Aussi longtemps que le mental vagabond d'un individu est dirigé vers les objets extérieurs, il ne peut atteindre la vérité, ou Dieu.

Les réponses aux questions transcendantales viennent aux voyants et aux saints, non de l'étude intellectuelle, ni même des expériences de laboratoire, mais de la source inconnue et illimitée de la sagesse et de la connaissance, acquises pendant les longues heures passées dans silence et la contemplation, quand le mental et l'intellect cessent de fonctionner. Car la connaissance réelle de Dieu – ou vérité – et les réponses à toutes les questions qui s'y rapportent, ne surviennent que lorsque le mental et les sens sont stables et tranquilles.

De nouvelles questions naissent alors: « A quoi bon une telle connaissance ? », « Dieu existe-t-il ? », « Y a-t-il une vie après la mort ? », « Quel est le but de la vie ? ». Car, sans but, nous ne prendrions pas la peine de trouver les réponses à de telles questions.

La minorité qui découvre la vérité déclare que celle-ci éliminera toutes nos souffrances. Quand l'homme perçoit la vérité, il se trouve en face de quelque chose qui est, par nature, éternellement pur et parfait.

Tous nos malheurs proviennent de la peur de la mort et des maladies, ainsi que des désirs insatisfaits. Quand l'homme comprend la vérité et/ou sa véritable nature, il découvre qu'il est immortel. Ainsi, n'étant pas « condamné » à mourir, il n'a plus peur de la mort. Quand il sait qu'il est parfait et accompli, il n'a plus de vains désirs à contenter. En connaissant sa vraie nature, il dépasse la peur de la mort, sachant que le « Royaume des Cieux » est à l'intérieur de lui-même et, bien qu'encore prisonnier de son corps physique, il jouit d'un bonheur parfait.

Le but de la vie est d'atteindre, dans cette même existence, un état libéré de la mort, de la douleur, du chagrin, de la vieillesse, des maladies et des renaissances successives.

Afin de supprimer ces tourments, chaque religion a sa doctrine. Nombreux sont les fidèles qui suivent leurs guides sans réfléchir, sans connaître ni le but de la vie, ni celui de la religion. Ils se satisfont de leurs simples croyances, sans s'adonner à la moindre pratique. De même, nombreux sont les chefs religieux qui recommandent d'obéir aveuglément à ces guides. Ces exhortations d'aveugles conduisant des aveugles ont détourné bien des chercheurs sincères de leur véritable voie, par manque de foi en la connaissance théorique.

Tous les fondateurs des religions ont vu Dieu, tous ont vu leur âme, tous ont vu que leur futur était l'éternité. Ce qu'ils ont découvert, ils l'ont révélé. Ils ont enseigné les méthodes permettant d'atteindre cet état de connaissance ou d'expérience, où chacun peut voir la nature de son âme immortelle et éternelle.

Les maîtres et les disciples des religions modernes, plus occupés à prêcher qu'à pratiquer, prétendent que de telles expériences ne sont accessibles qu'aux seuls fondateurs des religions, et qu'aucun homme ne peut connaître la vraie spiritualité avant d'atteindre leur niveau de compréhension.

Tout homme a besoin de faire l'expérience de sa vérité intérieure. Alors, ses doutes s'évanouissent et toutes ses souffrances disparaissent. Jésus-Christ a dit : « Si vous demeurez fidèles à ma parole, vous êtes vraiment mes disciples ; alors vous connaîtrez la vérité et la vérité vous rendra libres » (Saint-Jean, VIII-31 et 32).

La science du *yoga* expose une méthode pratique et scientifiquement établie pour découvrir la vérité dans la religion. Tout comme chaque science a sa méthode d'investigation spécifique, la science du *yoga* possède la sienne propre et déclare que l'on peut faire l'expérience de la vérité. Mais cette révélation ne peut survenir que si l'on parvient à transcender les sens et que le mental et l'intellect cessent de fonctionner.

Le professeur de *yoga* ne s'attarde pas à prouver le bien fondé de sa théorie, à mesure qu'il la développe. Il n'essaie pas davantage d'expliquer ou d'argumenter lors de ses cours. Son enseignement revêt un caractère d'autorité, car il a lui-même expérimenté ce qu'il a appris de son propre professeur. La vérité qu'il enseigne est une vérité acceptée et ceux qui sont prêts à la recevoir la reconnaissent intuitivement. Par contre, aucun raisonnement ou discussion ne peut apporter la vérité à ceux qui ne sont pas encore prêts ou pas assez évolués pour l'accepter.

Le professeur sait que la majeure partie de son enseignement consiste à planter des graines, que toute notion perçue par l'élève engendre une centaine de nouveaux éléments qu'il reconnaîtra consciemment lorsque son esprit sera prêt à les comprendre et à les accepter.

Cela ne veut pas dire que chaque professeur de *yoga* insiste pour que ses élèves acceptent aveuglément son enseignement. Il sait qu'au début l'élève ne peut pas tout accepter, par conséquent, il lui demande de n'admettre que la portion de vérité dont il peut faire la preuve par ses propres expériences. Il apprend qu'avant d'arriver à une compréhension plus profonde, il doit évoluer et progresser grâce au service désintéressé, à la dévotion et à un mode de vie moral (ou éthique).

A mesure que l'élève avance dans la voie du *yoga*, il devient conscient de bien des choses que son professeur lui a déjà enseignées théoriquement. Il lui est conseillé de suivre l'enseignement jusqu'à ce qu'il soit capable d'expérimenter lui-même la vérité.

Au début, il bénéficiera des conseils et de la connaissance des professeurs qui ont suivi la voie avant lui. Car chacun doit apprendre grâce à ses propres expériences. En avançant dans cette voie, il trouvera, à chaque étape, des signes laissés comme des points de repère par ceux qui sont déjà passés avant lui et, à son tour, il jalonnera le chemin pour ceux qui viendront après lui. Un véritable élève ne suivra pas ces signes aveuglément, mais il en profitera pour ne pas s'égarer et pour atteindre son but, sur cette voie inégale et difficile.

L'anecdote suivante illustre ce point.

Un jour, en Inde, un maître, accompagné de plusieurs de ses disciples, se rendit auprès d'une rivière sacrée pour prendre un bain purificateur. Selon la coutume, le saint avait apporté un petit récipient pour y recueillir de l'eau bénite après ses ablutions. Arrivé sur les bords sablonneux de la rivière, le saint creusa un trou, y enterra le récipient et le recouvrit d'un tas de sable, comme point de repère. Ses disciples n'avaient pas vu ce qu'il faisait, mais ils avaient remarqué qu'il avait confectionné un tas de sable. Présumant que cela faisait partie de la cérémonie, ils firent des tas semblables au bord de la rivière. Quand le maître eut fini de prendre son bain, il partit à la recherche de son vase. Au lieu de trouver un seul monticule, il vit la berge de la rivière constellée de tas de sable tous identiques. Etonné, il en demanda la raison. Comprenant qu'ils avaient essayé de l'imiter, le saint fut stupéfait de la sottise de ses disciples qui avaient, sans réfléchir, calqué leur attitude sur la sienne. Inutile de préciser que la recherche du vase enterré représenta une considérable perte de temps!

Aujourd'hui, nous pouvons voir de tels disciples dans toutes les religions, des personnes qui suivent aveuglément leurs guides sans se préoccuper de la recherche de la vérité. Ni la philosophie du *yoga*, ni ceux qui l'enseignent ne réclament cette foi aveugle, mais il est demandé à l'élève d'être patient, car beaucoup de choses qui lui paraissent vagues au début, deviendront claires au fur et à mesure de ses progrès.

Il existe différentes formes de *yoga* permettant d'accéder à la conscience universelle ou à l'unité avec l'Être Suprême. Le *yoga* est une science grâce à laquelle l'individu s'approche de la vérité. Le but de toute pratique yoguique est d'atteindre cette vérité, quand l'âme individuelle s'identifie avec l'âme suprême ou Dieu. Afin d'y parvenir, il doit transcender différents « véhicules » ou enveloppes de l'âme, qui mènent à la conscience individuelle ou conscience du soi.

En fait, l'âme ou la pure conscience de l'homme est un tout, sans division, infinie par nature, inactive et immuable ; la même conscience se trouve dans toute chose, du minéral jusqu'à l'homme.

Le mental et la matière sont une projection de l'âme ou pure conscience, dont la puissance créatrice élabore ce qui voile la conscience, crée des formes à partir de l'âme sans forme, transforme l'infini en fini en tant que conscience de soi ou individualité.

L'âme ou pure conscience est immuable et c'est la même âme qui rayonne du minéral à l'homme. A l'image de la progression qui existe sur l'échelle de l'évolution entre le minéral et l'homme, l'âme ou pure conscience varie dans sa forme.

Dans le règne minéral, l'âme se manifeste dans sa forme la plus basse de sensibilité, la conscience y est à peine perceptible. Les scientifiques modernes ont prouvé, jusqu'à un certain point, que la vie peut être créée à partir de minéraux, l'expérimentation se poursuit encore aujourd'hui.

Le premier scientifique qui a créé la vie à partir d'un objet inanimé fut Andrew Cross, qui réalisa l'expérience avec des roches. En 1837, il essaya de fabriquer du cristal en chauffant, à l'électricité, un morceau d'oxyde de fer avec de l'acide chlorhydrique et du silicate de potasse. De petites protubérances blanches apparurent sur la roche, et, après vingt-six jours, se développèrent et devinrent une réplique exacte d'insectes. Deux jours plus tard, ils rampaient.

Cross écrivit : « Je n'ai jamais, que ce soit en pensée, en parole ou en action, donné à quiconque le droit de supposer que je les considérais [les insectes] comme le fruit d'une création. Je n'ai jamais songé à la moindre théorie pour expliquer leur apparition. Ce n'était là que le fruit du hasard. »

Un autre scientifique, Morely Martin, qui mourut en 1838, déclara avoir recréé la vie à partir du type de roche le plus ancien, l'azootique. Il chauffa cette matière jusqu'à ce qu'elle soit réduite en cendres, puis la soumit à plusieurs opérations, jusqu'à la formation de minuscules cristaux qu'il nomma « protoplasme primordial ». Finalement, il agrandit les cristaux trois mille fois environ, et, en regardant au microscope, il vit s'agiter des milliers de poissons minuscules.

Pourquoi la vie ne pourrait-elle être créée à partir de matières apparemment inanimées, comme la roche ou le métal ? Selon la philosophie du yoga, il n'y a pas de matière inanimée, parce que toute chose est en elle-même conscience. Les scientifiques nous disent qu'à l'intérieur de la plus petite particule d'atome, existe un mouvement incroyable. Qui dit mouvement, dit forme d'énergie pour le produire, cette énergie étant la base de toute vie.

L'ancienne philosophie yoguique qui soutient que l'homme, les animaux, les oiseaux, les poissons, les arbres, la terre, les pierres et les éléments ne font qu'un, est une théorie progressivement acceptée par la communauté scientifique du XXe siècle.

L'observation a montré que la sensibilité est plus développée dans les cristaux qui acquièrent des formes bien définies.

La seconde étape de l'évolution, (au-dessus du monde minéral), est le règne végétal ; le développement de la conscience y est supérieur à celui du règne minéral, même si les végétaux appartiennent également au monde subconscient.

Ce développement est encore plus accentué dans le monde animal avec les diverses fonctions psychiques du mental, où la conscience est plus concentrée.

Enfin, avec une intelligence plus développée et des fonctions psychiques plus évoluées, telles que connaissance, perception, volonté et savoir, l'homme est actuellement considéré comme l'être supérieur de la création, celui qui est le plus haut sur l'échelle de l'évolution.

Au vu de ce qui précède, il semblerait donc que l'âme se développe ou évolue du minéral jusqu'à l'être humain, mais, en réalité, elle reste la même à travers ces manifestations diverses et changeantes de l'évolution.

L'âme ne se transforme pas, chez l'être humain comme dans le règne minéral. Derrière ces changements de formes de conscience, réside l'âme immuable et sans forme, qui n'est en aucune façon affectée ou transformée au gré de ses manifestations sensibles, et qui demeure dissimulée au cours des diverses étapes de son développement.

Comment peut-on expliquer le développement de l'âme si celle-ci reste inchangée du monde minéral à l'homme ? Le développement apparent de l'âme est dû au développement du corps et du mental où elle est enfermée et qui la dissimule plus ou moins. La conscience ne peut envoyer ses rayons vers l'extérieur quand elle est emmurée, masquée derrière un écran sombre, comme dans le cas des minéraux.

Quand nous étudions les plantes et les animaux, nous observons qu'en vertu de la nature de leur substance et d'un certain développement du mental, l'âme s'y exprime mieux que dans les minéraux, car la lumière de la conscience est vue à travers les verres colorés du mental inférieur.

Bien que, chez l'homme, l'âme soit moins diminuée ou dissimulée par le mental et le corps, il subsiste encore un voile qui l'empêche de s'épanouir pleinement.

L'homme vit sur le plan de la conscience de soi. Les animaux, eux, vivent sur le plan subconscient, sans aucune conscience d'eux-mêmes. Chez l'homme, la conscience de soi est supérieure à celle du subconscient. La conscience universelle se situe au-dessus de la conscience de soi. Elle est l'état le plus haut de cognition, où l'homme s'identifie avec son véritable soi, ou Soi divin.

A mesure que l'esprit se développe, le voile recouvrant l'âme devient de plus en plus ténu, pour finalement disparaître totalement. A ce stade, l'âme atteint l'immortalité et son identification avec l'Être Suprême est réalisée.

C'est le but de tous les *yogas*. C'est également celui de toutes les religions. Le *yoga* est une méthode scientifique qui permet d'évoluer jusqu'au niveau où il n'y a plus de dualité, plus de sujet, plus d'objet ; où le connaisseur, la connaissance et le connu fusionnent en Un.

Ceci ne peut être accompli que lorsque l'homme transcende totalement les limites du corps et de l'esprit qui voilent sa pure conscience ou sa nature divine. Le yogi impose une discipline rigoureuse au corps et au mental dans le but de les transcender, afin de pouvoir les utiliser comme des instruments au cours de son cheminement vers l'objectif final. Il étudie en détail les aspects que revêt l'âme ou conscience.

Il est essentiel d'avoir une connaissance approfondie de ces corps où réside l'âme, avant de commencer l'étude de l'âme elle-même.

L'homme est beaucoup plus complexe qu'on ne le pense généralement. Non seulement c'est un corps physique et une âme, mais c'est aussi une conscience pure exprimée à travers différents corps ou aspects. Ces véhicules de l'âme, de degrés et de densité différents, (le corps physique étant le plus grossier et le plus périssable), se manifestent sur autant de plans séparés, tels que le plan physique, le plan astral, etc.

Le corps causal est le plus subtil des trois corps. Bien que l'homme possède trois corps, il n'utilise ordinairement que le corps physique. Il fait peu usage de son corps astral, s'en servant principalement pendant l'état de rêve et, pour les adeptes du *yoga*, durant la méditation.

Dans les chapitres suivants, nous allons nous intéresser aux différents corps, à leurs fonctions et à leurs qualités, ainsi qu'à d'autres de leurs aspects ; nous verrons comment les contrôler et les conserver sains, afin qu'ils puissent nous être utiles à n'importe quel moment de notre évolution.

Après avoir acquis une connaissance approfondie des trois corps et de leur contrôle, l'individu s'engage dans l'introspection ou quête de soi : « Qui suis-je? ».

La psychologie moderne n'a pas enseigné ce processus d'introspection grâce auquel on est confronté à la vérité ou Dieu, là où il n'y a plus ni douleur, ni chagrin, ni supériorité, ni infériorité, ni sentiment d'individualité ou de séparation.

Cette connaissance confère un sentiment d'unité avec le monde entier et l'homme ne se voit plus comme un simple être humain, mais s'identifie à l'Être Suprême. Cette expérience se situe au-delà de la compréhension ordinaire. Elle apporte la paix dont parle la *Bible* : « la paix qui surpasse toute compréhension ».

Cette prise de conscience est l'aboutissement de toute connaissance, également appelé *Vedanta*. Il n'y a pas de distinction entre celui qui connaît, la connaissance et le connu. Dans cet état, il n'y a rien à découvrir car l'âme ou l'homme véritable est lui-même connaissance, rien d'extérieur ne lui est étranger.

Si vous connaissez le temps nécessaire à l'acquisition d'un savoir, même théorique, du *Vedanta*, savoir qui parvient à déconcerter l'homme ethnologiquement évolué d'aujourd'hui, alors, vous pouvez imaginer combien il est difficile de faire l'expérience de ces grandes vérités :

« L'homme est Dieu », « Je suis Dieu », « Je suis partout », « Je suis le Soi de tous ».

Tout le *yoga* et toute la philosophie *Vedanta* sont fondés sur la théorie de l'unité, qui peut être réalisée grâce à un perfectionnement progressif au cours des différentes réincarnations.

Bien que les pratiquants des différentes religions ne veuillent pas croire à cette vérité qu'est l'unité de l'âme, certains grands prophètes, comme Jésus, ont proclamé : « Le Père et moi sommes un », « Je suis en vous, vous êtes en moi », « Je suis Lui ».

La plupart d'entre eux ne comprennent même pas le sens d'une si grande sagesse et condamnent les théories de la réincarnation et de la transmigration de la conscience ou âme.

Il est clairement déclaré dans la *Bible* (Saint-Jean III, 3 à 7) :

« … Jésus répondit et lui dit : « En vérité, en vérité, je vous le dis, si un homme ne renaît pas, il ne peut voir le Royaume de Dieu ».

Nicomède lui demanda : « Comment un homme peut-il renaître, une fois qu'il est vieux ? Peut-il rentrer une seconde fois dans le sein de sa mère et naître ? » »

Jésus répondit : « En vérité, en vérité, je vous le dis, à moins de naître de l'eau et de l'Esprit, nul ne peut entrer dans le Royaume de Dieu. Ce qui est né de la chair est chair et ce qui est né de l'Esprit est Esprit. Ne soyez pas étonné si je vous dis : « Vous devez renaître ». »

Si la théorie de la réincarnation et la loi de l'action et de la réaction ne sont pas admises, alors comment pouvons-nous expliquer les malheurs et les souffrances de ce monde ?

Dans chaque religion et à chaque époque, des êtres souffrent de maladies, de vieillesse et de pauvreté.

Dans tous les pays, on trouve des personnes fortes ou faibles, bien portantes ou malades, riches ou pauvres, et ceci indépendamment de leur croyance en Dieu et de leur religion. Certaines mènent une vie apparemment florissante, sans pour autant croire en un Être Suprême ; beaucoup d'autres, par contre, qui font le bien et pratiquent une religion, ne jouissent pas de la même fortune.

Si Dieu est miséricordieux, comment peut-il permettre qu'un homme souffre et qu'un autre soit heureux, dans la même maison et au même endroit, alors que tous deux le reconnaissent comme le Tout-Puissant ? S'il est miséricordieux et aimant, il ne peut favoriser l'un et défavoriser l'autre.

Nous n'acceptons pas non plus la théorie selon laquelle l'homme est voué pour l'éternité à l'enfer ou au ciel, sans aucune pitié de la part de Dieu qui, pourtant, est toute miséricorde. Si un père, sur cette terre, pardonne à son mauvais fils, alors pourquoi pas le Père Suprême qui, s'Il existe, est tout amour.

Notre vie sur cette planète peut durer une centaine d'années, dont une cinquantaine se passe à dormir et à rêver. Une partie du temps appartient à l'enfance, qui est un état presque subconscient. Quand viennent la maladie et la vieillesse, l'état mental de l'homme se détériore et, déchiré entre la peur et l'espoir, il vit presque sur le plan du rêve.

L'homme a peu de temps pour comprendre le Divin et évoluer vers un plus haut état de l'être. Avant même que la plupart des individus soient capables de croire en Dieu, ils sont déjà morts.

Pouvons-nous croire alors, que, parce qu'ils n'ont pas réussi à s'élever dans la courte période d'une seule vie, ils sont éternellement condamnés à souffrir en enfer ? N'y a-t-il aucune chance pour eux d'obtenir le salut ?

Il est vraiment trop simpliste de supposer que Dieu ne fait que « fabriquer » des êtres humains, élaborant chaque jour de nouvelles âmes qu'il envoie sur terre, vers la souffrance et la douleur, et qu'il dépêche finalement en enfer ou au ciel pour l'éternité.

Si la réincarnation n'existe pas, à quoi servent le savoir et ses institutions, laboratoires et bibliothèques, églises et temples ?

Pourquoi ne pouvons-nous pas, comme le font les animaux et les hommes primitifs, vivre sans nous préoccuper de cette civilisation moderne ?

Pourquoi voulons-nous apporter la paix au monde ?

Pourquoi nous efforçons-nous de supprimer la souffrance avec notre volonté, notre force, notre empathie et notre dévouement ?

S'il n'y a pas de renaissance sur cette terre après l'abandon du corps physique, pourquoi ne pas anéantir l'humanité toute entière et sa civilisation avec ces nouvelles bombes terrifiantes ?

Sans renaissance, l'homme n'aurait rien à perdre si la terre était anéantie par un conflit mondial, car alors, les âmes ne viendraient plus au monde, Dieu se reposerait de ses travaux, ne pouvant envoyer de nouvelles âmes sur une terre polluée par les radiations, empêchant toute existence humaine, animale ou végétale.

Pour répondre à ces questions, nous devons, si nous sommes des êtres rationnels, accepter la loi du *karma*, de l'action et de la réaction, ainsi que l'existence de la réincarnation.

Dans la vie, chaque âme apprend grâce aux épreuves et aux errements, et elle corrige ses fautes à mesure qu'elle progresse sur le chemin.

Chaque action, bonne ou mauvaise, porte ses fruits et la condition future de l'homme dépend de ce qu'il fait du moment présent.

Par la souffrance, il apprend davantage à chaque naissance, dans chaque cycle de vie. A mesure qu'il avance dans la connaissance, il veut en savoir davantage sur son existence, sur Dieu et sur le but de la vie. Mais cette façon de penser advient alors qu'il évolue progressivement, partant du niveau de vie le plus bas qui consiste à manger, à boire et à rechercher le plaisir.

La philosophie yoguique n'offre pas seulement les réponses à tous les problèmes de l'homme, mais elle propose aussi une méthode scientifique pour transcender ses difficultés et ses souffrances.

De plus, la philosophie du yoga ne heurte aucune religion ni croyance, et peut être pratiquée par quiconque est sincère et désireux de chercher la vérité. Il ne s'agit pas d'une vague doctrine. Tout effort, même relativement minime apportera en retour une connaissance, une force et une paix immenses.

2
L'HOMME, SES TROIS CORPS ET LEURS FONCTIONS

L'ÂME contient en elle-même toutes les potentialités, et l'homme, à mesure qu'il progresse dans la vie, développe de nouveaux pouvoirs et de nouvelles qualités.

L'homme peut se manifester et fonctionner sur plusieurs plans, selon son degré d'évolution. Aujourd'hui, la majorité des humains ne peut se manifester que sur les plans inférieurs et si tout homme, quel que soit son niveau de développement, possède potentiellement tous les principes supérieurs, les plans les plus élevés sont destinés à quelques êtres évoluées.

Chez l'homme, le corps physique représente l'échelon le plus bas et la manifestation la plus grossière, il constitue néanmoins, au niveau actuel du développement humain, le principe essentiel à sa croissance. Le corps étant le temple de l'âme, il doit être soigneusement entretenu, afin d'en faire un instrument parfait.

Lorsque nous regardons autour de nous, nous constatons que le corps physique, montre, selon les personnes, divers degrés de développement. L'un est fort, l'autre est faible; celui-ci est mince, alors que celui-là est gros. Tout homme évolué doit entraîner son corps jusqu'au plus haut degré de perfection pour le rendre apte à poursuivre son objectif spirituel.

Un des enseignements les plus importants de la philosophie yoguique explique comment prendre soin de son corps, sous le contrôle intelligent du mental. Le sage Patanjali, dans ses *Aphorismes* sur le *yoga*, le définit ainsi: « Une suspension des modifications du principe de pensée pouvant être obtenue par différentes méthodes, telles que le contrôle du souffle vital et le maintien de la posture stable, méthodes qui sont intimement liées au mental. »

Ce lien est démontré par les expériences de la vie quotidienne. Si l'on est profondément absorbé dans les pensées, la respiration ralentit. La suspension de l'activité mentale augmente proportionnellement au ralentissement du souffle ; en cas d'asphyxie, l'activité mentale cesse entièrement jusqu'à ce que la respiration soit rétablie. La disparition complète du mental coïncide avec la mort du corps physique.

Ces considérations prouvent que mental, souffle vital et corps sont interdépendants. Le mental et le corps sont les instruments qui nous permettent de faire toutes les expériences.

Il existe diverses pratiques yoguiques pour contrôler les modifications mentales et le souffle vital, comme des voies différentes qui mènent à Dieu.

Tous les *yogas* exigent en priorité le sens moral, une disposition pour la spiritualité et la pratique régulière des exercices yoguiques.

Une des formes de *yoga*, le *hatha yoga*, donne la priorité au corps physique, qui est le support de l'existence de l'âme et de son activité. La pureté du mental est impossible sans la pureté du corps dans lequel il fonctionne et par lequel il est affecté. La philosophie du *yoga* donne donc la primauté à la mobilisation du corps et au contrôle du souffle vital.

Nous pouvons diviser le *yoga* comme suit :

1. Purification intérieure et extérieure du corps.
2. Pratique des postures.
3. Pratique des *mudras* et *bandhas*, analogues aux postures et produisant une sorte de courant électrique ou de force appelée *kundalini shakti* (la puissance du serpent).
4. Contrôle du souffle vital par la respiration yoguique.
5. Stabilisation du mental et de ses modifications, par la suppression de ce qui est perçu par les sens.
6. Progression dans le contrôle du mental ou concentration.
7. Méditation sur les différents centres nerveux, rendant l'esprit calme comme la flamme d'une bougie dans un lieu abrité.
8. Dernière étape, la supraconscience : quand le petit « moi » se fond avec le Moi Suprême ou Dieu.

Les trois premières étapes sont utilisées pour entraîner le corps physique grossier.

Les trois phases suivantes – la respiration, la stabilisation du mental et la concentration – servent à renforcer et contrôler le second support de l'âme, le corps astral.

La méditation, la septième étape, est utilisée pour transcender à la fois le corps physique et le corps astral. A ce niveau, l'âme opère dans le corps causal, le plus subtil des supports. Dans ce corps, l'âme peut s'exprimer clairement et connaître ses pouvoirs et ses potentialités, car l'ego et le mental n'y fonctionnent que partiellement.

A ce stade ultime, l'âme n'a plus d'entraves. Elle prend sa pleine expansion en tant que pure conscience car elle a transcendé toutes les limites, toutes les barrières des différents corps et du mental. C'est alors que l'âme s'unit à Dieu, ou âme universelle.

L'âme en tant que telle est un tout, sans aucune division.

Le mental et les différents corps, en tant que pouvoir actif de l'âme dont ils sont issus et qui induit la conscience individuelle, sont des parties de ce tout. Ainsi, la conscience ou l'âme, tout en restant inchangée sur un certain plan, se transforme, sur un autre plan, en puissance active qui se manifeste en tant que corps et mental.

Dans l'étape finale, l'âme prend de nouveau conscience de sa véritable nature en rejetant le principe qui la voilait, le corps-mental.

Nous allons maintenant procéder à l'analyse des différents corps au sein desquels l'âme se manifeste.

L'organisme humain est composé de différentes parties, plus ou moins étroitement liées entre elles. *Stula* (grossier), *suksma* (subtil) et *karana* (causal), sont les noms donnés aux différents corps de l'âme ou *atman*. Le premier est le corps visible, dense, qui contient des particules de matière issues de la terre, ou plan physique, le plus bas sur l'échelle du système terrestre en cinq parties.

La matière à ce niveau, (tout comme les deux autres parties), comporte cinq degrés. Les trois degrés inférieurs forment de ce qu'on appelle respectivement les matières solides, liquides et gazeuses. Quant aux deux autres, le degré le plus élevé constitue la partie atomique du plan physique, et l'autre, celle des substances éthérées, de densité variable.

La partie visible du corps est divisée en deux gaines appelées « *annamaya kosa* », gaine de la nourriture, et « *pranamaya kosa* », gaine vitale.

Annamaya kosa est formée de matières solides, liquides et gazeuses, tandis que la gaine vitale est constituée de particules éthérées et d'atomes. C'est aussi la partie où le principe vital s'exprime en premier.

Bien que ces gaines puissent, en principe, être séparées l'une de l'autre, elles ne le sont que dans des cas exceptionnels, comme sous l'effet du chloroforme ou lors d'une transe magnétique, durant laquelle elles peuvent se séparer, partiellement et temporairement.

Pranamaya kosa, la gaine vitale, est identique par la forme à la gaine de la nourriture et, par conséquent, est considérée comme son double éthérique. Ces deux *kosas* se séparent et se désintègrent uniquement dans ce qu'on appelle habituellement la mort.

Pendant le sommeil, la conscience se retire de la gaine de la nourriture, passant dans le corps subtil où elle se repose, sans aucun contact avec le corps physique, bien que les deux corps restent reliés.

Bien qu'intimement unie au corps physique, dont elle est l'exacte contre-partie, la gaine éthérique ou gaine vitale, *pranamaya sarira* n'est pas aussi connue que lui, néanmoins, elle a, à travers les âges, donné lieu à bien des superstitions et bien des investigations. Composée d'une matière d'une qualité plus pure que celle de notre corps physique, la gaine vitale peut en être séparée dans certaines conditions. D'ordinaire, la séparation est très difficile, mais les personnes ayant atteint un certain degré de développement spirituel de par leurs fonctions psychiques, parviennent à détacher le corps éthérique, qui fait alors fréquemment de longs voyages.

Ce corps continue à exister quelque temps après la mort de la personne à qui il appartenait. Dans certaines conditions, il peut être vu par les vivants ; il est alors communément appelé fantôme, esprit, et, bien qu'invisible, certaines personnes douées de clairvoyance peuvent l'observer.

La preuve est faite désormais, que, dans des conditions favorables, la gaine vitale d'une personne mourante peut être vue par des amis, des parents, des proches, la condition mentale de l'observateur jouant évidemment un rôle important. Le clairvoyant peut voir cette gaine, le double du corps physique, se séparer de celui-ci à l'approche de la mort. Elle plane alors au-dessus du corps physique auquel elle est reliée par un mince cordon. Quand ce cordon se rompt, la personne meurt et l'âme s'échappe, emmenant avec elle les autres corps.

Il faut rappeler que cette gaine n'est que la matière du corps physique à un degré plus pur, et qu'elle est simplement le support de l'âme.

Dans la condition post-mortem, aussi bien que pendant le sommeil, *jîva* ou l'âme individuelle ne fonctionne pas sur le plan physique appelé « *bhu loka* », mais demeure à un niveau plus élevé, sur le plan astral « *bhuvar loka* », où la matière est plus subtile.

Parmi les supports ou corps utilisés à ce niveau, il en est deux qui sont regroupés sous le nom de *suksma sarira*, ou corps astral. L'un d'eux se compose des cinq degrés de matière correspondants à ce niveau, et c'est là que se joue la nature émotionnelle de l'être humain.

L'autre support est composé de matière tirée du plan grossier inférieur, nommé « *svar loka* » ou niveau de feu. C'est à travers lui que l'homme exerce ses facultés de raisonnement, car les deux corps travaillent conjointement, jusqu'à leur séparation finale. Ensemble, ils sont connus sous le nom de « *suksma sarira* », « *manomaya kosa* », ou gaine mentale. La séparation finale de ces deux corps survient quand l'individu a séjourné en *bhuvar loka* et au niveau suivant le temps nécessaire, selon la nature de sa dernière vie physique, et jusqu'à la dissolution du véhicule émotionnel. Il passe alors en *svar loka*, le niveau suivant, la partie survivante étant le véritable véhicule mental.

L'homme séjourne en *svar loka* pendant une période déterminée par la pureté de sa vie, puis son support mental se dissout et il se retire sur le plan suivant, « *mahar loka* », situé dans les trois plus hauts niveaux d'*agni*, dans le corps causal.

La formation de ce véhicule remonte à plusieurs millions d'années, quand la créature sortit de l'état purement animal pour devenir un homme, il est donc comparativement permanent. Depuis lors, il a progressé plus ou moins en même temps que son corps physique, qui opère sur le plan physique. Ce support se nomme également « *vijnanamaya kosa* », le corps de la connaissance par excellence, ou gaine intellectuelle.

Il existe une distinction essentielle entre la connaissance que l'individu acquiert par l'intermédiaire de cette gaine intellectuelle et celle qu'il acquiert par l'intermédiaire du corps astral, plus grossier, *manomaya kosa*. La connaissance obtenue par ce dernier est le résultat d'un processus de raisonnement fastidieux et compliqué, sujet à l'erreur, cette marge d'erreur étant augmentée par des déformations provenant de l'action des émotions sur ce processus. Ceci explique la division du mental en un état pur et un état impur.

Dans son livre *First Lessons in Vedanta*, **Swami Sivananda** donne une explication au sujet de ces trois corps : « la glace représente le corps physique, l'eau, le corps subtil et la vapeur représente « *karana sarira* », le corps causal ».

Le corps physique est composé des cinq éléments : terre, eau, air, feu et éther. Formé du chyle, de sang, de chair, de graisse, d'os, de moelle, etc., il est appelé « *deha* » en sanskrit parce qu'il dépérit dans la vieillesse et passe par plusieurs étapes d'existence : naissance, croissance, transformation, déclin et mort.

Le corps subtil ou astral est composé de dix-neuf éléments :
- les cinq organes d'action
- les cinq souffles vitaux
- les cinq organes de la connaissance
- les quatre principes mentaux appelés : mental, intellect, subconscient et ego.

Le corps astral est un moyen de ressentir le plaisir et la douleur. Il n'est dissout qu'avec la libération finale de l'homme, lorsque celui-ci devient un avec Dieu.

L'indicible ignorance originelle est appelée corps causal, *karana sarira*, car c'est de lui que sont issus le corps physique et le corps subtil.

Cinq gaines recouvrent l'âme. Tout comme une taie d'oreiller enveloppe l'oreiller, l'âme est entourée par le corps, l'air, le mental, l'intellect et le corps causal. Ces cinq gaines se nomment:
- « *Annamaya kosa* » (gaine de la nourriture)
- « *Pranamaya kosa* » (gaine vitale)
- « *Manomaya kosa* » (gaine mentale)
- « *Vijnanamaya kosa* » (gaine intellectuelle)
- « *Anandamaya kosa* » (gaine de la béatitude).

Annamaya kosa, la gaine de la nourriture dans le corps physique grossier, est formée de cinq éléments : terre, eau, feu, air et espace ou éther. Faite de nourriture, elle redeviendra finalement nourriture puisque, après l'inhumation, elle se transforme en aliments énergétiques pour les plantes et les animaux.

La gaine vitale est composée d'air et des cinq organes d'action.

La gaine mentale est composée du mental, du subconscient, et des cinq organes de connaissance appelés *jnana indriyas* en sanskrit.

La gaine intellectuelle comporte l'intellect et l'ego, et fonctionne avec les cinq organes de connaissance ou organes des sens.

La gaine de la béatitude permet à l'âme individuelle de ressentir les effets des bonnes actions. Lorsque nous dormons, la joie, la félicité, le calme et la paix que nous ressentons nous parviennent grâce à cette gaine. En accomplissant de bonnes actions, nous faisons l'expérience de la joie.

Les trois attributs de la gaine de la béatitude sont :
- « *priya* », la joie éprouvée quand on regarde un objet
- « *moda* », la joie profonde ressentie lorsque l'on possède l'objet désiré
- « *pramoda* », la joie extrême perçue après avoir joui de cet objet.

Ces cinq gaines se divisent en trois corps : physique, astral et causal.
- Le corps physique n'a qu'une enveloppe, celle de la nourriture.
- Le corps astral possède trois enveloppes: vitale, mentale et intellectuelle.
- La dernière gaine, celle de la béatitude, se situe dans le corps causal.

Dans l'état d'éveil, lorsque l'homme utilise son corps physique, les cinq gaines sont à l'œuvre.

Dans l'état de rêve, le corps physique ne travaillant pas, l'homme utilise les quatre autres enveloppes : vitale, mentale, intellectuelle et celle de la béatitude.

Dans l'état de sommeil profond, une seule gaine fonctionne, la gaine de la béatitude ou *anandamaya kosa*.

L'existence, la naissance, la croissance, la transformation, le déclin et la mort sont les caractéristiques du corps physique.

La faim, la soif, la chaleur et le froid émanent de la gaine vitale.

La pensée, le doute, la colère, le désir, la gaieté, la dépression, l'illusion, etc…, procèdent de la gaine mentale.

La discrimination et les décisions proviennent de la gaine intellectuelle.

L'expérience du bonheur est la spécificité de la gaine de la béatitude.

Ces différents corps et enveloppes ne peuvent être compris par ceux dont le mental est prisonnier des gaines matérielles et qui pensent que toute chose procède d'une réaction chimique du cerveau. Mais personne ne peut nier l'existence des corps plus subtils de l'âme, qui, dans des conditions mentales variées, opèrent dans des corps différents.

Dans les chapitres suivants, nous parlerons des méthodes scientifiques et pratiques utilisées pour contrôler ces corps ou véhicules de la conscience pure.

La science du *yoga* remonte à des temps dits préhistoriques, où l'homme menait une vie naturelle, n'étant pas encore sous l'emprise de la civilisation moderne. Les sages de l'Inde, voyant que tout être doit affronter la maladie, la vieillesse et la mort, ont concentré leurs efforts pour découvrir un remède à ces conditions.

Comparés à l'homme primitif, nous sommes des épaves, tant physiquement que mentalement, d'où l'urgence pour nous de pratiquer le yoga.

Cette science du *yoga* revêt deux aspects, physique et spirituel. Pour un *yogi*, santé veut dire absence de maladie et de vieillesse, parce que vieillesse et mort sont les résultats inévitables de la maladie. Le *yoga* vise à supprimer les causes profondes de toute maladie et non à en traiter les symptômes, comme le fait généralement la médecine.

Le *yoga* préconise un mode de vie sain et naturel qui, s'il est suivi, sera bénéfique pour tous. Proche de la nature, il préconise le retour à une vie simple, de préférence au mode de vie artificiel que nous avons adopté.

Les exercices de *yoga* étaient pratiqués par les anciens en vue de l'épanouissement du corps.

L'observateur occasionnel qui voit le soin, le temps et l'attention que le *yogi* porte à son corps, parvient souvent à la conclusion que la philosophie yoguique n'est qu'une forme de culture physique, caractérisée par la posture sur la tête.

En réalité, la philosophie du *yoga* enseigne que l'homme véritable ne se limite pas à son corps; en effet, le Soi immortel, dont tout être humain, en fonction de son évolution mentale, est plus ou moins conscient, ne fait qu'occuper le corps, qu'il utilise comme un simple instrument.

Il est écrit dans la *Srimad Bhagavad Gita* que le corps est semblable à un vêtement que l'âme revêt et rejette de temps en temps, quand il s'avère usé. Cette couverture de chair est essentielle à la manifestation et à la croissance de l'homme, à ce stade particulier de son développement.

Bien que le *yogi* entoure son corps physique de beaucoup de soins et d'attention, il va au-delà, et amène le corps sous le contrôle du mental ; il les utilise finalement tous deux pour atteindre son objectif dans sa quête de spiritualité

Jadis, en Inde, les saints connaissaient non seulement le corps physique visible et ses fonctions, mais ils allaient au-delà du plan physique et travaillaient sur les corps plus subtils. Leur connaissance du mental, de ses mystères et de ses fonctions, est maintenant reconnue par des personnes faisant autorité sur ces sujets, tant en Orient qu'en Occident.

L'étude du mental dans la psychologie moderne n'est rien, comparée à la compréhension qu'en avaient les anciens. Aujourd'hui les psychologues et les scientifiques ne conçoivent pas clairement la différence entre l'âme, le mental et le corps.

Personne, en fait, ne peut comprendre le mental et l'âme, s'ils sont observés de l'extérieur. Il faut se tourner vers l'intérieur, calmer toutes les pensées et contempler alors son propre mental et son âme.

3
LE NETTOYAGE YOGUIQUE
DU CORPS PHYSIQUE

COMME nous l'avons vu, l'âme se manifeste de plus en plus, au fur et à mesure que se développent le corps et l'esprit dans lesquels elle est enfermée. Aussi le *yoga* prescrit-il des méthodes pour exercer et développer à la fois le corps physique et le mental. Un corps bien entraîné doit, avant tout, être fort et en bonne santé. Le but de tout enseignement yoguique est d'apprendre à concentrer le mental, à en découvrir les facettes cachées, et à réveiller les facultés spirituelles intérieures.

Quand nous avançons sur la voie du *yoga*, nous nous apercevons qu'il enseigne que le mental n'est qu'une partie du corps, certes plus raffinée, et que corps et mental ont une action réciproque. Lorsque quelqu'un est en colère, les émotions du mental affectent le corps : la personne a les yeux rouges, les poings serrés et le visage contracté. Or, la majorité des humains possède un mental très peu développé et entièrement sous le contrôle du corps. Une analyse, même superficielle, montre que le mental n'est pas ou peu maîtrisé, parce que le corps exerce sur lui un puissant contrôle.

En apprenant à contrôler le corps, nous pouvons facilement entraîner le mental. Les faits suivants prouvent l'interdépendance du corps et du mental et leurs réactions l'un par rapport à l'autre.

Si l'on soumet le corps aux traitements de choc modernes, les symptômes des maladies mentales disparaissent. Le psychiatre qui fit cette découverte avait remarqué la disparition des symptômes mentaux de certains patients ayant eu la fièvre typhoïde. La cause de cette guérison fut trouvée dix ans plus tard, lors d'expériences au cours desquelles on injectait à des malades mentaux divers produits provoquant la fièvre. On obtint des résultats spectaculaires en inoculant la malaria à des patients souffrant de troubles mentaux syphilitiques. C'est à la suite, entre autres, de ces expérimentations, qu'est née la thérapie de choc.

La disparition des symptômes de maladies mentales fut également obtenue en injectant aux patients des substances variées, (lait, sang), provoquant une réaction violente du corps. Cette réaction, à son tour, favorisait le relâchement des tensions mentales, preuve de l'interconnexion entre le corps et le mental.

Afin d'obtenir le contrôle du corps et du mental, la pratique de certains exercices physiques est nécessaire. Lorsque le corps est suffisamment sous contrôle, il est possible de commencer à entraîner le mental.

L'entraînement du mental augmente le pouvoir de concentration, permet de manipuler les forces internes et de découvrir l'unité qui sous-tend le monde entier.

Le but de la science est de découvrir cette unité d'où procède l'univers complexe, celle de l'intelligence unique devenue multiple.

Une partie de la discipline du *yoga* consiste en exercices physiques, bien que la majeure partie soit mentale. Dans le *yoga*, le contrôle du corps commence par des méthodes de nettoyage appelées « *kriyas* », qui constituent le premier pas vers l'élimination des substances toxiques accumulées dans l'organisme.

Le corps élimine constamment des déchets grâce à différents processus. Les reins éliminent l'acide urique et d'autres déchets, amenés par le sang. Par la transpiration, les glandes sudoripares éliminent des déchets toxiques. Nous éliminons les impuretés du corps par des orifices variés, au moyen de la transpiration, de l'urine, de l'excrétion et de la respiration. Sans ce système d'excrétion, le corps serait encombré de toxines provoquant des maladies.

Le *yoga* porte une grande attention à l'élimination des déchets que nos organes ne peuvent rejeter. Le nettoyage yoguique aide la nature à s'en débarrasser.

Nous lavons notre peau chaque jour, laissant les pores propres et ouverts ; nous nous brossons aussi les dents. Mais le nettoyage yoguique va un peu plus loin et nettoie des parties importantes du corps généralement négligées. Ces méthodes de nettoyage sont scientifiques et hygiéniques, elles permettent d'éliminer bien des maux causés par un manque de vigilance.

Il existe six « *kriyas,* » destinés à nettoyer le système respiratoire, le tube digestif, l'estomac, les yeux et le colon descendant. Ces exercices sont particulière- ment recommandés aux personnes qui sont lymphatiques et phlegmatiques. Les noms de ces six *kriyas* sont *dhauti, basti, neti, nauli, tratak* et *kapalabhati,* ou nettoyage de l'estomac, du côlon, des narines, des organes abdominaux, des yeux et des organes respiratoires.

Dhauti est divisé en quatre parties :
- *Antar-dhauti* : lavage intérieur
- *Danta-dhauti* : nettoyage des dents
- *Hrid-dhauti* : nettoyage de la gorge
- *Mula-sodhana* : nettoyage du rectum

A son tour, *antar-dhauti,* ou lavage intérieur, est subdivisé en quatre parties :
- purification par le vent (*plavini*)
- purification par l'eau (*kunjar kriya*)
- purification par le feu (*agnisara*)
- purification par le tissu (*vastra dhauti*)

Purification par le vent (plavini)

Ce *dhauti* est un exercice difficile et ne doit être pratiqué que sous la conduite d'un expert. De plus, avaler de l'air et l'envoyer vers l'estomac en fermant son épiglotte demande de l'entraînement. Le *yogi* s'exerce à fermer son épiglotte et par une brusque poussée, il envoie un petit volume d'air vers l'estomac. Il s'arrête une seconde et répète l'exercice jusqu'à ce que celui-ci soit rempli d'air. Puis il éructe doucement l'air chargé des gaz impurs de l'estomac.

Purification par l'eau (kunjar kriya)

Après avoir absorbé une grande quantité d'eau, agitez la région abdominale. Contractez l'estomac, mettez les doigts au fond de la gorge et chatouillez jusqu'à ce que l'eau soit vomie.

Purification par le feu (agni sara)

Asseyez-vous, jambes croisées, et prenez une grande inspiration. Puis, sur une expiration forcée, videz vos poumons le plus possible. Après l'expiration, restez quelques instants sans inspirer. De cette façon, le diaphragme remonte naturellement dans la cavité thoracique et vous pouvez ainsi remuer les muscles abdominaux. Aussi longtemps que le diaphragme est en position haute, contractez et relâchez les muscles abdominaux, dans un mouvement rapide de pompe vers l'intérieur, puis vers l'extérieur. Pompez quinze à vingt fois sans inspirer, ce qui constitue une série. Vous pouvez pratiquer dix séries par jour.

Cet exercice stimule le foie, la rate, les reins et le pancréas, réduit la graisse abdominale et élimine la constipation.

Purification par le tissu

Le tube digestif est un long conduit qui s'étend de la bouche à l'anus. Il comprend la bouche, le pharynx, l'œsophage, l'estomac, l'intestin grêle et le gros intestin. La partie principale du tube digestif est située dans l'abdomen. Cette méthode de nettoyage est essentielle pour éliminer le mucus et les autres déchets de l'œsophage et de l'estomac. La paroi du tube digestif est composée :
- d'une muqueuse dans laquelle sont situées de nombreuses glandes,
- sous la muqueuse, d'une couche de tissu conjonctif dans lequel pénètrent les glandes venant de la membrane muqueuse et où sont situés les principaux vaisseaux sanguins,
- de couches de tissu musculaire lisse,
- d'une couche extérieure de nature fibreuse.

L'estomac est la partie la plus dilatée du tube digestif. Il fait suite à l'œsophage. Sa surface interne est plissée (les plis s'appellent rugae) lorsqu'il est vide, ce qui est dû à la consistance molle de la couche qui se trouve sous la muqueuse et à l'action des muscles. Ces parois internes de l'estomac sont couvertes d'une couche de nourriture, et de déchets de nourriture. Quand ces déchets s'accumulent sur les parois stomacales, l'estomac est lourd et l'appétit coupé.

L'indigestion aiguë suit généralement l'absorption de substances nuisibles à l'estomac. La consommation de quantités trop importantes de nourriture, un régime déséquilibré peuvent irriter le revêtement stomacal ; ces substances peuvent également se décomposer dans l'estomac et provoquer ainsi une dyspepsie aiguë. Une cause fréquente de cette maladie est la consommation de nourriture ayant commencé à se décomposer, plus particulièrement quand il fait chaud. Une autre cause fréquente est la consommation d'alcool. Le revêtement stomacal devient alors rouge et enflé, couvert de beaucoup de mucus ; une hémorragie peut survenir dans certains cas.

Dans d'autres cas moins graves, les symptômes se résument à une indigestion et un sentiment de malaise dans l'abdomen, des migraines, des nausées, des éructations et des vomissements. Vomir élimine d'une façon naturelle le mucus et la nourriture refusée par l'estomac.

La dyspepsie est une autre de ces maladies courantes dont souffrent de nombreuses personnes. Dyspepsie signifie digestion douloureuse ou difficile. Le symptôme particulier de la dyspepsie est un sentiment de malaise ou des douleurs dans l'abdomen. Le degré d'intensité peut aller d'une légère impression de lourdeur à une douleur presque insupportable, apparaissant principalement après les repas. Parfois, le vomissement, remède naturel, peut apporter un soulagement.

La ptôse ou descente d'estomac est une maladie fréquente. Les femmes en sont plus souvent affectées que les hommes. Ceux qui souffrent de descente d'estomac ont besoin de peu de nourriture et se sentent rassasiés dès la première bouchée, ce qui est apparemment dû au fait que la nourriture et les sécrétions n'arrivent pas à passer de l'estomac à l'intestin grêle. La stagnation des aliments et la pression causée par la résistance de l'estomac provoquent la dilatation du duodénum, première partie de l'intestin grêle. Quand des substances sont absorbées par le duodénum, elles peuvent devenir toxiques et provoquer des migraines, des étourdissements, des nausées et un manque d'appétit.

L'estomac, s'il n'est pas conservé propre et sain, est l'un des principaux organes pouvant être à l'origine de diverses maladies. Ainsi, certains exercices de nettoyage yoguique constituent une aide efficace pour le maintenir en bon état.

La purification par le tissu est exécutée de la manière suivante : prenez un morceau de gaze fine, large de sept centimètres et demi et long de quatre mètres et demi. Les bords doivent être bien cousus et aucun fil ne doit dépasser sur les côtés. Lavez-le au savon avant l'usage. Trempez-le dans de l'eau tiède salée. Essorez-le, puis commencez à en avaler un petit morceau, continuez ainsi progressivement. Le premier jour, ingérez seulement trente centimètres. Gardez-le

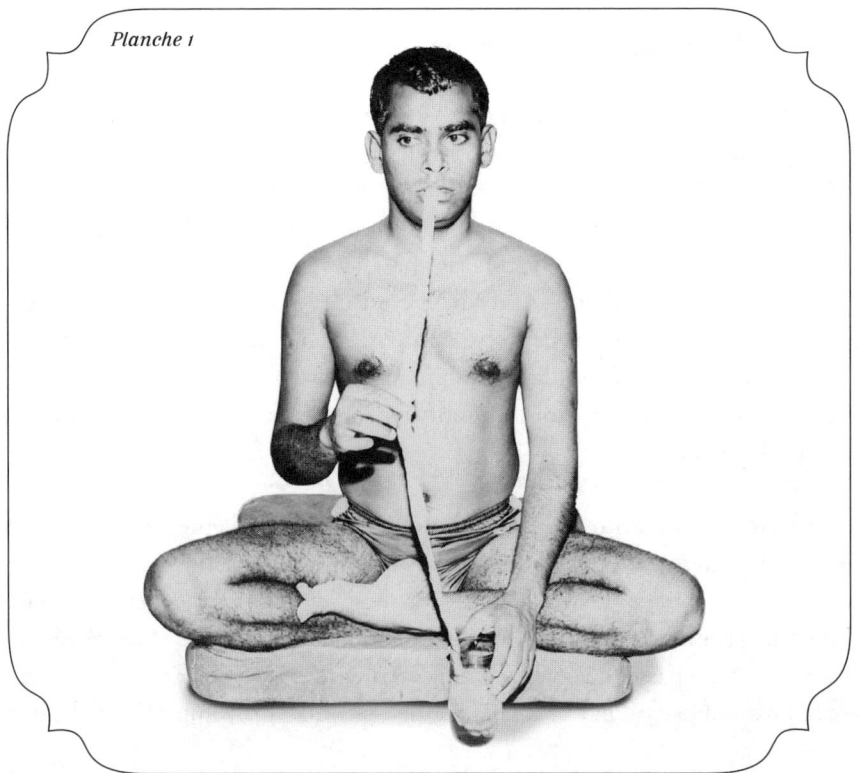

Planche 1

quelques secondes et puis enlevez-le très lentement. Le jour suivant, avalez-en un petit peu plus, gardez-le quelques minutes et puis enlevez-le très lentement. Ainsi, petit à petit, vous pourrez absorber toute la longueur, en ayant soin de tenir l'extrémité solidement dans les mains. Gardez-le à peu près deux minutes, puis, enlevez-le. Ne soyez pas pressé. Ne maltraitez pas votre gorge. Quand ce *kriya* est terminé, buvez une tasse de lait. C'est une sorte de lubrification pour la gorge. Cet exercice doit être pratiqué l'estomac vide, de préférence le matin.

Il ne faut pas le pratiquer tous les jours ; tous les quatre jours ou une fois par semaine est amplement suffisant. Cet exercice ne peut faire aucun mal, si on s'exerce progressivement. Il est normal de ressentir une légère envie de vomir lors des deux ou trois premiers essais. Quand le *kriya* est terminé, lavez le tissu et faites-le sécher.

C'est un exercice excellent pour ceux qui sont faibles ou ont une constitution lymphatique. Pratiqué régulièrement et progressivement, il peut guérir de la gastrite, de la dyspepsie, des maladies de l'estomac et de la rate, des désordres de la lymphe et de la bile.

Pour faire descendre le tissu doucement et sans difficulté, avalez un peu d'eau salée en même temps. L'œsophage et la gorge seront lubrifiés et la gaze descendra doucement.

Pour plus de sécurité, pratiquez toujours ce nettoyage tôt le matin, l'estomac vide, de préférence sous la direction d'un professeur qualifié.

Dantha dhauti

« *Danta dhauti* » signifie nettoyage des dents, et fait partie des habitudes de l'homme civilisé. Lors du brossage des dents, il est essentiel de masser également les gencives, ce qui les fortifie et enlève les impuretés de leurs pores.

Hrid dhauti (*nettoyage de la langue et de la gorge*)

Pour nettoyer la langue et la base de la gorge, joignez l'index, le majeur et l'annulaire et introduisez-les dans la gorge. Frottez bien la base de la langue, lavez-la et recommencez plusieurs fois. Il est également essentiel de se rincer la bouche et de se gargariser avec de l'eau salée pour prévenir toute infection.

Les inflammations ordinaires de la gorge avec rougeur, enflure et excès de mucus peuvent avoir de nombreuses causes ; les plus communes sont le refroidissement, l'extension de l'inflammation aux amygdales ou au nez, l'usage du tabac, l'exposition prolongée à la poussière, à la fumée et aux vapeurs irritantes ; les conditions atmosphériques peuvent provoquer l'irritation de la gorge.

Une gorge enflammée et enflée peut être très douloureuse. La douleur peut se propager jusque dans les oreilles, à cause du blocage des conduits qui vont du nez jusqu'à celles-ci.

À l'aide du pouce de la main droite, frottez le creux qui se trouve sur le front, près de l'arête du nez. Cet exercice guérit les maladies causées par les troubles lymphatiques.

Hrid dhauti devrait être pratiqué chaque jour, en même temps que le nettoyage des dents et de la langue.

Ces exercices purifient le système nerveux et amènent la clairvoyance. Ils guérissent diverses maladies intestinales, la dilatation de la rate, certaines maladies de peau et les problèmes de lymphe et de bile.

Karna dhauti (nettoyage des oreilles)

Des troubles divers peuvent affecter le conduit qui mène au tympan. Il est alors nécessaire d'éliminer l'infection et de prévenir son retour par un nettoyage méticuleux. Quand le cérumen durcit, on l'ôte plus facilement à l'aide d'une seringue remplie d'eau tiède ou d'un morceau de coton. Il ne faut pas faire ce nettoyage trop souvent. L'usage répété de la seringue peut être nuisible. N'introduisez jamais de fils métalliques, de cure-dents ou de cure-oreilles dans l'oreille externe dont les tissus, très délicats, peuvent être endommagés par de telles pratiques.

Mula sodhana (nettoyage du rectum)

« *Mula sodhana* », nettoyage du colon inférieur avec de l'eau, sera expliqué dans la pratique de *basti*.

Neti *(nettoyage du nez)*

« *Neti* » est le nettoyage de la partie nasale du système respiratoire. Le nez et le pharynx établissent la liaison entre le système respiratoire et l'extérieur. Une partie du pharynx est utilisée conjointement par les systèmes respiratoire et digestif.

Le système respiratoire est composé du larynx, de la trachée artère, des bronches et des poumons. Sa fonction consiste à permettre à l'air d'être au contact du sang, afin que des échanges gazeux puissent avoir lieu.

Quand nous inspirons de l'air, nous inspirons également des particules de poussière et des microbes. Afin d'empêcher ces corps étrangers d'entrer dans les poumons, la nature a prévu un système de filtrage. Dans les narines, des poils solides filtrent d'abord les grosses particules de poussière et les empêchent d'entrer dans les poumons.De plus, la muqueuse ciliée élimine de l'air ces particules et ces microbes.

Les poils de la muqueuse permettent aussi de retenir les liquides ou particules qui viennent au contact de sa surface ciliée. Quand il passe par la cavité nasale et se trouve en contact avec la muqueuse, l'air est chauffé et humidifié.

Du point de vue pathologique, la plus importante des parties du nez est la muqueuse, ou tissu, qui en tapisse les cavités. C'est l'un des tissus les plus sensibles du corps, qui, lorsqu'il est meurtri ou endommagé, peut occasionner des troubles importants. Il est fréquent d'attraper de petites infections, en particulier dans les follicules pileux ou à la base des poils du nez.

On sait maintenant que les microbes ordinaires constituant le pus, comme les staphylocoques et les streptocoques, sont partout présents et pénètrent facilement dans le corps chaque fois qu'ils sont en contact avec un tissu endommagé. Ils peuvent provoquer une infection susceptible de s'étendre à tout le corps.

Afin d'aider la nature à éliminer ces corps étrangers du passage nasal et de la muqueuse, les *yogis* utilisent une sonde, de l'eau et de l'air. Non seulement ils enlèvent les corps étrangers, mais ils préviennent aussi les refroidissements et protègent le nerf olfactif.

Avant d'aborder la technique, une petite description de la structure du passage nasal et du pharynx aidera l'élève à pratiquer ce nettoyage de façon scientifique. Quoique le nez et le pharynx ne fassent pas partie du système respiratoire, ils seront, à des fins pratiques, considérés comme tels.

Le pharynx est divisé en plusieurs parties dont certaines sont communes au système digestif et au système respiratoire. Le larynx, en plus de laisser passer l'air, sert à produire la voix, grâce aux cordes vocales. Ainsi, beaucoup d'organes ayant un rôle dans la respiration ont également d'autres fonctions.

La cavité nasale est divisée en deux fosses par le septum nasal. Le plafond de la cavité nasale est principalement constitué par l'os ethmoïde en forme de tamis. La base de la cavité nasale se compose des saillies palatales des maxillaires et des saillies horizontales de l'os du palais. Les parois de la cavité nasale sont recouvertes de périoste et d'une muqueuse.

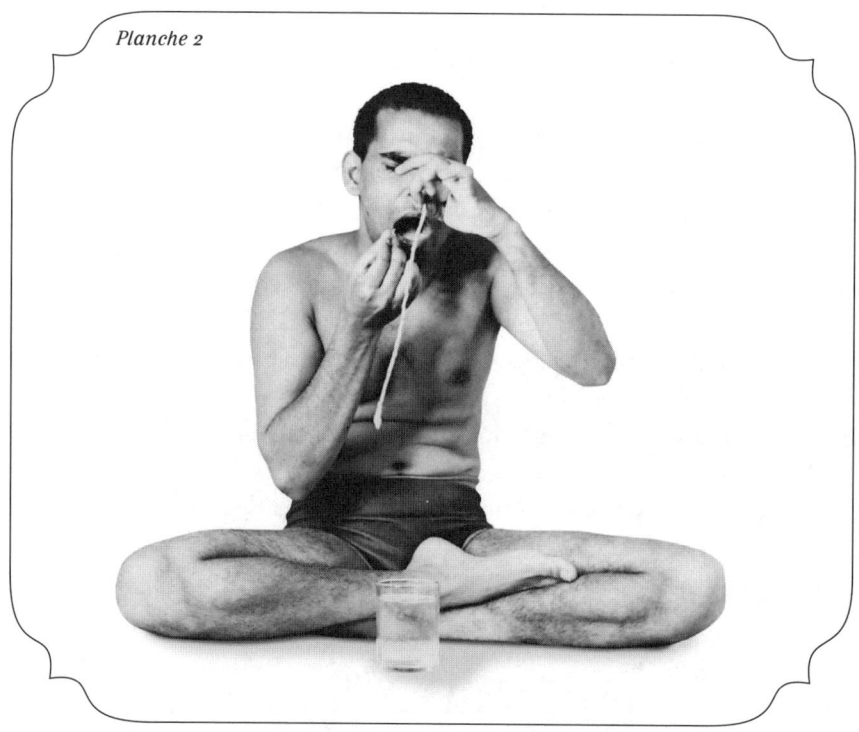

Planche 2

L'organe important à prendre en compte au cours du nettoyage est le pharynx. Il est en partie commun au système respiratoire et au système digestif. C'est un passage vertical tubulaire qui va de la base du crâne jusqu'à la partie supérieure de l'œsophage. Avant d'atteindre l'œsophage, il communique avec la cavité nasale, puis avec les cordes vocales, enfin, plus bas encore, avec la cavité du larynx.

Cette communication entre la cavité nasale et la cavité orale du pharynx permet un nettoyage au moyen d'une sonde. La moitié de la ficelle doit être suffisamment rigide pour permettre son introduction dans la cavité nasale, jusqu'à la base de la gorge. A l'aide des doigts, la sonde est alors tirée hors de la bouche. Dès qu'elle sort du nez, du pharynx et de la bouche, l'autre extrémité doit être assez molle pour absorber et ôter les différentes particules accumulées sur le parcours. Cette technique est appelée *sutra neti* ou nettoyage au moyen d'une sonde.

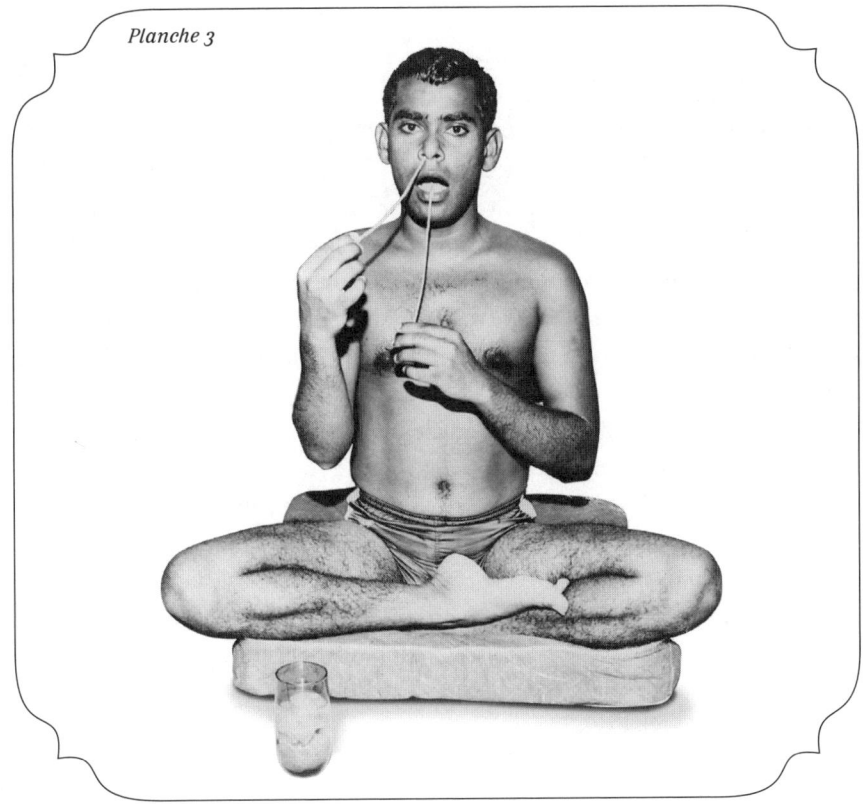

Planche 3

Si l'on ne peut trouver une telle sonde, un catheter en caoutchouc, en vente dans n'importe quelle pharmacie, peut convenir.

La sonde doit être stérilisée avant usage et nettoyée très méticuleusement après. Il faut la plonger dans de l'eau tiède salée avant son introduction.

Saisissez-en d'abord la partie rigide et pliez-la en forme d'arc, puis en utilisant l'index et le pouce, introduisez-la d'abord de quelques centimètres à l'intérieur de la narine droite, puis retirez-la.

Introduisez-la ensuite de la même façon dans la narine gauche.

Habituellement, on éternue violemment les premiers jours, mais peu à peu les éternuements s'estompent au fur et à mesure des progrès. Il sera plus facile alors d'introduire la sonde jusqu'à la gorge.Quand elle atteint la base de la langue, en utilisant l'index et le pouce, on en tire l'extrémité par la bouche en direction de l'extérieur, jusqu'à ce que toute la sonde ait traversé le passage nasal.

Quelques jours de pratique, sous la conduite d'un professeur, suffisent à maîtriser cette technique.

Il existe une autre méthode pour nettoyer les narines. Elle peut être pratiquée sans difficulté.

Dans un verre d'eau tiède, mettez une cuillerée à café de sel et remuez.

A l'aide d'un irrigateur nasal, vendu en pharmacie, versez une petite partie de l'eau salée dans une narine, fermant l'autre avec le pouce.

Penchez la tête légèrement en arrière pour permettre à l'eau de couler vers la gorge et puis en avant pour la faire sortir par la bouche. N'essayez pas d'inspirer l'eau, la sensation serait désagréable. Laissez-la couler naturellement vers la bouche et crachez-la.

A ce stade, un peu d'eau reste dans le nez ; éliminez-la immédiatement en expirant vigoureusement.

Ce processus doit être répété trois fois pour chaque narine.

En pratiquant cet exercice, il est possible de prévenir une maladie très fréquente : le rhume.

Ce nettoyage permettant de mieux respirer, il est préférable de le faire avant de pratiquer les exercices respiratoires. Non seulement il enlève les corps étrangers du nez et de la gorge, mais il aide à renforcer les yeux car il stimule les vaisseaux sanguins des yeux et du nez.

Tratakam *(fixation du regard)*

« *Tratak* » consiste à fixer un point ou un objet sans ciller. Bien qu'il s'agisse d'un des six exercices purificateurs, on l'utilise principalement pour développer la concentration et focaliser le mental.

C'est un exercice très utile pour les élèves de *hatha yoga*, de *jnana yoga*, de *bhakti yoga* et de *raja yoga*. Sa pratique permet aussi d'améliorer la vue.

Dans les pages suivantes, sont expliquées trois variations de la technique « *tratakam* » :

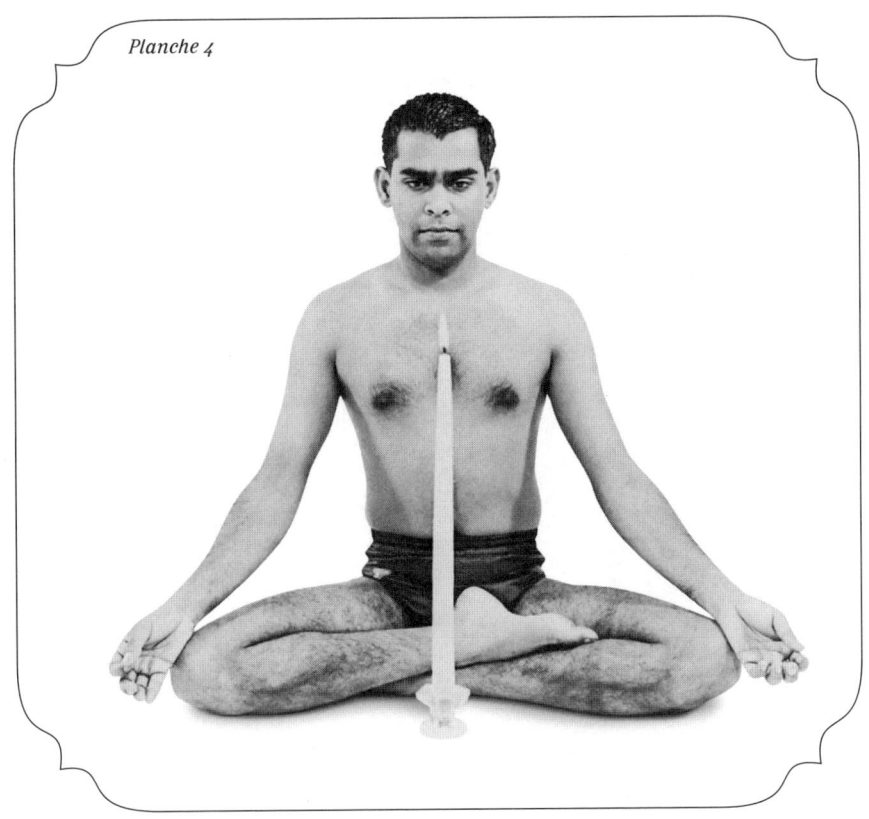

Planche 4

TECHNIQUE: *TATRAKAM*

VARIATION 1 : (planche 4)

Placez une bougie à une distance de quatre-vingt-dix centimètres à un mètre vingt de votre corps. Votre regard et la flamme doivent être au même niveau.

Asseyez-vous, la colonne vertébrale droite et le corps détendu.

Pendant une minute, regardez fixement la flamme sans ciller.

Puis, fermez les yeux, relaxez les muscles oculaires et visualisez cette flamme, entre les sourcils, pendant une minute.

Regardez de nouveau fixement la flamme, les yeux ouverts, pendant un moment, et détendez-vous ensuite en fermant les yeux.

Vous pouvez continuer cet exercice pendant cinq à six minutes. Augmentez progressivement la période de fixation de une à trois minutes, en reposant les yeux pendant un temps identique au temps de fixation.

Cet exercice stimule les centres nerveux, favorise la concentration, et améliore la vue.

Commencez par une pratique très progressive.

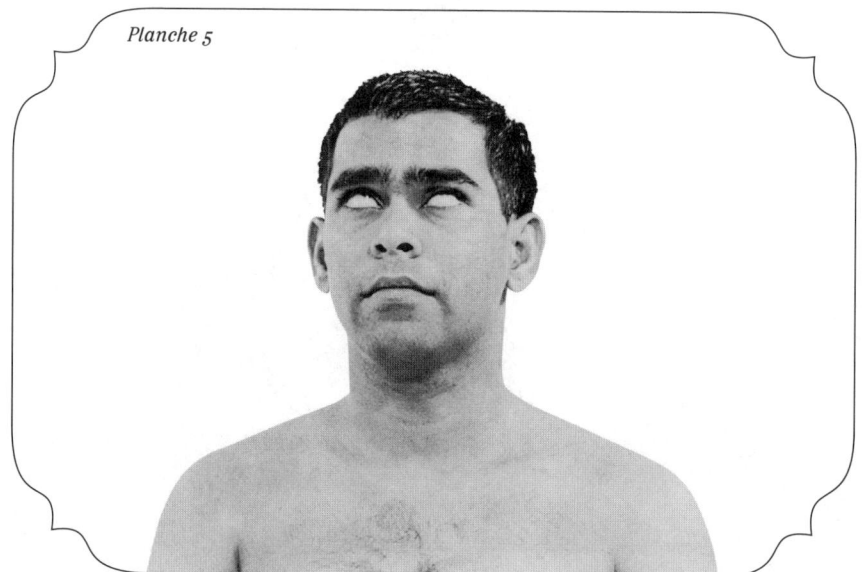

Planche 5

VARIATION 2 : *BHRUMADHYA DRISHTI* (fixation du regard sur le front
- planche 5)

Les élèves avancés commencent la concentration en dirigeant et tournant les yeux mi-clos vers le point entre les sourcils, appellé aussi le troisième œil.

Ce mouvement stimule les nerfs olfactif et optique et, à leur tour, le système nerveux autonome et le système nerveux central sont mobilisés.

Pratiqué lentement, cet exercice produit un effet calmant sur les nerfs crâniens et permet au mental de se concentrer.

Les élèves avancés trouveront cet exercice très utile, à la fois comme exercice de respiration et comme méthode d'éveil de la *kundalini shakti*.

Il faut éviter de forcer sur les muscles oculaires. Pratiqué sans professeur et d'une façon prolongée, cet exercice peut affecter les muscles des yeux, ainsi que le système nerveux. La même précaution doit être observée lorsqu'on fixe le nez.

Au début, pratiquez pendant une minute ou deux et augmentez peu à peu jusqu'à dix minutes, sans forcer.

VARIATION 3 : *NASAGRA DRISHTI* (fixation du regard sur le nez - planche 6)

Asseyez-vous dans une position confortable, le corps détendu, et regardez fixement le bout de votre nez pendant une ou deux minutes.

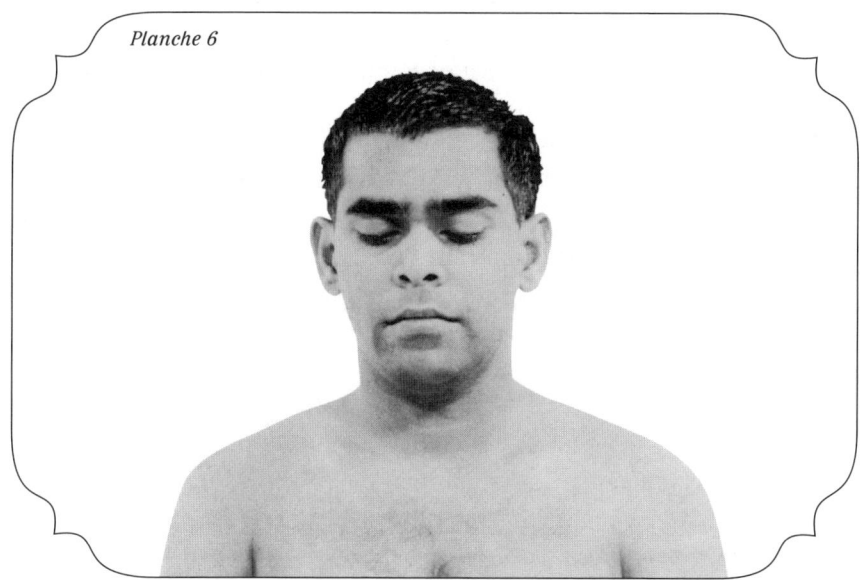

Planche 6

Evitez de forcer pendant l'exercice. Si vous êtes fatigué ou si vous avez mal aux yeux, fermez-les et détendez les muscles oculaires.

Répétez l'exercice et la relaxation, yeux fermés, plusieurs fois.

Cet exercice renforce les muscles oculaires et augmente le pouvoir de concentration en fixant toute l'attention sur le bout du nez. Il a des répercussions bénéfiques sur le système nerveux central.

Lors de la fixation du front, les yeux sont tournés vers le haut et lors de la fixation nasale, sur le bout du nez. Certains trouveront plus facile de fixer le bout du nez que de fixer le front ; pour d'autres, ce sera le contraire. Choisissez l'un des deux exercices, suivant les conseils de votre professeur de *yoga*.

Kapalabhati *(respiration par le diaphragme)*

Kapalabhati est un exercice destiné à nettoyer le nez et les poumons. Bien qu'il soit mentionné comme l'un des six exercices de purification, c'est en fait un *pranayama* (exercice de respiration).

Cet exercice aide à contrôler les mouvements du diaphragme et à éliminer les spasmes des bronches. Par conséquent, il sera très utile aux personnes souffrant d'asthme. Il aide aussi à guérir la tuberculose, à éliminer les toxines du sang, à tonifier la circulation et le système respiratoire.

Kapalabhati est un exercice idéal pour stimuler tous les tissus. Pendant et après la pratique, on peut ressentir une vibration et une joie particulières, principalement dans les centres de la colonne vertébrale. Quand l'influx nerveux vital est stimulé par cet exercice, la colonne vertébrale entière devient comme un fil électrique et on peut ressentir le mouvement de l'influx nerveux. De grandes quantités de gaz carbonique sont éliminées. Lors de l'inspiration, l'oxygène enrichit le sang et régénère les tissus. De plus, le mouvement rythmique du diaphragme, de haut en bas, agit comme un stimulant sur l'estomac, le foie et le pancréas.

Avant d'apprendre certains exercices respiratoires plus avancés, comme *bhastrika pranayama*, il est très important de maîtriser *kapalabhati*. La respiration *bhastrika* est considérée comme le meilleur exercice respiratoire pour réveiller le pouvoir spirituel, après la purification des *nadis* ou nerfs subtils.

TECHNIQUE

Asseyez-vous confortablement, de préférence dans la position du lotus, et prenez quelques respirations profondes.

Vérifiez que le mouvement du diaphragme se fait aisément (ce mouvement est expliqué dans le chapitre sur les exercices respiratoires).

Pendant l'inspiration, le diaphragme descend et l'abdomen est poussé vers l'extérieur.

Pendant l'expiration, le diaphragme repousse les poumons vers le haut et l'abdomen rentre vers la colonne vertébrale.

Ce mouvement constant du diaphragme, de bas en haut, permet l'entrée et la sortie de l'air dans les poumons. L'attention se porte davantage sur l'expiration que sur l'inspiration.

La contraction soudaine des muscles abdominaux fait monter le diaphragme et l'air est chassé des poumons grâce à la poussée intérieure de l'abdomen. Dès que l'air est expulsé, les muscles abdominaux sont relâchés, ce qui permet au diaphragme de redescendre. Quand le diaphragme s'abaisse, l'air pénètre automatiquement. L'inspiration est passive et l'expiration active.

Commencez cet exercice par une série de dix ou quinze expulsions.

A la fin des dix expulsions, prenez une inspiration profonde et retenez l'air aussi longtemps que possible ; il s'ensuit un apport supplémentaire en oxygène et une vibration agréable à travers tout le corps, comme si chaque tissu baignait dans un flot d'énergie.

Après quelques jours de pratique, vous sentirez pleinement cette sensation stimulante extraordinaire.

Pratiquez trois séries au début, chaque série comprenant dix expulsions, puis progressivement élevez le nombre des séries à cinq ou six. Après quelques semaines de pratique, allez jusqu'à vingt ou vingt-cinq expulsions. Entre chaque série, vous pouvez respirer normalement pour vous reposer.

Pendant l'exercice, concentrez-vous sur le plexus solaire. Avec le temps, le système nerveux deviendra spirituellement actif, ce qui se manifestera par une sensation de vibration dans la colonne vertébrale et de légèreté dans tout le corps.

Uddiyana bandha et Nauli *(contractions abdominales)*

Uddiyana bandha et *Nauli* renforcent les muscles abdominaux et combattent la paresse de l'estomac, des intestins et du foie. Les muscles de la paroi abdominale protègent les viscères abdominaux et aident à régulariser la pression thoracique lors de la respiration. Ces muscles aident à la miction et à la défécation. Il y a six paires de muscles dans la paroi abdominale.

En raison de la station debout, la pression due au poids des viscères abdominaux s'exerce sur la partie ventrale de la ligne de fixation de la paroi abdominale au bassin. Lorsque l'on se tient debout, les points faibles de cette partie de la paroi se trouvent soumis à une certaine pression.

La ceinture inguinale abdominale, la ceinture inguinale sous-cutanée, l'ombilic et la ceinture fémorale sont connus comme étant des points faibles. C'est, en général, dans ces zones que surviennent les hernies, causées par la pression des viscères abdominaux. Il peut aussi y avoir des hernies avec rupture, ou des saillies d'organes, dans une de ces ceintures.

Lorsqu'il y a perte de tonus dans les muscles abdominaux, une augmentation de la pression dans l'abdomen, provoquée par une quinte de toux ou le port d'une charge trop lourde, suffit pour provoquer une hernie.

Si le pelvis et la colonne vertébrale sont bien maintenus, les muscles abdominaux aident à l'expiration en comprimant la partie inférieure du thorax. Si le pelvis seul est soutenu, le thorax penche vers l'avant et les muscles de chaque côté agissent simultanément. Si les muscles d'un seul côté se contractent, le tronc penche de ce côté et fait une légère rotation dans le sens opposé.

Ainsi, le mouvement des muscles abdominaux dépend du point de fixation, et les mouvements varieront selon les indications mentionnées plus bas. Il suffit d'essayer les mouvements décrits ci-dessus pour le vérifier.

Uddiyana bandha et *nauli* sont les meilleurs exercices pour renforcer les muscles abdominaux, si importants dans le travail d'évacuation des excréments. De plus, la mobilisation de ces muscles améliore la circulation.

TECHNIQUE (planches 7 et 8)

Pour pratiquer *uddiyana bandha*, il faut d'abord vider les poumons en expirant vigoureusement. Quand il n'y a plus d'air dans les poumons, le diaphragme monte naturellement dans la cavité thoracique, mais il n'intervient pas lui-même dans le mouvement ; il faut tirer en même temps les intestins et le nombril en direction du dos, de telle sorte que l'abdomen soit placé contre l'arrière du corps, en position haute, dans la cavité thoracique.

Cet exercice peut être pratiqué aussi bien debout qu'assis.

Si vous le pratiquez debout, posez vos mains fermement sur les cuisses, écartez les jambes et penchez-vous légèrement en avant. N'essayez pas de garder l'abdomen trop longtemps dans cette position ; restez dans la posture tan`t que vous pouvez retenir le souffle confortablement.

Cet exercice, entrecoupé de courts intervalles, peut être répété de cinq à huit fois.

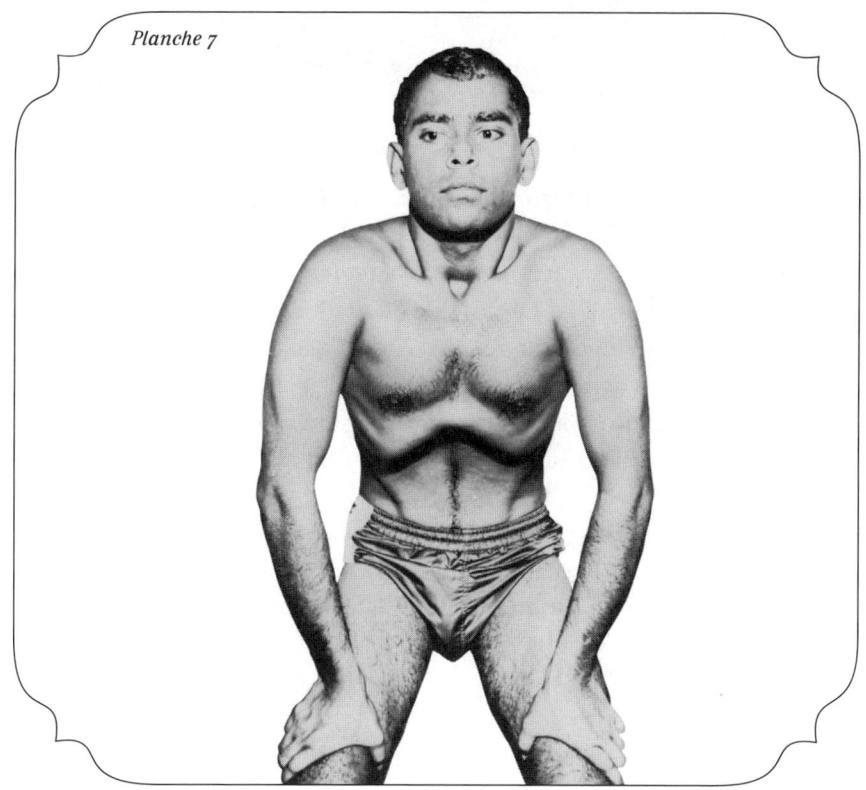

Planche 7

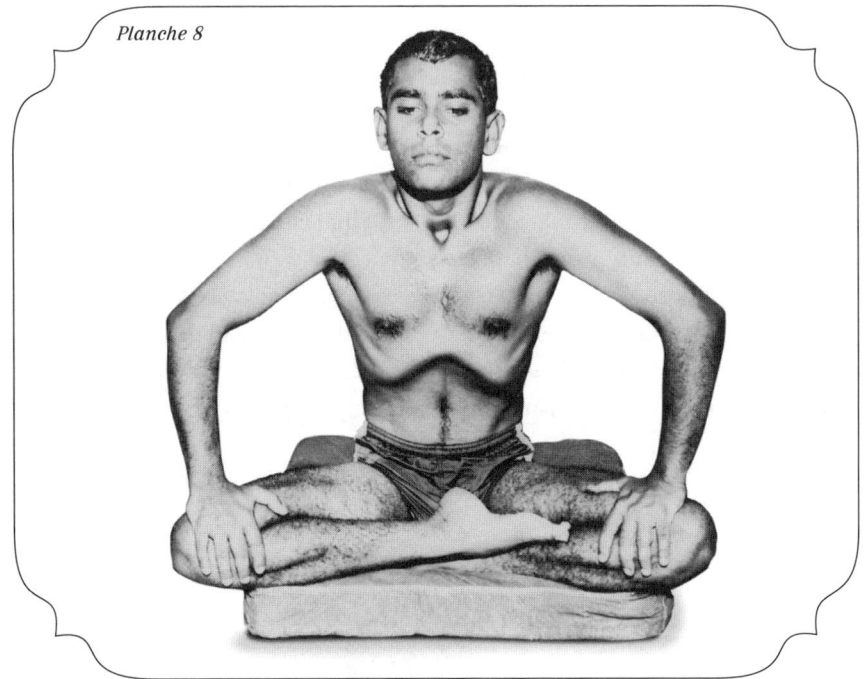

Planche 8

Nauli kriya *(mobilisation des muscles abdominaux)*

Quand l'élève peut exécuter *uddiyana bandha,* la contraction abdominale, d'une manière parfaite, il lui est possible de pratiquer cet exercice. Les débutants auront besoin d'un certain temps avant de parvenir à le maîtriser. Il faut en effet apprendre à contrôler les différents muscles abdominaux.

Nauli a pour but de régénérer, revigorer et stimuler les viscères abdominaux et le système gastro-intestinal.

TECHNIQUE (planches 9 à 12)

On applique la même technique que pour *uddiyana bandha.*

En position debout, pratiquez d'abord la contraction *uddiyana bandha.* Dans cette position, libérez le centre de l'abdomen en contractant les côtés gauche et droit de l'abdomen. Cette posture amènera les muscles abdominaux en position verticale.

C'est *madhyama nauli,* la contraction centrale.

Planche 9

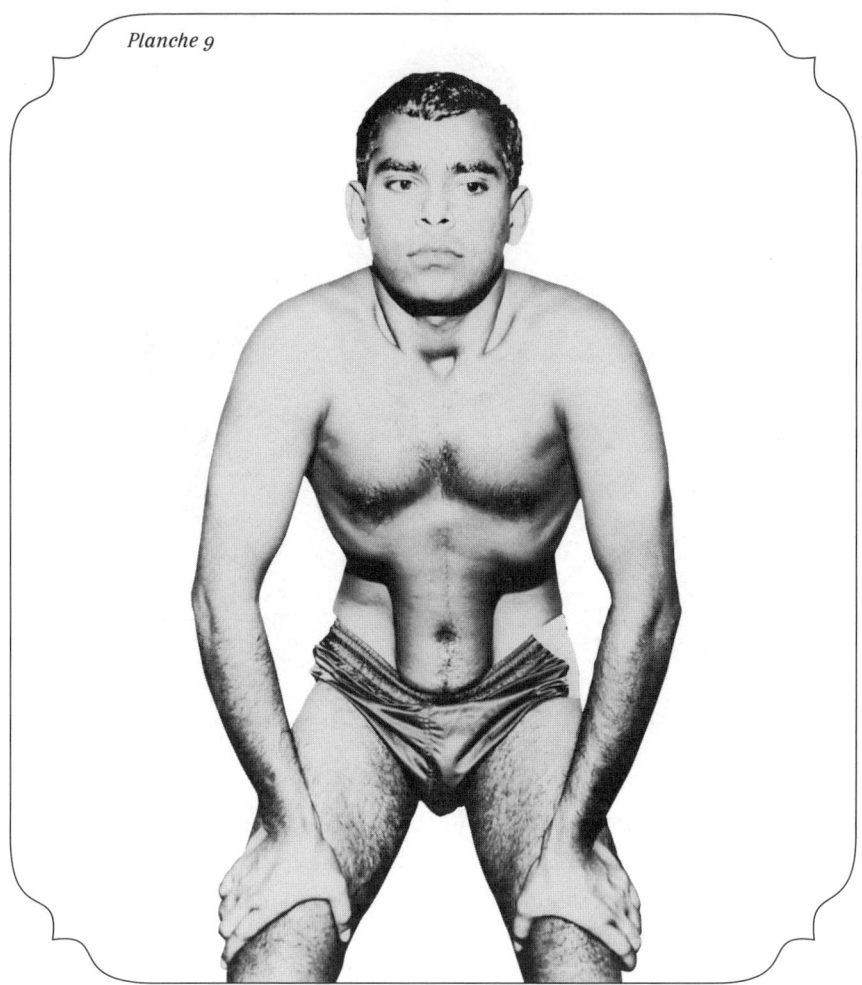

Après avoir maîtrisé cette *contraction* centrale, l'étape suivante consiste à contrôler séparément les muscles du côté droit et du côté gauche de l'abdomen. C'est ce qu'on appelle *vama* et *daksina* nauli (contraction à gauche et à droite).

La technique est identique à celle de la contraction centrale, excepté qu'on doit presser plus fortement les mains sur les cuisses.

Si le côté gauche est contracté, la main gauche pousse sur la cuisse, et le tronc est légèrement penché en avant et à gauche.

Le même processus est appliqué du côté droit.

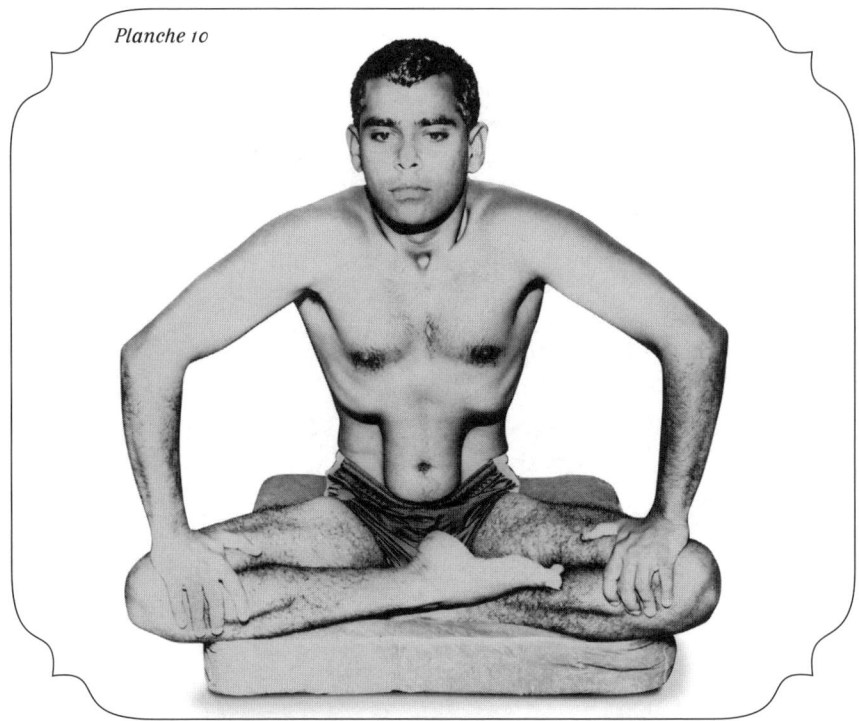

Planche 10

Ces exercices d'*uddiyana et de nauli*, au centre, à gauche et à droite, sont appelés barattage ou rotation des muscles abdominaux. Ce barattage des muscles abdominaux est exécuté en mobilisant successivement et rapidement les muscles abdominaux depuis le centre vers la gauche, puis vers la droite à l'aide d'*uddiyana bandha*. Combinés, ces exercices permettent d'obtenir un excellent contrôle sur les muscles abdominaux.

Le succès de ces exercices dépend de l'état des muscles abdominaux. Avant d'exécuter *uddiyana* et *nauli*, on doit perdre l'excès de graisse abdominale grâce à d'autres exercices yoguiques, mentionnés dans ce livre.

Il est intéressant de voir qu'il existe deux types d'abdomen. Dans certains cas, les muscles sont très noués, qu'il y ait de la graisse ou non. Les personnes dotées de ce type d'abdomen éprouveront des difficultés pour pratiquer cet exercice, jusqu'au jour où elles parviendront à relâcher leurs muscles. Dans d'autres cas, les muscles sont plutôt relâchés et peuvent être contrôlés rapidement.

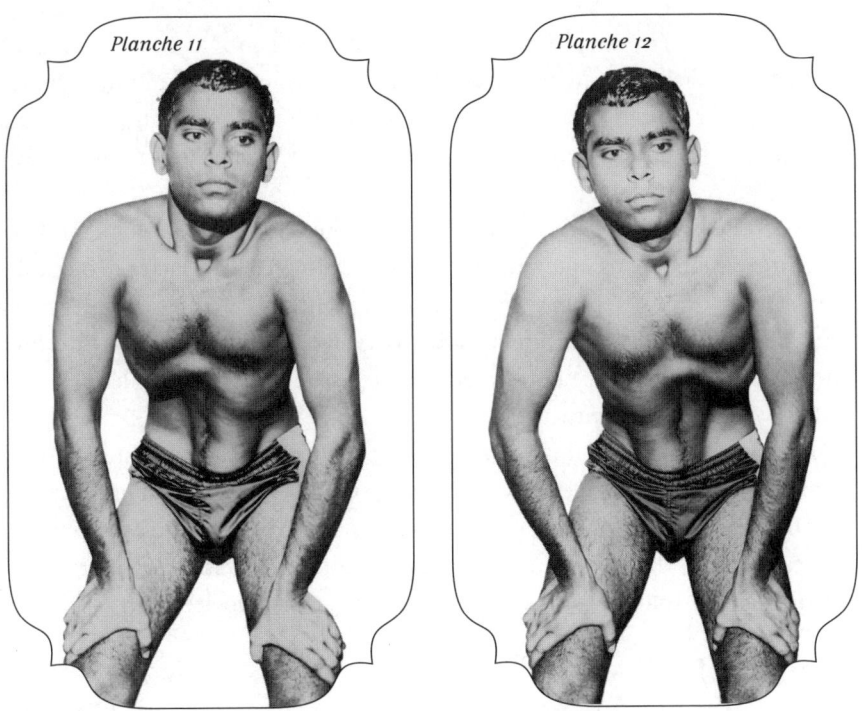

Planche 11

Planche 12

Basti *(nettoyage du gros intestin)*

Le gros intestin comprend le cæcum, le côlon ascendant, le côlon transverse, le côlon descendant, le sigmoïde et le rectum.

Le cæcum est un sac qui pend à la jonction de l'iléon et du côlon. L'appendice est attaché au cæcum.

Le côlon ascendant s'étend du cæcum à la partie inférieure du foie, endroit où il se courbe et à partir duquel il se nomme côlon transverse.

Le côlon transverse traverse l'abdomen, fait une courbe et devient le côlon descendant.

Entre le côlon descendant et le rectum se trouve le côlon sigmoïde.

Le rectum commence dès la fin du côlon sigmoïde et se termine par le canal anal.

Des mouvements se produisent dans le côlon. Ils proviennent des vagues péristaltiques de l'intestin grêle. Chez l'homme, le côlon se remplit de matières fécales à partir du bas vers le haut. Le rectum reste vide jusqu'au moment de l'évacuation. Il faut environ vingt-quatre heures aux déchets pour y parvenir.

Les produits de la digestion ont été pratiquement absorbés au moment où la nourriture atteint l'extrémité inférieure de l'intestin grêle (sphincter iléo-cæcal). Cependant, si quelqu'un mange de grandes quantités de fruits et de légumes verts, beaucoup d'aliments non absorbés parviendront jusqu'au gros intestin ; une petite quantité pourra être métabolisée par le gros intestin, le reste sera évacué avec les excréments.

L'absorption de substances nutritives par le gros intestin est beaucoup plus lente que par l'intestin grêle ; après un lavement, il peut arriver qu'une certaine quantité reparte vers l'intestin grêle pour y être absorbée. On conseille aux personnes souffrant de constipation ou d'autres troubles intestinaux de pratiquer le nettoyage du côlon à l'aide de la méthode naturelle appelée *basti*.

TECHNIQUE :

Le processus de nettoyage de *basti* est exécuté en créant un vide dans les intestins, permettant à l'eau de monter vers le côlon inférieur.

Nous connaissons tous le but d'un lavement et comment on le pratique. La différence entre un lavement et *basti* est que le premier agit grâce à la pression de l'eau, et le deuxième en créant un vide naturel sans aucun moyen extérieur. Le vide est créé par *nauli kriya* au moyen de la mobilisation des muscles abdominaux, comme décrit dans ce livre.

Assis dans une bassine d'eau, la pratique de *nauli* crée un vide qui amène de l'eau vers le gros intestin.

Afin de garder le sphincter ouvert, introduisez un petit tube d'environ dix centimètres dans le rectum. Dès que l'eau est aspirée, le tube est ôté et à l'aide de quelques barattages abdominaux (*nauli*) l'eau est rejetée. Elle contient alors du mucus et d'autres déchets.

Ce nettoyage renforce les muscles abdominaux, guérit les désordres de la vessie et de la digestion, ainsi que la constipation chronique.

De la naissance à la mort, la question de la selle quotidienne est très importante. La constipation chronique peut provoquer des troubles variés et, par conséquent, il est important d'en chercher les causes ; celles-ci peuvent être :

- le manque d'attention quand vient le besoin d'aller à la selle
- le manque de matières résiduelles formant des matières fécales capables de faire réagir l'intestin,
- le manque de végétaux et de fruits dans la nourriture,
- le manque de fluide, résultant d'une absorption d'eau insuffisante,
- le manque de tonicité des muscles qui expulsent les excréments
- l'usage habituel de purgatifs, cause fréquente de constipation, car le côlon trop irrité devient contracté et tendu, ou faible, par excès de stimulation. Il est sage d'éviter les médicaments laxatifs, qui, de nos jours, nous sont proposés comme des bonbons ou des chocolats. L'usage fréquent de ces laxatifs par les enfants est la cause principale d'une constipation opiniâtre par la suite.

Différentes méthodes sont utilisées pour remédier à la constipation, mais les laxatifs comme les lavements peuvent être dommageables pour le côlon, provoquant une irritation.

La pratique de *basti* ou nettoyage yoguique des intestins ne provoque pas une telle irritation. Dans ce cas, l'eau est amenée vers le côlon par le vide créé grâce à la contraction abdominale. Il n'y a donc pas de dégâts ou de risques d'excès d'eau. En outre, cette méthode est absolument naturelle.

Le nettoyage *basti* peut être pratiqué une fois par semaine ou deux fois par mois.

C'est là le dernier exercice de nettoyage yoguique. A l'aide de ces méthodes de purification, il est possible d'éliminer presque toutes les toxines du corps.

Nous allons aborder maintenant le second stade de la pratique du *yoga*, celui des exercices yoguiques.

4
DIFFÉRENCES ENTRE LES EXERCICES DE YOGA ET LA CULTURE PHYSIQUE

L E chapitre précédent traitait, scientifiquement, d'une méthode élaborée de nettoyage des différents systèmes organiques. Le *yogi* considère que son corps est un instrument au service de son évolution vers la perfection.

Il existe de nombreux systèmes modernes de culture physique ayant pour but de développer les muscles. Les culturistes y parviennent au moyen de mouvements et d'exercices mécaniques. Les exercices yoguiques ne développent pas seulement le corps, ils améliorent aussi les facultés mentales. De plus, le *yogi* acquiert la maîtrise des muscles involontaires de son organisme.

La différence fondamentale entre les exercices yoguiques et les exercices physiques ordinaires est la suivante : les exercices yoguiques sont exempts des mouvements violents préconisés par la culture physique, car ceux-ci produisent de grandes quantités d'acide lactique dans les fibres musculaires, occasionnant ainsi beaucoup de fatigue. L'effet de cet acide lactique et la fatigue qui en découle sont neutralisés par l'alcali dans les fibres musculaires, ainsi que par l'oxygène inspiré.

C'est sur cette théorie que se base la culture physique moderne. On essaie d'augmenter l'absorption d'oxygène pour diminuer la fatigue pendant les exercices. Quoique cette théorie paraisse assez judicieuse, les *yogis* possèdent depuis des siècles une connaissance supérieure à toutes ces théories modernes.

Le système du *yoga* n'est pas nouveau, il a été enseigné pendant des siècles avant que les méthodes actuelles ne soient élaborées.

Le développement musculaire n'est pas nécessairement synonyme de santé du corps, bien que ce soit une opinion généralement admise, car la santé est un état dans lequel tous les organes fonctionnent parfaitement, sous le contrôle intelligent du cerveau.

Le mouvement rapide des muscles provoque un effort cardiaque énorme. Dans le système yoguique, tous les mouvements sont lents et progressifs. Ils sont exécutés avec la respiration et la relaxation appropriées.

Le dioxyde de carbone et autres métabolites sont produits par les muscles actifs. Un excès modéré de ces substances stimule le cœur qui bat plus vite ; ainsi, les exercices produisent par eux-mêmes un stimulant cardiaque essentiel.

Pendant les exercices, le cœur reçoit davantage de sang que pendant le repos, ce qui est dû à un retour plus important de sang veineux, introduit dans la circulation par la contraction des muscles du squelette.

La pression des muscles contractés sur les vaisseaux provoque un afflux de sang et les valves veineuses empêchent son reflux.

Poussé par les muscles en action, le sang est obligé d'aller vers le cœur; il en résulte que le cœur est mieux irrigué, ce qui en étire les fibres.

Quand les fibres sont étirées, elles se contractent avec plus de force, ce qui fait que le cœur bat plus vite et qu'il pompe plus de sang.

La contraction accrue due à l'étirement des muscles cardiaques, fut découverte par le physiologiste Starling, d'où son nom de loi de Starling.

Le cœur, le plus important des organes, commence à battre dans l'embryon, avant même d'être complètement innervé et il continue à fonctionner jusqu'à la fin de la vie. Aussi est-il recommandé d'éviter des exercices intenses qui lui imposeraient des efforts supplémentaires.

Le but principal d'un exercice est d'accroître la circulation et la quantité d'oxygène absorbée. On y parvient par des mouvements simples, au niveau de la colonne vertébrale et des articulations, accompagnés d'une respiration profonde, mais sans le moindre mouvement musculaire brutal.

Puisque, par le mouvement des muscles squelettiques, les exercices servent à accroître la circulation et à augmenter l'absorption d'oxygène, jetons un rapide coup d'œil sur la fonction des muscles lors d'exercices intenses et modérés, tels que les exercices yoguiques.

Quand les muscles se contractent, le glycogène se décompose en acide lactique et de l'énergie supplémentaire est dégagée.

Cette énergie est utilisée à la reconstruction des phosphates organiques, à partir de phosphates inorganiques et/ou de composés organiques. Un cinquième de l'acide lactique ainsi produit est oxydé en dioxyde de carbone et eau, et de l'énergie est à nouveau libérée.

Cette dernière quantité d'énergie est utilisée pour la reconstitution de glycogène à partir des quatre-cinquièmes d'acide lactique restants.

La fatigue est le résultat de l'incapacité des muscles à absorber assez d'oxygène pour oxyder une partie suffisante de l'acide lactique formé. Quand trop d'acide lactique est accumulé, les muscles deviennent temporairement incapables de se contracter.

Pendant les exercices intenses, par exemple, et quoique la respiration soit plus profonde et plus rapide, nous sommes incapables d'inspirer autant d'oxygène que les muscles en réclament. Un déficit en oxygène est ainsi créé. Ce déficit est représenté par la différence entre la quantité d'oxygène dont les muscles en activité ont réellement besoin, et ce qu'ils reçoivent effectivement. Ainsi, à la fin de l'exercice, nous continuons à respirer plus profondément et plus vite que nous ne le faisons au repos, afin de combler le déficit en oxygène.

Que se passe-t-il lors d'exercices modérés ? En commençant par des exercices peu intenses, comme le ménage, la marche à une vitesse raisonnable…, les muscles squelettiques deviennent plus actifs qu'auparavant.

Une série de phénomènes se produit, ayant pour résultat un afflux plus important de sang transportant un supplément d'oxygène et d'éléments énergétiques vers les muscles actifs.

Quand l'activité du muscle augmente, le métabolisme musculaire augmente également, entraînant une production supplémentaire de chaleur. L'échauffement des muscles diminue leur viscosité et accroît l'efficacité du travail qu'ils accomplissent.

Le sang échauffé sortant des muscles atteint rapidement le centre régulateur de la chaleur dans l'hypothalamus. La dilatation réflexe des vaisseaux de la peau permet une perte de chaleur supplémentaire par rayonnement, ce qui équilibre son élévation.

L'activation du métabolisme musculaire entraîne aussi une plus grande production de dioxyde de carbone, résultat d'une oxydation glucidique plus conséquente. Des quantités plus importantes de dioxyde de carbone sont diffusées dans les capillaires sanguins des fibres musculaires, ce qui détend la paroi de ces capillaires. La dilatation qui s'ensuit permet à une quantité plus importante de sang de couler plus vite dans les muscles squelettiques.

Cette augmentation du dioxyde de carbone dans le sang n'exerce pas seulement une action locale, mais, au passage, aide à coordonner les réactions des systèmes circulatoire et respiratoire, en fonction des besoins.

Quand le dioxyde de carbone atteint le cœur, il excite directement le muscle cardiaque qui se contracte plus fortement. Du battement plus puissant du muscle cardiaque, résulte un débit de sang plus important.

La concentration accrue de dioxyde de carbone dans le sang passant par la moelle du cerveau, stimule directement le centre respiratoire. A son tour, ce centre réagit en augmentant la fréquence des impulsions qu'il transmet de façon rythmique.

Le nombre plus important d'impulsions atteignant finalement le diaphragme et les muscles intercostaux, provoque des contractions plus fortes qu'à l'habitude. Ainsi, la respiration devient plus profonde.

Le centre vasoconstricteur qui se trouve ainsi stimulé envoie, le long des nerfs vasoconstricteurs, des impulsions aux artérioles de la cavité abdominale.

La constriction des nombreuses artérioles de cette région augmente de façon sensible la résistance périphérique et la pression artérielle. La constriction de ces vaisseaux sanguins sert aussi à faire passer du sang des organes abdominaux vers les muscles squelettiques dont les vaisseaux sont dilatés.

L'augmentation du nombre et de la force des contractions musculaires exercent une pression plus vigoureuse sur les veines et aident ainsi à ramener le sang plus rapidement vers le cœur.

La pompe respiratoire apporte aussi sa contribution, une respiration plus profonde entraînant une plus grande variation des pressions dans les cavités thoracique et abdominale. L'alternance des dilatations et compressions des grosses veines dans ces cavités augmentent en force, et davantage de sang se trouve véhiculé vers le cœur.

Le retour accru du sang vers le cœur assouplit le muscle cardiaque, augmente sa force de contraction et, par conséquent, son débit ; un rythme cardiaque plus rapide, ajouté aux contractions plus fortes, augmente ce débit, lequel à son tour, favorisera l'accroissement de la pression artérielle.

Une respiration plus rapide et plus profonde ventile plus complètement les poumons. Une plus grande quantité de dioxyde de carbone est ainsi expulsée lors de l'expiration, évitant une élévation de sa concentration dans le sang ; en effet, trop de dioxyde de carbone dans le sang peut en augmenter l'acidité, ce qui peut se révéler dangereux.

Pendant les exercices, les muscles actifs oxydent davantage de glucose et le font plus rapidement, en raison de leur échauffement, ce qui tend à épuiser la concentration de sucre dans le sang.

Le sucre dans le sang est en équilibre avec le glycogène dans le foie, une baisse de la concentration de sucre dans le sang provoque donc la transformation d'une quantité plus grande de glycogène en glucose ; ce glucose est alors libéré dans le sang.

Les muscles drainant plus de glucose dans le sang, le foie en déverse d'autant plus. Une partie de l'acide lactique formé lors de la transformation du glucose passe aussi dans le sang, est transportée vers le foie, et là, est convertie en glycogène.

Il existe ainsi un mécanisme adéquat pour amener du combustible au muscle actif. Lors d'exercices modérés, l'apport en oxygène est suffisant pour couvrir les besoins et aucun manque ne se fait sentir. Les seuls effets résiduels seront l'épuisement des réserves d'hydrates de carbone et le besoin de plus de protéines, pour la reconstruction des cellules qui ont été utilisées pendant l'activité.

Avant de pratiquer des exercices intenses, il faut généralement une préparation mentale et émotionnelle. Les souvenirs et les émotions causés par les expériences précédentes, en particulier si les exercices impliquent la compétition sous une forme quelconque, conduisent le système nerveux à un état plus « tonique », ce qui a pour résultat de préparer le corps à ce qu'on exigera de lui.

Les sentiments subjectifs peuvent provoquer des effets autonomes : accélération du pouls, de la respiration, dilatation des pupilles, ne sont alors pas rares.

Les diverses transformations décrites ci-dessus pendant la pratique d'exercices modérés, ont également lieu lors d'exercices intenses. On pourrait croire qu'il y en a même davantage, mais, là où existent des différences, ce sont des différences de degré plutôt que de nature. Le rythme du cœur est plus rapide, la pression artérielle plus élevée, la respiration plus accélérée et plus profonde, et la circulation plus rapide que pour des exercices modérés.

L'adrénaline est libérée par la médullo-surrénale et aide aux transformations respiratoire et circulatoire. Elle favorise aussi la libération de glucose à partir du glycogène hépatique et retarde la fatigue des muscles squelettiques.

Le facteur le plus limitant pour soutenir un effort important est l'apport en oxygène. Bien que la rate soit poussée à se contracter et à décharger des globules rouges dans le sang, l'apport en oxygène ne peut suffire aux besoins musculaires ; en conséquence, l'acide lactique se trouve accumulé dans les muscles et dans le sang ; l'oxygène à reconvertir étant insuffisant, la fatigue s'installe.

Un individu peut supporter jusqu'à une certaine limite un déficit en oxygène, c'est pour cette raison que le *yoga* met l'accent sur les exercices lents.

En laboratoire, la méthode la plus courante et la plus pratique pour mesurer l'efficacité de l'exercice musculaire, est de faire inspirer au sujet l'air de l'atmosphère et de le faire expirer dans un sac portatif pendant qu'il travaille. Pour cette méthode de respiration, on utilise un jeu de valves dans le tube qui relie l'embout au sac portatif.

A la fin du test, le volume du gaz est mesuré et les gaz respiratoires sont analysés. On peut alors calculer la quantité d'oxygène utilisée.

On sait que l'oxydation impliquant une unité d'oxygène permet d'exécuter une certaine quantité de travail. En divisant cette valeur par le travail exécuté (qui est mesuré indirectement), les experts arrivent au résultat de l'efficacité.

Quels sont les facteurs qui modifient ou influencent l'efficacité de l'action musculaire ? Il y en a cinq importants :
- l'étirement initial des muscles
- la température du muscle
- la viscosité musculaire
- la performance de vitesse
- la fatigue.

Il est démontré que l'étirement des muscles permet de les contracter avec plus de force. Un muscle étiré peut, de ce fait, exécuter plus de travail qu'un muscle qui est seulement détendu normalement.

Il est prouvé qu'on effectue plus de travail en soulevant des poids moyennement lourds, qu'en soulevant des poids plus légers ou plus lourds. Ainsi, charger modérément un muscle est la manière la plus efficace d'obtenir un rendement maximum. Les muscles ne sont pas très efficaces quand ils ne sont pas assez étirés.

Quand on parle de viscosité, on entend par là, la friction interne : friction qui résulte du frottement des molécules contre les fibres musculaires lors de la contraction, retardant ce processus de contraction.

Une partie de l'énergie développée lors de la contraction doit être utilisée pour surmonter cette résistance interne. La viscosité diminue donc l'efficacité.

Il a été démontré que si un muscle se contracte lentement, il lui faut moins d'énergie pour exécuter une certaine quantité de travail que s'il se contracte rapidement. Plus la rapidité de la contraction est grande, plus vite le protoplasme fluide coule à travers les fibres musculaires, et plus il y a de friction.

Quoique la viscosité fasse perdre de l'efficacité, elle constitue un facteur inhérent de sécurité. Elle agit comme un frein et empêche les muscles de réagir trop vite et de se déchirer.

Selon ce que nous avons vu, il apparaît qu'il existe une vitesse optimale particulièrement efficace de la contraction musculaire.

Une trop grande vitesse de contraction aboutit à un maigre travail, à cause de la friction interne accrue et de l'efficacité diminuée qui en résulte.

D'autre part, une vitesse de contraction trop lente, quoiqu'elle permette d'effectuer une grande quantité de travail, aboutit à une grosse dépense d'énergie pour maintenir la contraction ; de nouveau, le degré d'efficacité est faible.

Une vitesse d'exécution modérée, lors des exercices, est donc particulièrement efficace.

Il est désormais reconnu que le fait de pousser un homme à travailler jusqu'à l'épuisement ne donne pas de bons résultats, tant sur le plan de la santé de l'individu que sur celui de l'augmentation de la quantité et de la qualité du travail.

L'accroissement de l'efficacité est souvent dû à l'amélioration de la coordination et de la précision des performances développées par l'entraînement. Ces effets sont subordonnés au système nerveux central.

Un sujet non entraîné trébuchera plus souvent qu'un sujet entraîné, aussi bien mentalement que physiquement. La confiance accrue que donnent des performances optimisées et une meilleure coordination permet d'être à la fois efficace et économe dans l'exécution des exercices yoguiques.

Bien que nous ne désirions pas tous égaler les prouesses d'un yogi entraîné, nous pouvons, sachant qu'il s'agit en grande partie d'une question d'entraînement, accroître notre efficacité dans les tâches peu intenses que nous avons à accomplir.

Des exercices yoguiques modérés et appropriés, outre le fait qu'ils apportent bien-être et détente, peuvent aider notre corps à mieux répondre aux sollicitations qui lui sont faites.

De plus, un corps bien entraîné a un grand rôle à jouer dans l'entraînement du mental, objectif principal de tous les *yogas* en vue d'obtenir la libération totale et l'immortalité, but de toutes les religions du monde.

En exécutant correctement les exercices yoguiques, nous pouvons enrayer l'accumulation des acides toxiques et les éliminer s'ils sont déjà en excès dans le sang.

Ce qui suit est extrait d'un journal médical :

« L'assassin principal est une maladie appelée artériosclérose ou durcissement des artères. Les artères deviennent rigides, leurs parois internes sont couvertes d'une couche de calcium. Parfois elles s'encrassent, éclatent, et la personne meurt alors d'une attaque, ou bien elles surchargent le cœur de travail en essayant de forcer le passage du sang à travers des vaisseaux rétrécis par les dépôts de calcium, causant ainsi une attaque cardiaque. »

Il devient clair, maintenant, que les exercices yoguiques peuvent aider à améliorer la circulation et à garder les artères souples.

Il y a quelque temps, un physicien fit une étude sur trois cents hommes et femmes qui étaient depuis longtemps victimes de fatigue chronique.

Quelques-uns pensaient que la cause de leurs troubles résidait dans des dents cariées, une tension artérielle trop basse, des pieds plats ou de l'anémie. Mais, pratiquement personne ne pensait à la cause réelle de la fatigue.

Le médecin a constaté que les causes de fatigue les plus communes sont les troubles cardiaques, le diabète, les infections rénales et les troubles glandulaires. Or, ces symptômes peuvent, pour la plupart, être supprimés avec un régime naturel, de la relaxation, de la respiration et des exercices yoguiques.

L'élasticité des muscles joue aussi un rôle important pour conserver un corps jeune. L'accumulation excessive de graisse, répartie ou non uniformément dans le système musculaire, en liaison avec des exercices trop intenses ou de l'inactivité, aboutissent au durcissement des tissus musculaires du corps.

Les exercices yoguiques accordent une grande attention à la colonne vertébrale et aux articulations en général. De plus, ils maintiennent un apport de sang équilibré dans chaque partie du corps.

L'élasticité des artères joue également un rôle important dans la protection de la santé, parce qu'elle maintient la tension entre les battements du cœur. Elle permet au sang de couler avec régularité.

Dans des artères rigides, le flot de sang est intermittent, et à chaque battement, jaillit un jet vigoureux. Dans des artères élastiques, le sang coule de façon uniforme le long des capillaires et des veines.

Sans un apport convenable de sang, les différents tissus ne peuvent pas être maintenus en bon état. Par exemple, un bandage serré gêne la circulation, abaisse la température de la partie insuffisamment irriguée et provoque une enflure.

Dans des cas normaux, les symptômes graves comme l'enflure peuvent ne pas apparaître, mais les différents tissus ne peuvent pas demeurer sains, et, si la circulation est anormale, il y aura une baisse d'efficacité dans l'exécution de leurs différentes activités.

MOBILISATION DES ARTICULATIONS

Quand nous étudions des animaux comme les chiens et les chats, nous remarquons qu'ils étirent et contractent leur colonne vertébrale après s'être réveillés. Les bébés bougent naturellement leur colonne dans des positions nombreuses et variées.

La colonne vertébrale perd de sa flexibilité lorsque le corps grandit. La première indication de l'ossification des os se remarque au cours de la huitième semaine de vie intra-utérine.

Longtemps après la naissance, l'os finit de se substituer au cartilage. Les os continuent à croître en circonférence à partir des couches inférieures du périoste, de nouveaux tissus osseux se fixant sur la surface extérieure.

L'arrêt de la croissance des os survient vers dix-huit ans pour les filles et peu après vingt ans pour les garçons.

En plus de sa fonction de support du corps, le squelette fournit les points d'attache des muscles, tendons et ligaments. Au-dessus du bassin, sont empilées vingt-quatre vertèbres. Le squelette ne se tient pas seulement debout, mais se plie, se balance et se tord.

Les mouvements sont limités chez de nombreuses de personnes, à cause du raccourcissement biologique des ligaments. L'individu moyen n'arrive plus, sans plier les genoux, à toucher le sol avec le bout des doigts, même à l'âge de vingt ans.

Ce raidissement des ligaments peut être réduit au minimum par des exercices yoguiques, le corps sera aussi souple que celui d'un enfant, même à l'âge de quatre-vingt ans.

Les ligaments sont les attaches de l'homme ; ce sont des bandes ou des feuilles de tissu fibreux, raccordant des os, des cartilages ou d'autres parties du corps. Si la posture et l'équilibre sont bons, les ligaments ont une longue vie et restent souples. Sinon, ils causent inconfort, douleurs et maladies.

Il est donc essentiel que nous examinions la nature, la fonction et la mobilité de la colonne vertébrale et de ses ligaments, qui jouent un rôle prédominant dans les postures yoguiques.

Quand l'homme vieillit, son épine dorsale devient raide, parce que les ligaments sont plus contractés. Il faut se rappeler que les structures ligamenteuses sont continues, et que si la mobilité est réduite dans une partie, tout le système est affecté, provoquant un manque de mobilité générale du corps.

La rigidité excessive provient de causes variées, mais plus particulièrement d'un mauvais alignement ou d'un mauvais équilibre du corps, qui provoque un raccourcissement des ligaments.

Ce raccourcissement des ligaments de la colonne vertébrale se remarque chez ceux qui sont souvent assis, comme les étudiants, les employés de bureau, les écrivains ou les artistes. Il est dû au fait que les personnes assises penchent la tête et le cou en avant, obligeant l'épine dorsale à compenser en arrondissant le dos.

Quand l'individu reprend une position droite en étant assis, debout ou en marchant, il peut se produire une douleur profonde dans le cou, irradiant à travers les épaules et les bras.

Cette douleur peut provoquer, à son tour, des maux de tête et une hypersensibilité du cuir chevelu. La pression causée par le raccourcissement des ligaments situés à la base du crâne, provoque l'irritation des nerfs qui passent par l'attache faciale. Cette irritation nerveuse s'étend, jusqu'à un certain point, aux ramifications des nerfs périphériques, allant des points de raccourcissement des ligaments aux extrémités les plus éloignées.

De telles douleurs de la tête, des épaules et des bras peuvent être soulagées par des postures de *yoga* comme la posture du poisson et la posture sur les épaules, qui étirent les ligaments et permettent des mouvements libres et aisés de la tête et du cou, soulageant ainsi la pression des nerfs et la sensibilité des ramifications nerveuses.

Pour un résultat durable et une souplesse permanente de ces ligaments, il faut que la tête et la partie supérieure de l'épine dorsale soient en équilibre et flexibles, ce qui s'obtient par la pratique quotidienne des postures yoguiques.

Les aponévroses consistent en des couches multiples de tissu conjonctif composé de faisceaux parallèles de fibres, tissés de façon à pouvoir supporter des efforts et des pressions énormes. Ces ligaments possèdent une grande force. Ils jouent un rôle indispensable dans nos mouvements quotidiens, comme la marche, la station debout, l'action de soulever, etc.

Les aponévroses tendent à se raccourcir après une période de grande activité, suivie d'une période d'inactivité. Cette tendance au raccourcissement peut être observée chez les athlètes, les sportifs et les danseurs qui, après une période d'inactivité, doivent reprendre un entraînement intensif, avec de longues séances d'étirement et d'assouplissement pour recouvrer leur élasticité perdue.

Le *yogi* porte beaucoup d'attention à la colonne vertébrale et à ses ligaments, c'est le pilier qui soutient le tronc et le crâne, qui protège aussi la moelle épinière et la racine des nerfs spinaux qui émergent entre les vertèbres.

On peut noter quatre courbures définitives de la colonne vertébrale : cervicale, thoracique, lombaire et pelvienne ou sacrée.

Les courbures primaires, présentes au moment de la naissance, sont la courbure thoracique et la courbure sacrée.

La courbure cervicale se développe quand l'enfant commence à soulever la tête, entre trois et neuf mois.

Au moment où l'enfant commence à marcher, la courbure lombaire apparaît.

Ces quatre courbures donnent du ressort et de l'élasticité à la colonne vertébrale, ce qui est essentiel pour pouvoir marcher et sauter.

De mauvaises positions peuvent accentuer les courbures de la colonne : une courbure thoracique trop accentuée est appelée cyphose, une courbure lombaire exagérée, lordose, une courbure latérale de l'épine dorsale est une scoliose.

La tuberculose des vertèbres peut provoquer leur érosion, ce qui cause une incurvation anormale.

Les exercices yoguiques ont principalement pour but de maintenir la courbure naturelle de la colonne et d'accroître son élasticité en étirant les ligaments longitudinaux antérieurs et postérieurs.

Les ligaments longitudinaux postérieurs vont de l'épistropheus au sacrum. Tous les disques et bords des vertèbres sont attachés par ces ligaments.

Un enfant de quinze ans peut facilement toucher le sol du bout des doigts sans plier les genoux. Cette flexibilité de la colonne diminue vers l'âge de trente ans, continuant à décroître, à partir de quarante jusqu'à soixante ans et au-delà, il peut alors devenir difficile et douloureux de se baisser.

En effet, lorsque les ligaments raidis ne s'étirent plus du tout, le corps est maintenu à la base du crâne, sur toute la longueur de la colonne vertébrale, et au niveau du bassin et des genoux, par des ligaments qui ont perdu leur élasticité.

Même à un âge avancé, celui qui pratique le *yoga* gardera sa colonne et ses ligaments souples. Quelques-uns des exercices yoguiques difficiles montrés dans ce livre démontrent jusqu'à quel degré le corps humain peut être entraîné et garder la souplesse maximum de l'épine dorsale et des différentes articulations.

RELATION ENTRE LE SYSTÈME
ENDOCRINIEN ET LE YOGA

Longtemps avant que les scientifiques modernes acquièrent des connaissances sur les glandes endocrines et leurs fonctions, les *yogis* conseillaient des exercices agissant sur ces glandes importantes, car ils savaient que le système endocrinien affecte les émotions du mental et vice versa.

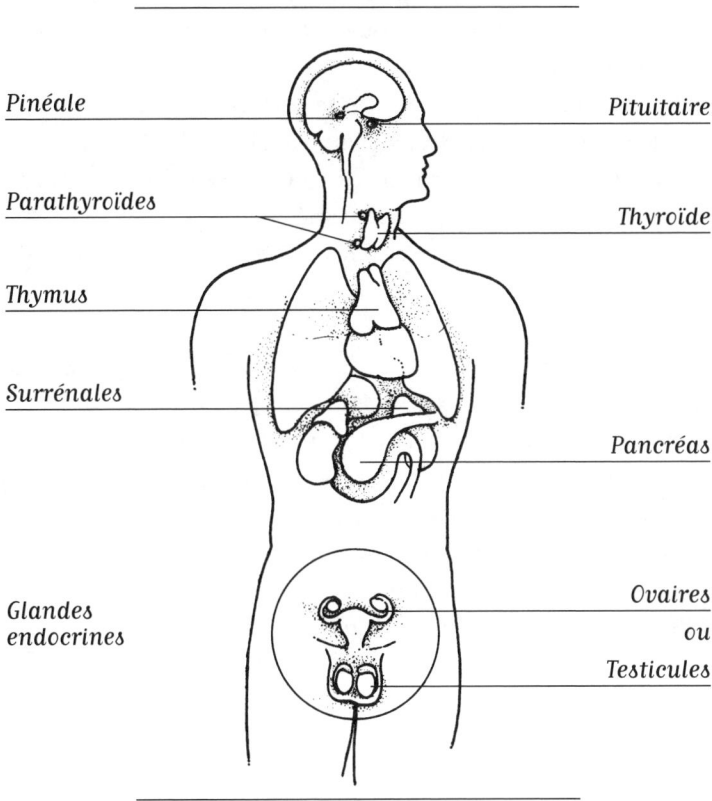

Pinéale   Pituitaire

Parathyroïdes   Thyroïde

Thymus

Surrénales

Pancréas

Glandes endocrines   Ovaires ou Testicules

Ces glandes sont aussi connues en tant que glandes à sécrétion interne parce qu'elles déversent leurs sécrétions directement dans le sang ou la lymphe, au lieu de les déverser dans des canaux excréteurs.

Les glandes endocrines sont :
- le pancréas
- la thyroïde et les parathyroïdes
- le thymus
- les surrénales
- la glande pituitaire
- la glande pinéale
- les gonades (glandes sexuelles)

La croissance complète, la différenciation et les fonctions des différentes parties du corps ne sont assurés que quand les activités des glandes à sécrétion interne sont bien équilibrées.

Leurs sécrétions sont appelées hormones, (ce qui veut dire : exciter ou stimuler), et leur action peut être soit immédiate, soit ultérieure. Ce sont des substances chimiques relativement simples qui doivent être, soit oxydées, soit éliminées, après avoir produit leurs effets spécifiques.

Si ces sécrétions sont déréglées, un état pathologique s'établit rapidement dans différentes parties du corps.

La glande thyroïde est située dans la partie antérieure médiane du cou ; composée de deux lobes latéraux qui sont réunis par une bande appelée isthme, elle joue un rôle dans la régulation de fonctions telles que l'anabolisme (croissance et réparation), le catabolisme (élimination des déchets), le développement mental et la réalisation de la maturité sexuelle.

La glande thyroïde est un des agents les plus puissants mis au point par la nature pour protéger le corps contre les poisons.

Il existe deux formes d'hyper-thyroïdie:
- le goitre exophtalmique
- le goitre adénome.

Dans le premier cas, la sécrétion de la thyroïde est anormale et provoque des dérangements gastro-intestinaux, de l'insomnie, de la nervosité, un pouls rapide, des palpitations, une transpiration excessive, des tremblements et une perte de poids.

La température ne monte pas au-dessus de la normale, parce que la perte de chaleur est plus importante, à cause de l'abondante transpiration et de la dilatation des vaisseaux sanguins de la peau.

Quand la glande thyroïde devient trop importante, il se forme une grosseur visible au cou, le goitre.

Il existe plusieurs sortes de goitres, qui dépendent de diverses causes et agissent différemment sur la santé. Le goitre doit être examiné médicalement pour en déterminer la cause et décider si un traitement est nécessaire.

Mieux vaut prévenir que guérir, donc, à l'aide d'exercices yoguiques comme *sarvangasana* (posture sur les épaules), et d'un régime sain, on arrive à garder la glande thyroïde en bon état.

Une déficience en iode dans la nourriture provoque une forme de goitre simple. On peut y remédier facilement avec un régime alimentaire approprié.

D'après les autorités médicales, le type de goitre le plus dangereux consiste en une glande relativement petite, mais qui se développe rapidement, montrant des signes de toxicité. Cette affection est appelée goitre exophtalmique, en raison de son association fréquente avec des yeux exorbités.

Des expériences ont prouvé que de fortes doses de thyroïde, administrées à des personnes en bonne santé, peuvent provoquer une toxicose. Cette forme d'affection est surtout répandue chez des personnes âgées de quinze à quarante ans, et est souvent associée à un tempérament nerveux et émotif. Il existe souvent une corrélation entre une maladie de la thyroïde et un système nerveux instable. Quand l'apport d'hormones thyroïdiennes est insuffisant pour maintenir la santé, la proportion d'oxygène baisse et le métabolisme de base peut chuter jusqu'à 40% en dessous de la normale.

En laboratoire, l'examen du métabolisme de base se fait en mesurant la consommation horaire d'oxygène d'une personne. Les examens durent généralement de huit à dix minutes, pendant lesquelles la personne inspire par une embouchure en caoutchouc dans un récipient contenant une quantité d'air déterminée. Le dioxyde de carbone et l'humidité sont résorbés au moment où ils sont expirés dans l'appareil et la diminution de la quantité d'air du récipient est due à l'oxygène inspiré par cette personne.

Un métabolisme de base anormalement bas peut causer certains types d'obésité, qui peuvent être prévenus par la pratique d'exercices yoguiques agissant sur la thyroïde.

L'hyperthyroïdie extrême est connue, chez l'adulte, sous le nom de myxœdème. Il provoque une diminution de l'activité mentale, un ralentissement de l'élocution et des mouvements, un dessèchement de la peau et la chute des cheveux.

Dans le cas du goitre adénome, on constate une augmentation anormale des sécrétions ; les symptômes d'hyperthyroïdie apparaissent lorsque la glande grossit.

Les glandes parathyroïdes se trouvent sur la surface postérieure et dans la capsule de la glande thyroïde. Leurs sécrétions régularisent le métabolisme du calcium et du phosphore, et aident à contrôler la concentration en calcium et en phosphate inorganique.

Dans le cas de l'hyperparathyroïdie, le symptôme principal est la tétanie, qui peut être due soit à l'ablation des parathyroïdes, soit à un développement spontané de ces glandes. Cet état provoque de l'agitation et des spasmes des muscles abdominaux.

La thérapie du *yoga* tend, à travers ses postures variées, à rétablir les sécrétions internes normales de ces glandes. Il existe différents exercices pour renforcer les différentes glandes.

On a remarqué que les émotions, telles que la peur, le chagrin, la colère, la jalousie, la haine, l'amour et l'envie, agissent sur notre corps et plus spécialement sur les systèmes endocrinien et nerveux, selon leur degré d'intensité. Le chagrin ou la peur extrêmes peuvent même provoquer la mort.

Ces émotions sont comme des vagues de choc affectant le système nerveux et mènent à la dégénérescence des glandes endocrines.

Le système endocrinien est contrôlé par les nerfs sympathiques et les nerfs vagues.

Quand les émotions ne sont pas très profondes, elles ne causent pas la mort, mais affectent définitivement les systèmes nerveux et endocrinien. Une réaction émotionnelle provoque une élévation de la tension artérielle. Dans la peur ou la colère, il est banal de noter l'accélération des battements du cœur.

Les émotions agissent sur les glandes surrénales, qui sécrètent des doses supplémentaires d'adrénaline. L'adrénaline augmente dans la circulation sanguine, accélère les battements du cœur et fait monter la tension.

Ces émotions surchargent constamment le cœur et causent des désordres nerveux et des défaillances cardiaques.

Les postures de *yoga* aident à renforcer le système endocrinien et à contrôler les émotions grâce à la concentration et à la relaxation.

LE YOGA, LES CELLULES ET LA CIRCULATION

Étudions maintenant les exercices yoguiques et leur action sur les minuscules cellules dont le corps est composé.

Le corps physique est constitué de trillions de cellules ; chaque cellule contient une vie en miniature ainsi que de l'énergie ayant une fonction spécifique. Ces vies individuelles sont en réalité de petites parties d'un certain degré d'intelligence permettant aux cellules de travailler convenablement. Quoique les cellules travaillent instinctivement, elles sont subordonnées au contrôle du mental central de l'homme et en exécutent les ordres avec diligence, consciemment ou non.

Dans le monde du vivant, il existe des animaux constitués d'une cellule qui sont appelés unicellulaires.

Ceux qui sont composés de plusieurs cellules, sont appelés pluricellulaires.

Quel que soit le nombre des cellules, chacune d'elles possède deux parties principales : le cytoplasme et le noyau. Le noyau est la partie vitale de la cellule et, apparemment, le centre des activités chimiques nécessaires à sa vie.

Un groupe de cellules peut être considéré comme un tissu. Il y a, à l'origine, quatre types de tissu.

Lorsque des tissus variés du corps sont assemblés de différentes façons, ils forment des membranes et de la peau.

On devrait prêter une grande attention à la peau, car c'est une structure importante.

Elle a des fonctions variées :

- elle fait fonction de barrière mécanique pour éviter des dommages aux tissus plus profonds,
- les bactéries ne peuvent pas pénétrer rapidement à travers les cellules mortes de la couche extérieure, qui protège contre l'invasion d'organismes étrangers.
- elle joue le rôle de sens du toucher.
- à partir de la coloration de la peau, on peut déterminer l'état dans lequel se trouve le corps : dans l'hypertension ou tout autre état qui provoque la dilatation des vaisseaux sanguins, la peau est rouge ; dans l'anémie, elle est blanche à cause du nombre insuffisant de globules rouges ; lors de maladies cardiaques ou de pneumonies elle peut paraître pourpre, à cause de l'oxygénation insuffisante du sang ; elle devient jaune à cause de l'accroissement de bilirubine dans le sang chez les malades atteints de jaunisse.

On peut obtenir de nombreuses informations en étudiant les changements de couleur de la peau.

Une quantité accrue de sang coulant à travers les vaisseaux de la peau la gardera en bonne santé.

Il est également très important de rappeler ici que les différentes cellules du corps, qui sont utilisées comme des briques de construction, tirent leur énergie et leur nourriture du sang. Sans substances appropriées, ces cellules ne peuvent pas exécuter leur travail. Les personnes sous-alimentées n'ont pas un nombre suffisant de cellules, par conséquent, leurs systèmes ne peuvent pas travailler convenablement. Les cellules doivent avoir du matériel pour construire le corps; il n'y a qu'une façon pour elles de l'obtenir, c'est en se nourrissant des aliments apportés par la circulation du sang, or, celle-ci s'effectue correctement grâce à des mouvements et à des exercices yoguiques variés.

5

CONQUÊTE DE LA VIEILLESSE
GRÂCE AUX EXERCICES YOGUIQUES

Dans les chapitres précédents, nous avons traité de la valeur thérapeutique des pratiques yoguiques. Dans celui-ci, nous traiterons de la technique des diverses postures, de leur intérêt et de leur action sur les muscles, les articulations, les ligaments et les glandes.

On peut comparer le corps physique à une automobile. Pour faire fonctionner un moteur, il faut de l'essence, du courant électrique pour l'allumage, un système de refroidissement, du lubrifiant et un conducteur intelligent pour en contrôler les mouvements.

Le corps a des besoins semblables pour fonctionner à la perfection. Nous savons qu'un moteur ne peut fonctionner sans les éléments mentionnés ci-dessus. De même, le corps physique ne peut fonctionner pendant une période prolongée sans carburant, sans courant électrique, sans système de refroidissement, sans lubrification et sans conduite intelligente.

En premier lieu, le corps tire son combustible ou son carburant de la nourriture qu'il absorbe, de l'eau qu'il boit, de l'air qu'il respire et, en partie aussi, du rayonnement solaire. L'énergie du corps provient, en grande majorité, de l'air qu'il respire et non, comme on le pense généralement, de la nourriture et de l'eau.

L'assimilation de l'énergie de l'air sera traitée dans un chapitre ultérieur (« Le *Pranayama* ou respiration yoguique », Chapitre 8).

Dans le corps, le plexus solaire joue le rôle d'accumulateur, il fournit de l'énergie pranique à l'organisme tout entier (l'énergie pranique et le plexus solaire sont traités dans un autre chapitre).

Nous avons également besoin d'un système de refroidissement pour le corps physique. Aucune machine ne peut fonctionner longtemps sans un mécanisme de refroidissement. Le corps physique est, lui aussi, dans l'incapacité de fonctionner pendant de longues périodes sans un système de refroidissement, ce qui ne peut être obtenu que par la relaxation.

Un autre point important est la lubrification des articulations qui est obtenue par les différents mouvements du corps. Les courants nerveux sont l'éléctricité des êtres humains et le manque d'énergie nerveuse déréglera définitivement tout le système.

Enfin, le corps doit être convenablement contrôlé par un conducteur intelligent, le mental. La prière, la dévotion à un Être Suprême, la sympathie, l'amour, le courage, la discrimination entre le réel et l'irréel, entraîneront le mental à devenir ce conducteur intelligent.

Les cinq conditions requises mentionnées ci-dessus, doivent être mises en pratique afin d'obtenir un maximum de bénéfices.

Nous savons que les exercices physiques modernes demandent plus d'énergie que les exercices yoguiques, parce que chaque mouvement violent en consomme une grande quantité. De plus, davantage d'acide lactique se forme dans les fibres musculaires lors de ces mouvements rapides, ils sont donc plus fatigants pour les muscles.

Pendant la pratique du *yoga,* les mouvements lents des articulations ne gaspillent aucune énergie et la respiration profonde, avec une légère rétention du souffle, permet une plus grande absorption d'oxygène.

L'acide lactique est produit en quantité moins importante et, comme il est facilement neutralisé par l'alcali, la fatigue musculaire est ainsi évitée.

Grâce aux torsions et autres mouvements des différentes articulations, les vaisseaux sanguins sont sollicités et étirés, et le sang est distribué équitablement dans chaque partie du corps.

Les muscles et les ligaments, étirés pendant la pratique yoguique, sont immédiatement détendus, apportant plus d'énergie aux fibres musculaires. Tout comme l'eau coule d'un robinet ouvert, l'énergie coule dans les muscles relaxés.

Tous les exercices yoguiques sont basés sur l'étirement, la détente, la respiration profonde et sur une circulation et une concentration accrues.

LES POSTURES DE MÉDITATION

La culture yoguique se divise en huit parties :
  1. *YAMA*, l'éthique
  2. *NIYAMA*, les préceptes religieux
  3. *ASANA*, les postures
  4. *PRANAYAMA*, les exercices de respiration
  5. *PRATYAHARA*, le retrait des sens vis-à-vis des objets
  6. *DHARANA*, la concentration
  7. *DHYANA*, la méditation
  8. *SAMADHI*, la supraconscience

D'après les *Yogas Shastras*, il existe huit cent quarante mille postures, dont quatre-vingt-quatre sont importantes. Dans ce livre, les postures principales et leurs variations sont expliquées de manière détaillée.

Asana signifie posture. Les asanas peuvent être divisées en deux groupes principaux: les postures de méditation et les postures corporelles.

Il existe quatre postures de méditation: le lotus ou *padmasana, siddhasana, svastikasana* et *sukhasana* ou posture confortable, aisée ; quant à *vajrasana, elle* peut être pratiquée par ceux qui ne peuvent exécuter aucune autre de ces postures.

Ces postures de méditation sont très importantes, à la fois pour la pratique des exercices de respiration et pour la méditation elle-même. On doit pouvoir rester assis, sans bouger, dans une de ces quatre postures, pendant une ou deux heures d'affilée.

Tout d'abord, la colonne vertébrale en position droite permet un maintien selon sa courbure naturelle. Ensuite, le fait d'entraîner le corps à rester assis, immobile, pendant de longs moments, réduit au minimum son processus métabolique.

Quand le corps reste longtemps dans une position stable, l'esprit est libéré de tous les troubles psychologiques causés par les activités physiques. De plus, une colonne vertébrale rectiligne aide les élèves à se concentrer, parce que, quand la posture est droite, il y a un flux constant de courant nerveux ou d'énergie nerveuse à travers le corps.

Les élèves avancés peuvent ressentir ce mouvement du courant nerveux dans la colonne vertébrale, qui leur apporte une concentration naturelle, sans effort. Cette énergie nerveuse peut être augmentée et utilisée pour éveiller le pouvoir spirituel de l'homme, par des exercices de respiration ou *pranayama* et par la concentration. Ces points seront traités dans les chapitres suivants.

Plus la posture est stable, plus vous pouvez vous concentrer et garder l'esprit fixé sur un seul point. Choisissez celle des quatre postures que vous préférez et restez assis quinze minutes. Augmentez peu à peu cette durée jusqu'à une heure ou deux. Gardez toujours la tête, le cou et le tronc alignés, bien droits.

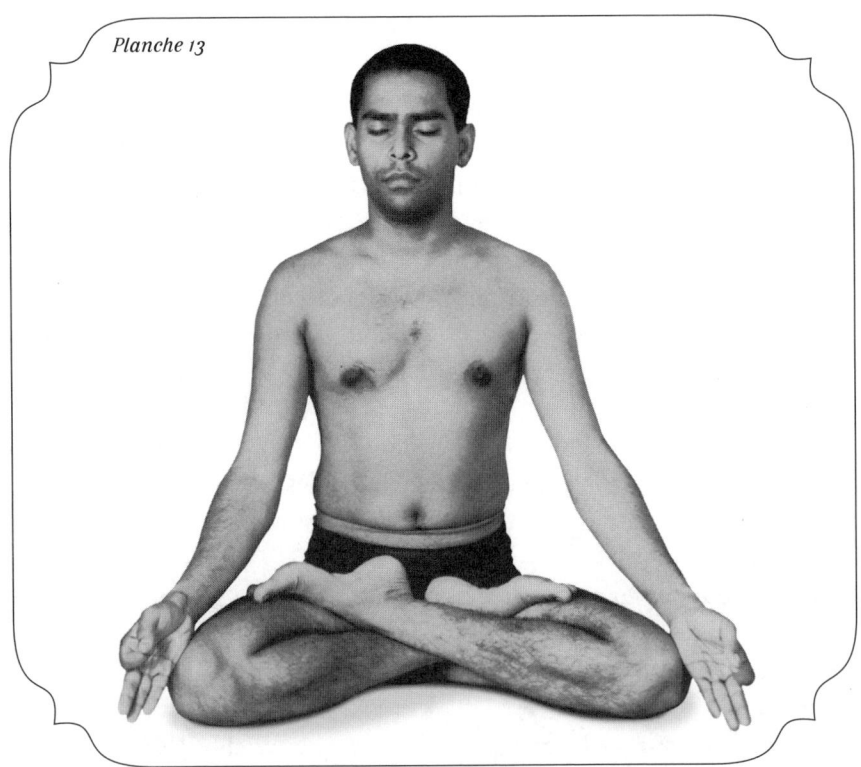

Planche 13

PADMASANA (posture du lotus)

Asseyez-vous sur une couverture pliée en quatre et allongez les jambes devant vous.

Repliez la jambe droite, saisissez le pied droit dans vos mains, et posez-le sur la cuisse gauche.

De la même façon, pliez la jambe gauche et placez le pied sur la cuisse droite.

Maintenez le corps droit et placez vos mains, l'une sur l'autre, entre les talons ; vous pouvez également laisser les mains sur les genoux. Le genou et la cuisse gauches ne doivent pas se soulever du sol.

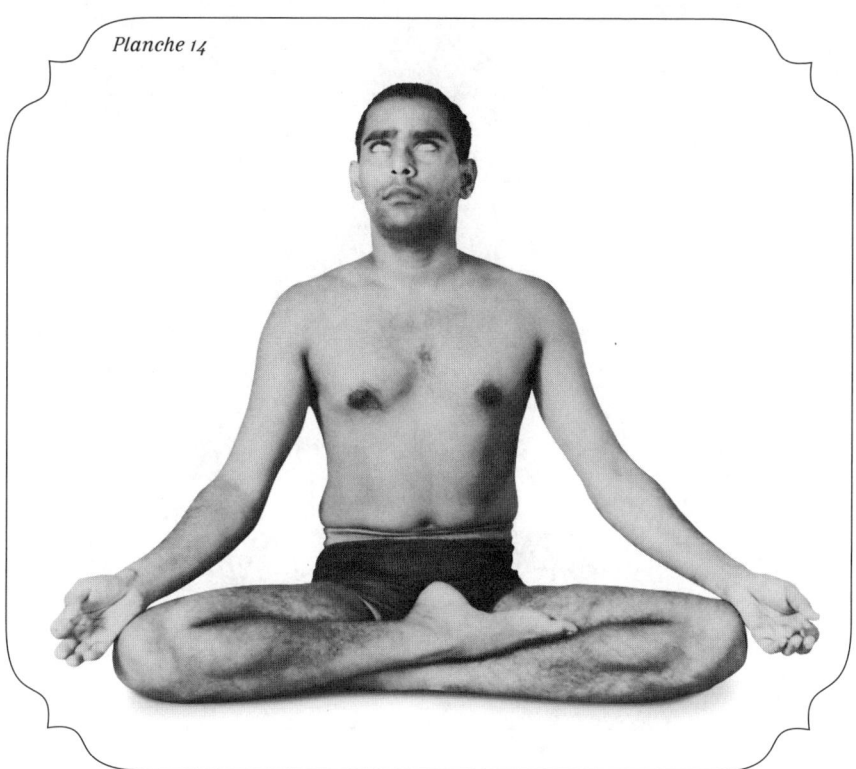

Planche 14

SIDDHASANA (posture de l'adepte)

En sanskrit, *siddha* signifie adepte. De grands adeptes ont utilisé cette *asana*, d'où son nom de *Siddhasana*. Les *siddhas* (ou *yogis* réalisés) recommandent cette *asana*. Les jeunes célibataires et ceux qui font vœu de célibat devraient la pratiquer.

Asseyez-vous et allongez les jambes. Pliez la jambe gauche et placez le talon contre la partie du périnée située entre l'anus et le scrotum. Pliez la jambe droite et placez le talon contre le pubis ou juste au-dessus des organes génitaux. Les organes génitaux ne doivent subir aucune pression. Gardez le corps droit et placez les mains comme dans *padmasana*.

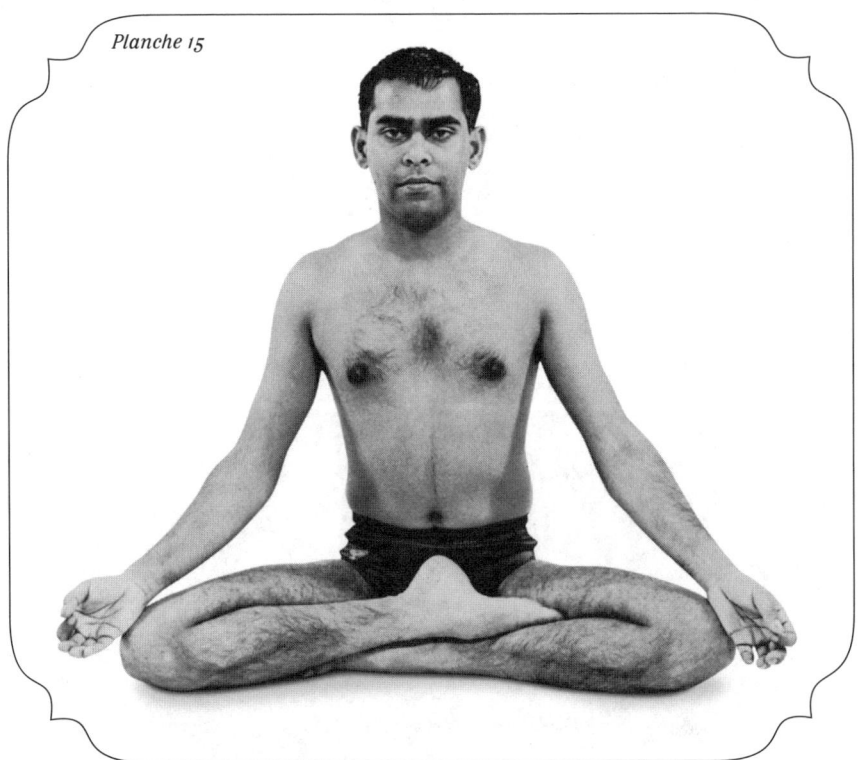

Planche 15

MUKTHASANA OU GUPTASANA

Allongez les jambes. Pliez la jambe droite et placez le talon droit contre l'os du pubis ou juste au-dessus des parties génitales. Repliez la jambe gauche et posez le talon gauche au-dessus du talon droit, près du pubis. Dans cette position, il n'y a aucune pression sur le périnée et les organes génitaux ne sont pas non plus comprimés. Ceux qui ne peuvent pratiquer *Siddhasana* trouveront peut-être cette posture plus confortable.

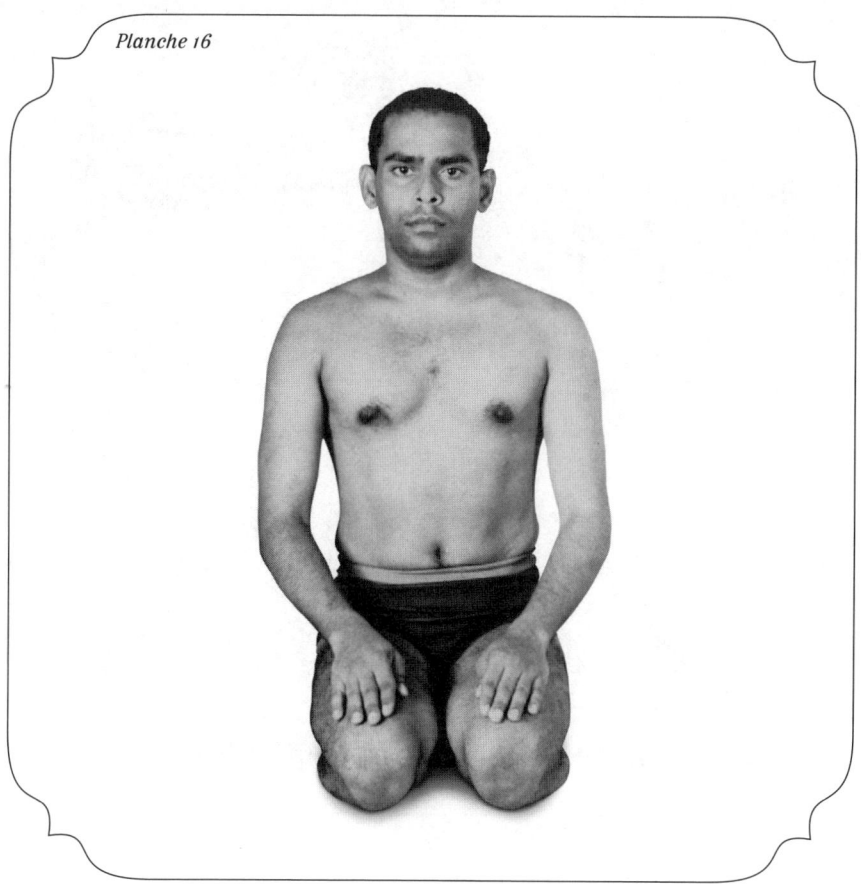

Planche 16

VAJRASANA (posture à genoux)

Mettez-vous à genoux. Asseyez-vous sur vos talons et gardez la colonne vertébrale droite.

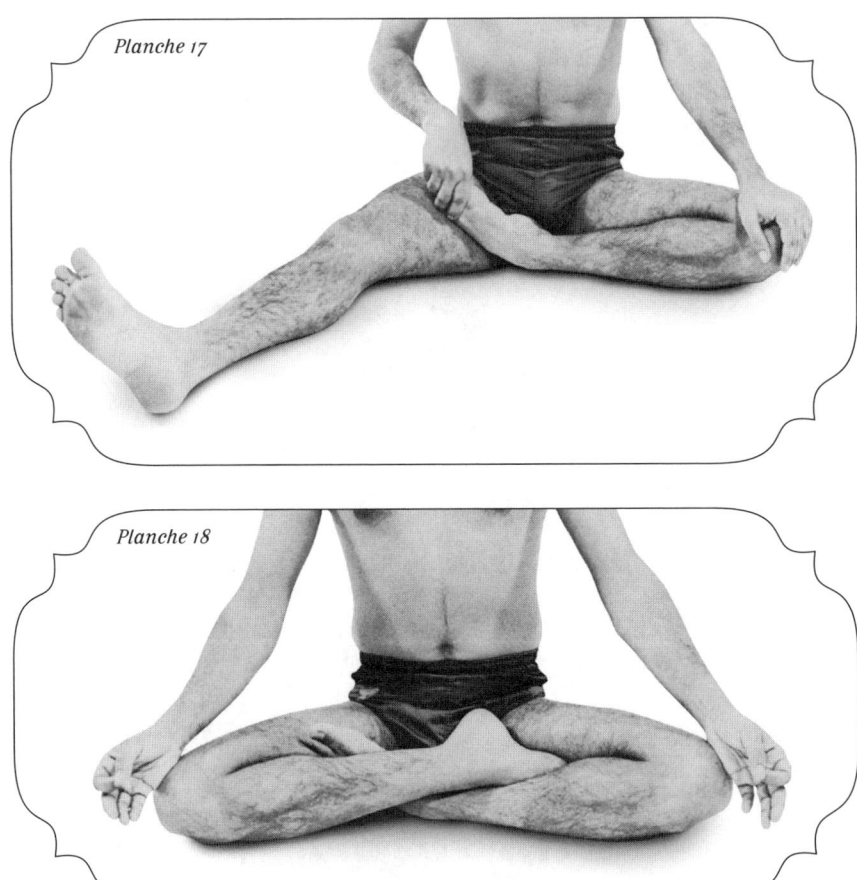

Planche 17

Planche 18

SVASTIKASANA (posture de verrouillage des chevilles)

En sanskrit, *svastika* signifie prospère. Quand on prend cette posture, les chevilles verrouillées évoquent le *svastika*.

Asseyez-vous sur une couverture pliée en quatre. Allongez les jambes devant vous. Pliez la jambe droite et posez le talon contre l'aine gauche, de façon à ce que la plante du pied soit en contact étroit avec la cuisse. De même, pliez la jambe gauche et placez-la contre l'aine droite. Insérez les orteils du pied gauche entre le mollet et la cuisse droite. Les deux pieds sont maintenant entre les muscles des mollets et des cuisses. Cette posture est très confortable pour la méditation. Placez les mains comme dans *padmasana*.

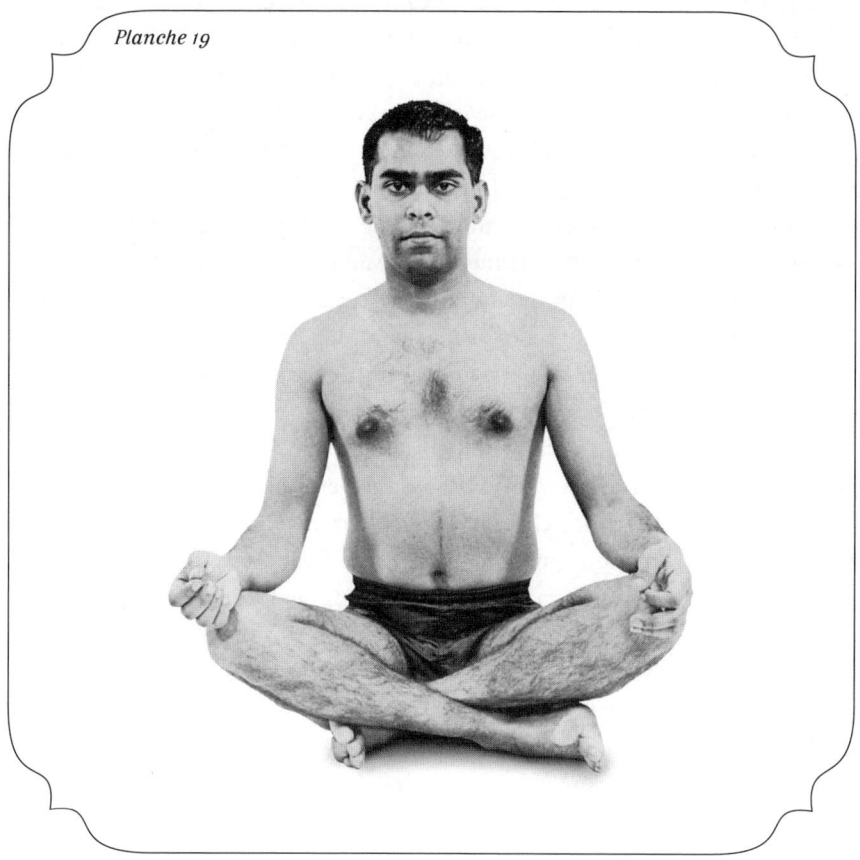

Planche 19

SUKHASANA (posture facile)

Sukhasana est une posture assise facile et confortable pour le *japa* et la méditation, le point important étant que la tête, le cou et le tronc soient rectilignes, sans aucune courbe. Généralement, on prend spontanément cette posture lorsqu'on croise les jambes. Cependant, si cela s'avère nécessaire, vous pouvez vous asseoir sur une chaise.

SURYA NAMASKAR (Salutation au Soleil)

Cet exercice se nomme *surya namaskar* parce qu'il est pratiqué tôt le matin, face au soleil. Le soleil est considéré comme la divinité de la santé et de la longévité. Autrefois, cet exercice était une routine quotidienne incluse dans les pratiques spirituelles. On devrait le pratiquer au moins douze fois en répétant les douze noms du dieu Soleil. Cet exercice est une combinaison d'*asanas* et de respiration yogique. Il réduit la graisse abdominale, apporte de la souplesse à la colonne vertébrale et aux membres et augmente la capacité respiratoire; il est plus facile de pratiquer les *asanas* après *surya namaskar*.

La colonne vertébrale doit acquérir une certaine flexibilité avant de pratiquer des postures plus difficiles et plus compliquées. La salutation au soleil constitue un bienfait pour les personnes ayant une musculature contractée, car elle les aide à retrouver leur souplesse perdue.

Il y a douze positions vertébrales, chacune étirant divers ligaments et produisant différents mouvements de la colonne vertébrale. Celle-ci est courbée alternativement vers l'avant et vers l'arrière, le mouvement étant accompagné de respirations profondes. Quand le corps est plié vers l'avant, les contractions de l'abdomen et du diaphragme expulsent le souffle. Quand le corps s'incline vers l'arrière, la poitrine se dilate et la respiration profonde se fait automatiquement. De cette façon, la souplesse augmente et une respiration correcte est rétablie; de plus, cet exercice fait légèrement travailler les jambes et les bras, améliorant ainsi la circulation.

Dans les pages suivantes, chacune des douze positions qui composent une série complète de *surya namaskar* est expliquée. Pratiquez-les douze fois par jour.

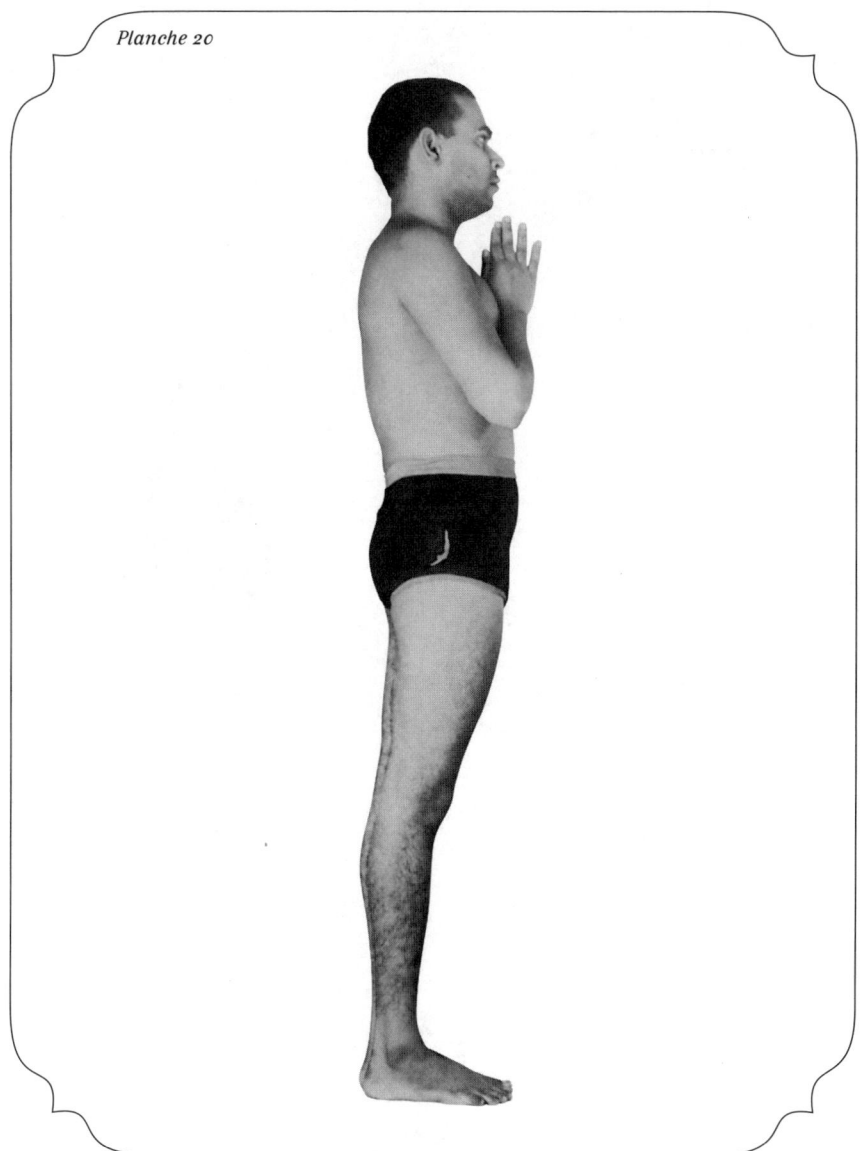

Planche 20

SURYA NAMASKAR : **POSITION N° 1**

Placez-vous face au soleil. Joignez les mains. Tenez-vous droit, les jambes jointes.

Planche 21

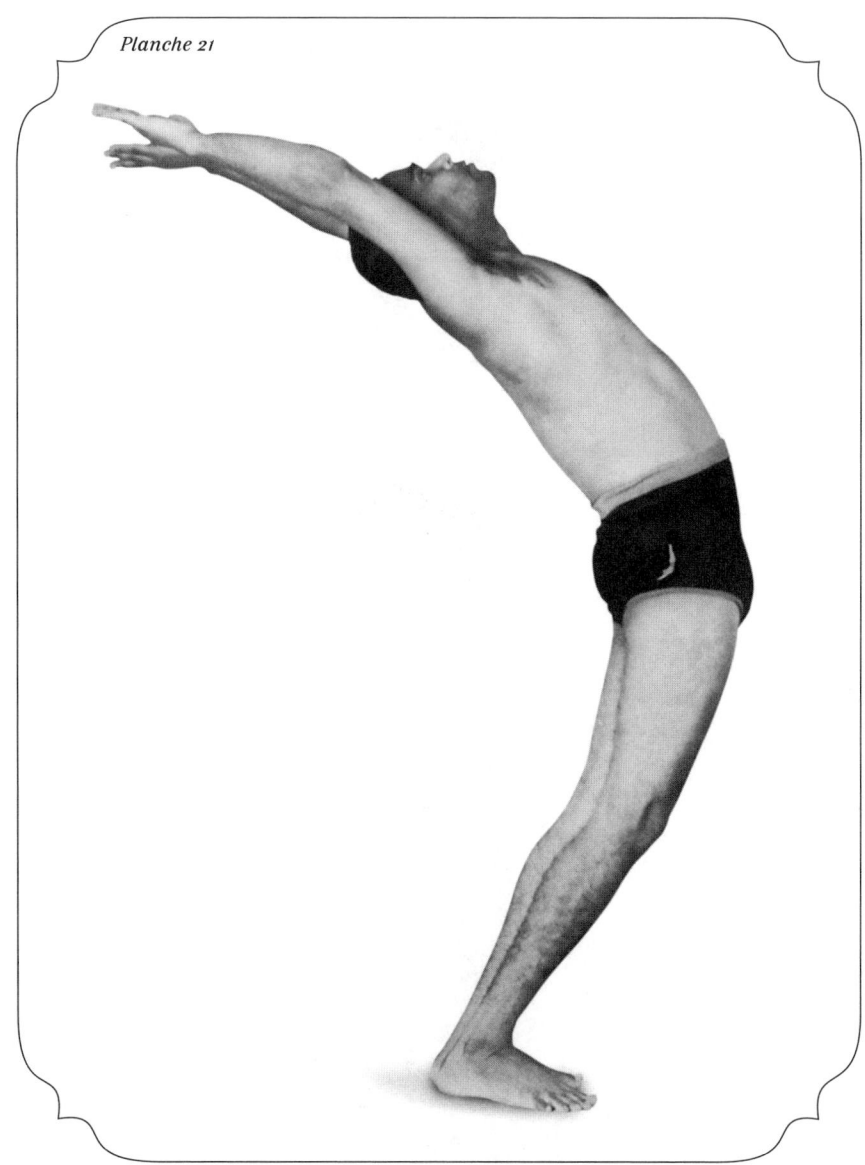

SURYA NAMASKAR : **POSITION N° 2**
Inspirez et levez les bras. Etirez-vous vers l'arrière.

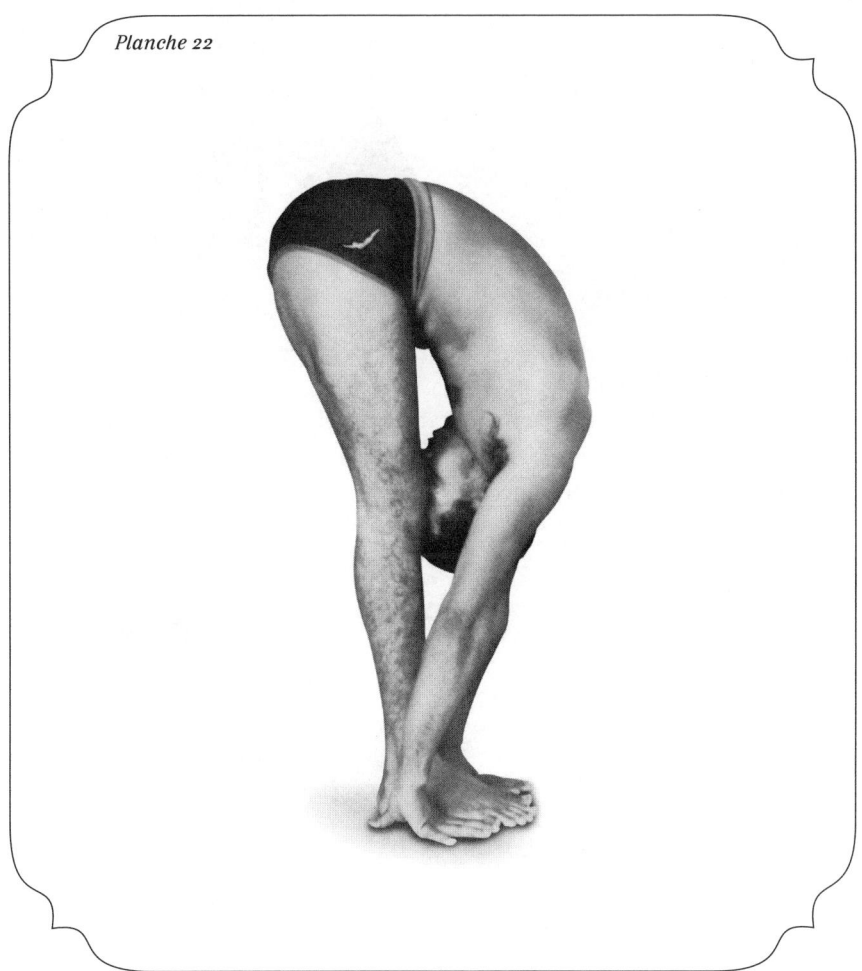

Planche 22

SURYA NAMASKAR : **POSITION N° 3**

Expirez et penchez-vous en avant, jusqu'à ce que vos doigts soient sur la même ligne que vos orteils. Touchez les genoux avec votre front. Au début, les genoux peuvent être légèrement pliés, jusqu'à ce que la tête puisse les toucher. Avec un peu d'entraînement, les genoux pourront être tendus.

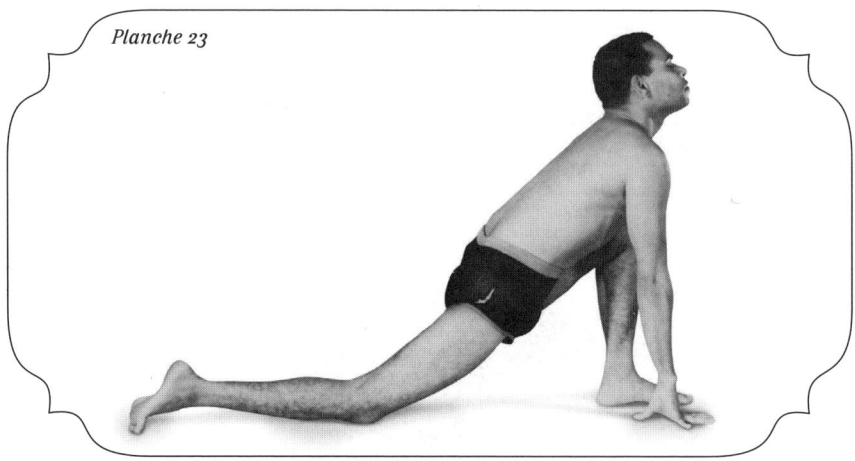

Planche 23

SURYA NAMASKAR : **POSITION N° 4**

Inspirez et faites un grand pas en arrière avec la jambe droite. Placez les mains et le pied gauche fermement sur le sol tout en redressant la tête vers le haut. Le genou gauche doit se trouver entre les bras.

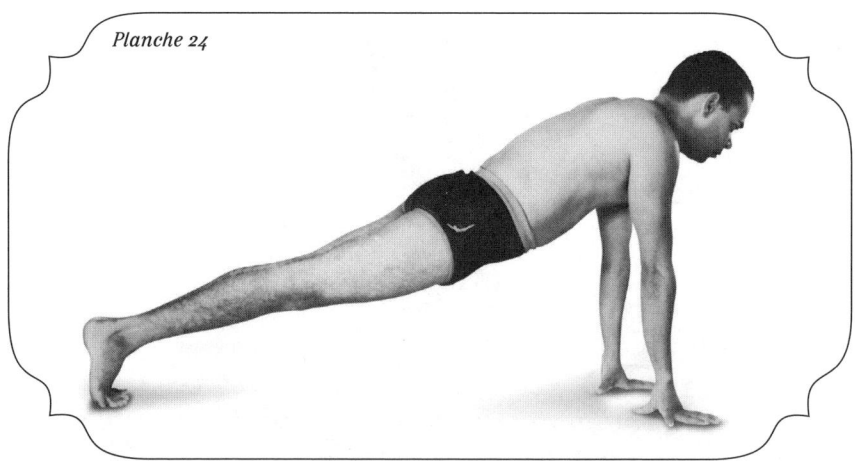

Planche 24

SURYA NAMASKAR : **POSITION N° 5**

Inspirez puis retenez le souffle. Placez la jambe gauche en arrière, et, tout en gardant les deux pieds réunis, les genoux loin du sol, et le corps droit, appuyez-vous sur les mains (bras tendus) en formant, de la tête aux pieds, une ligne droite avec votre corps.

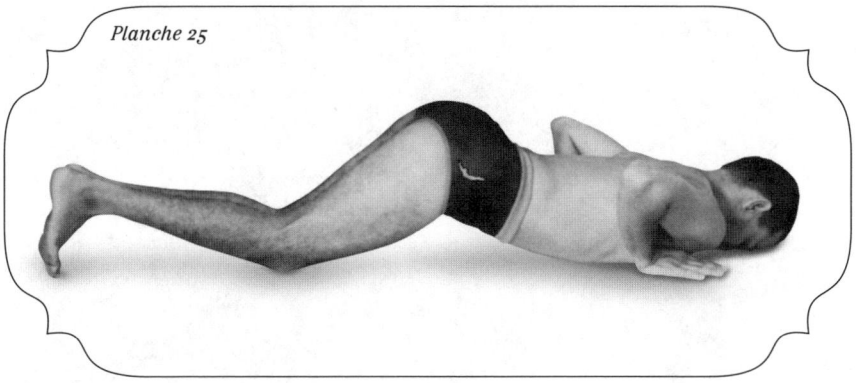

Planche 25

SURYA NAMASKAR : **POSITION N° 6**

Expirez et abaissez le corps vers le sol. Dans cette position, qu'on appelle *sastanga namaskar* ou prosternation des huit courbes, seulement huit parties du corps sont en contact avec le sol : les deux pieds, les deux genoux, les deux mains, la poitrine et le front. On soulève la région abdominale, conservant, si possible, le nez au-dessus du sol; le front est la seule partie du visage qui soit en contact avec le sol.

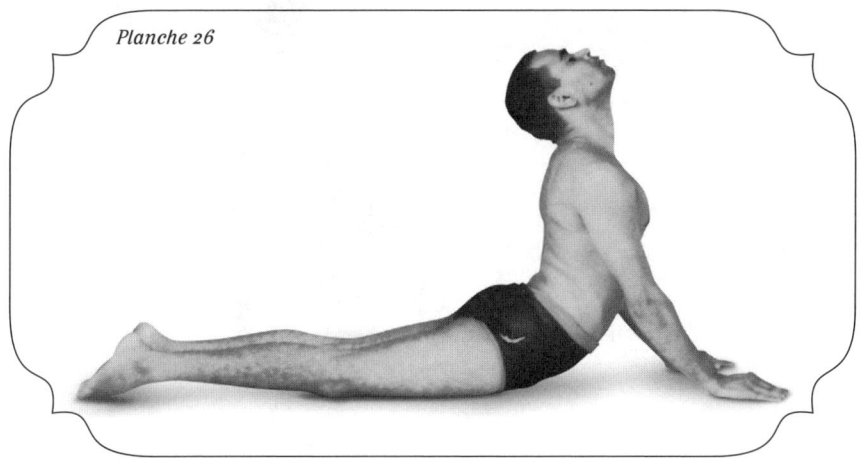

Planche 26

SURYA NAMASKAR : **POSITION N° 7**

Inspirez et étirez-vous vers l'arrière, le plus loin possible, en creusant au maximum la colonne vertébrale.

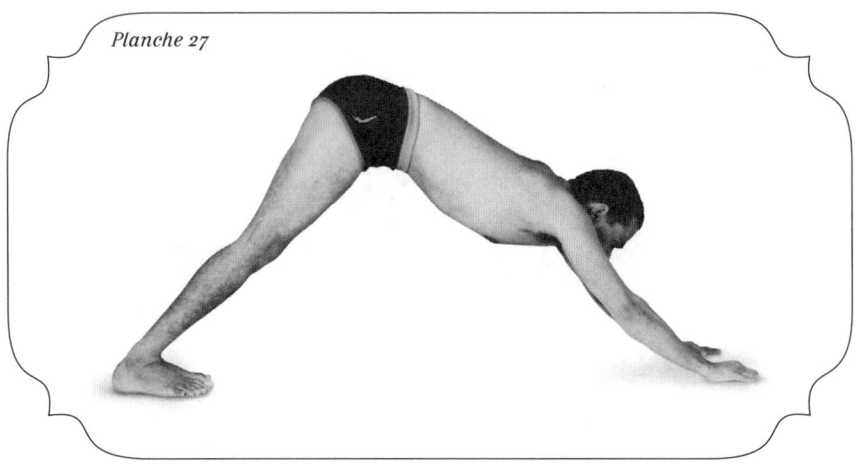

Planche 27

SURYA NAMASKAR : **POSITION N° 8**

Expirez et soulevez le corps, les pieds complètement à plat sur le sol.

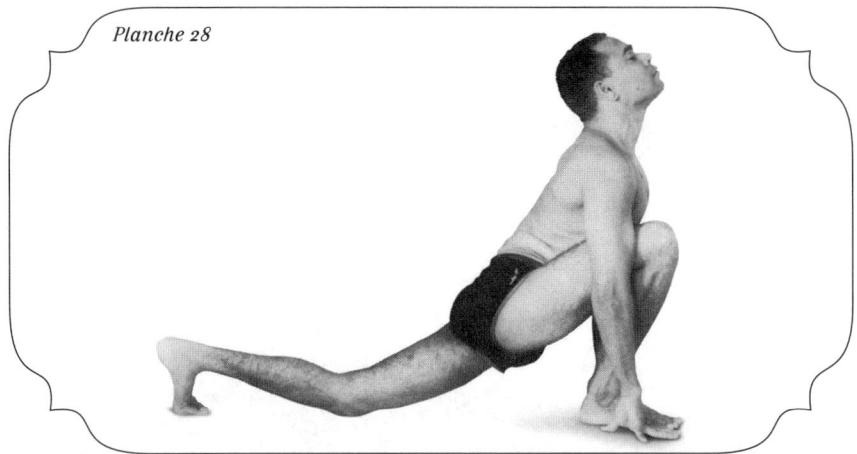

Planche 28

SURYA NAMASKAR : **POSITION N° 9**

Inspirez et ramenez le pied droit au niveau des mains ; le pied et le genou gauches doivent toucher le sol. Regardez vers le haut, tout en étirant légèrement la colonne vertébrale vers l'arrière (cette position est semblable à la position n° 4).

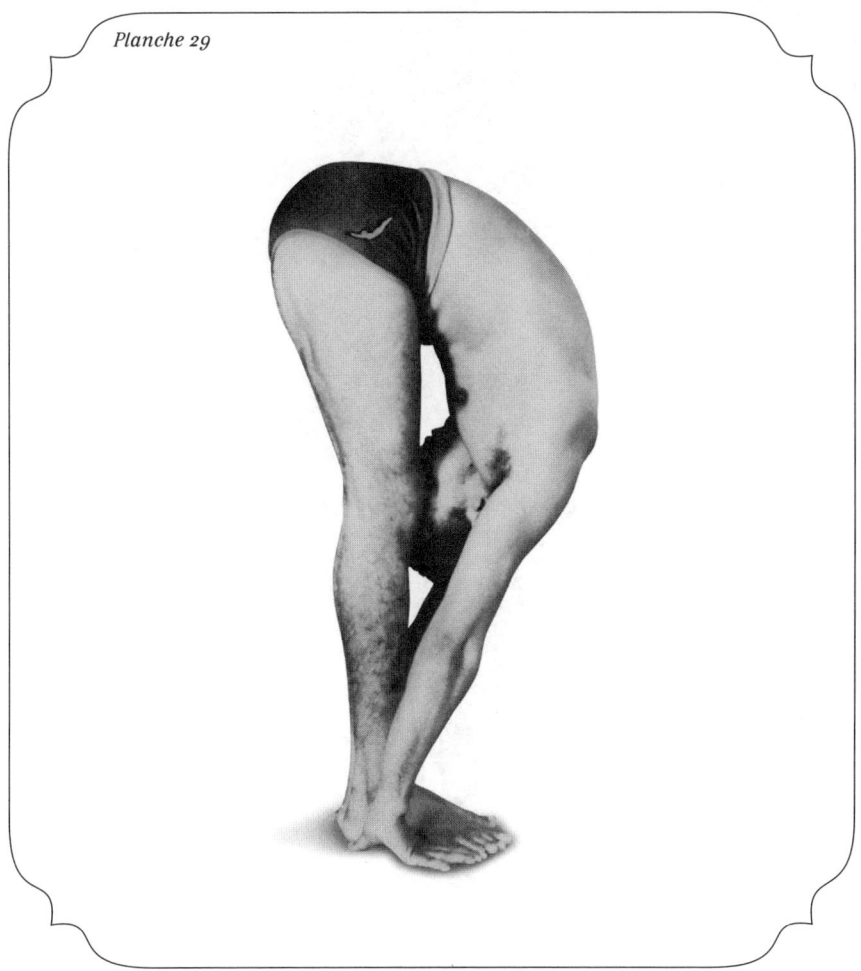

Planche 29

SURYA NAMASKAR : **POSITION N° 10**

Expirez et ramenez la jambe gauche vers l'avant. Gardez les genoux tendus et placez la tête contre les genoux comme dans la position n° 3.

Planche 30

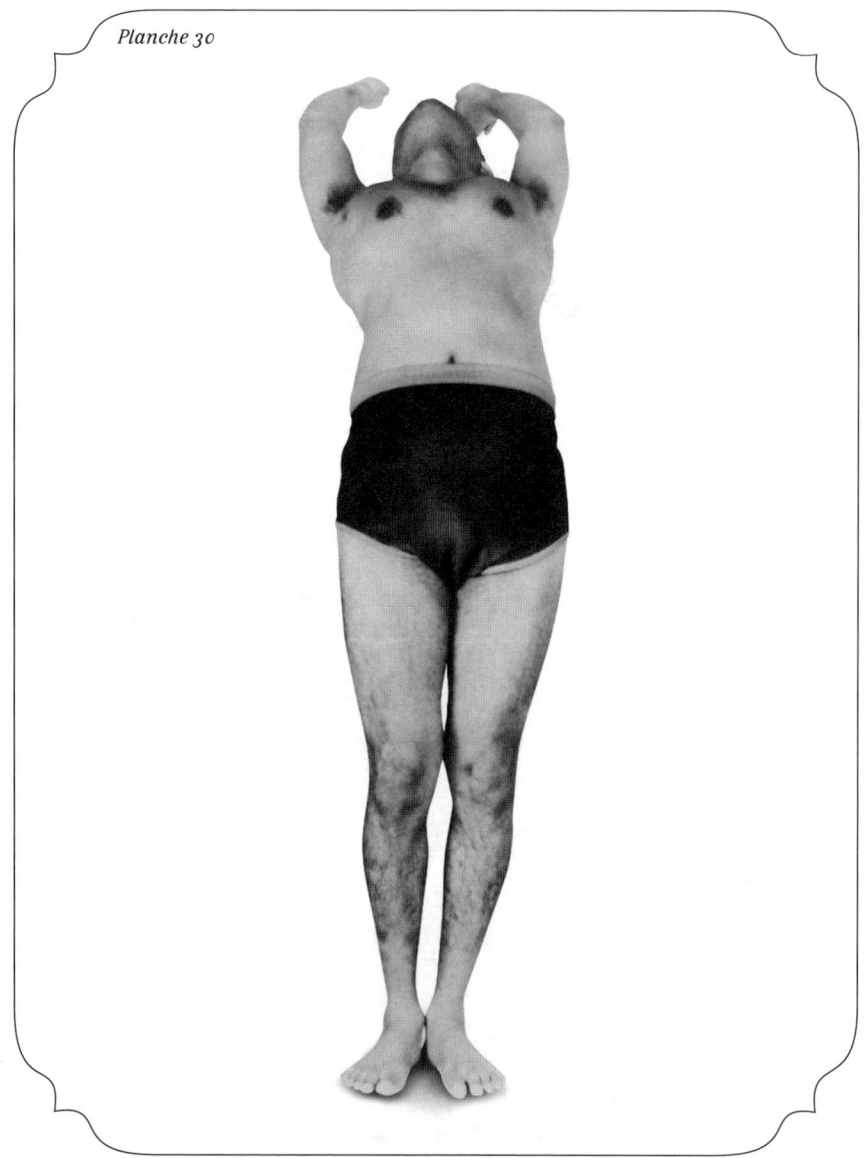

SURYA NAMASKAR : **POSITION N° 11**

En inspirant, levez les bras au-dessus de la tête et cambrez vers l'arrière, comme dans la position n° 2.

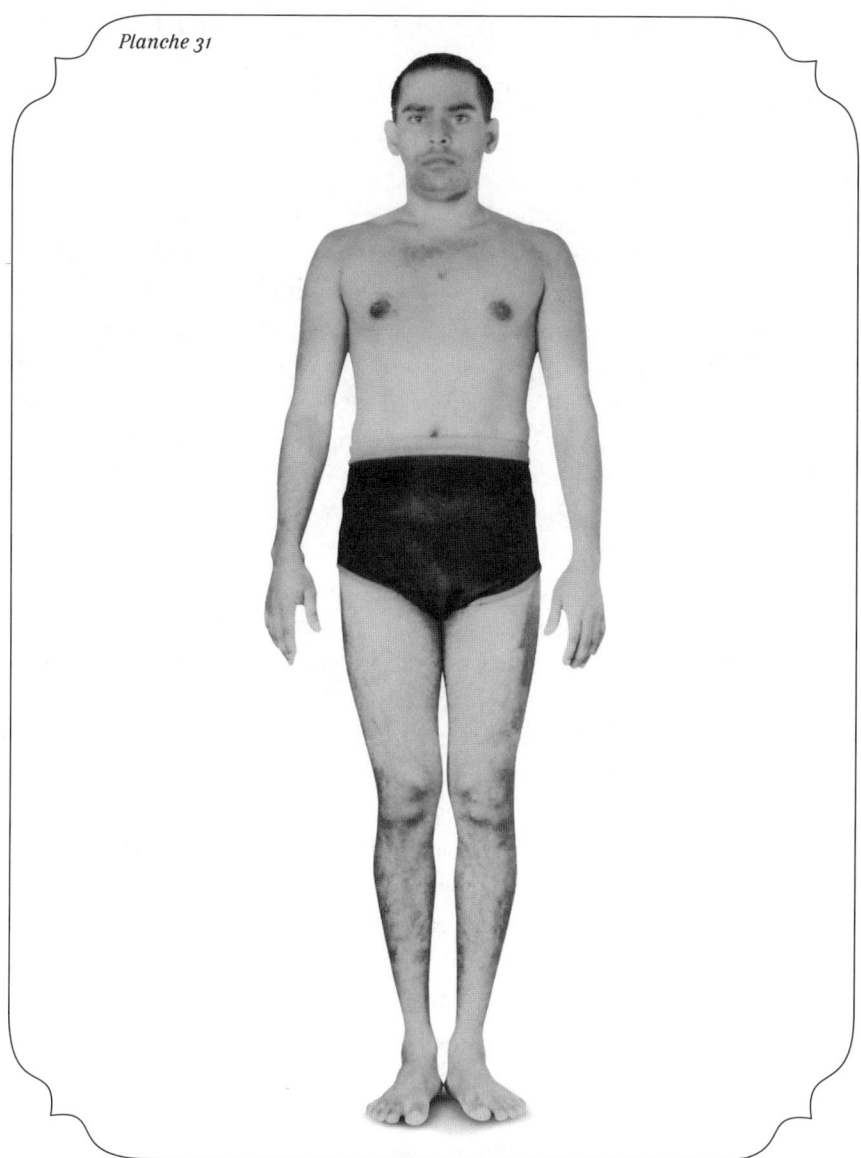

Planche 31

SURYA NAMASKAR : **POSITION N° 12**
Expirez, baissez les bras et détendez-vous.

LES POSTURES DE CULTURE PHYSIQUE

SIRSASANA (posture sur la tête) variations et effets bénéfiques.

En sanskrit, « *siras* » signifie tête, d'où le nom de *sirsasana* puisque l'on se tient sur la tête, à l'envers.

Dans cette posture, le corps tout entier est dans une position inversée. A cause de la gravité, la crosse de l'aorte, les carotides, l'artère brachiocéphalique et la sous-clavière sont irriguées de riche sang artériel. C'est la seule posture dans laquelle le cerveau puisse recevoir une grande quantité de sang pur.

Quand on se trouve en station debout, la gravité s'oppose au retour vers le cœur du sang provenant des régions situées au-dessous de son niveau. Généralement, la contraction des muscles abdominaux et de ceux des membres, la force des battements du cœur et l'aspiration lors des mouvements respiratoires, assurent un retour veineux adéquat.

Si l'on reste longtemps debout, sans bouger, le sang s'accumule dans les régions inférieures, et la partie droite du cœur ne se remplit pas convenablement. La quantité de sang amenée au cerveau est insuffisante et l'individu s'évanouit. De tels évanouissements se produisent souvent sur les terrains de manœuvre, quand les soldats se tiennent au garde-à-vous pendant longtemps. A cause de la stagnation dans les vaisseaux abdominaux, le cœur ne pompe pas la quantité habituelle de sang, réduisant ainsi l'apport de sang au cerveau. Si la personne ayant perdu connaissance est placée dans une position horizontale, elle reprend conscience dès que la quantité habituelle de sang est de nouveau pompée en direction du cerveau. Dans cette position, l'écoulement du sang n'est pas retardé par les effets de la gravité, ce qui favorise le remplissage du cœur qui, à son tour, pompe plus efficacement.

Le premier effet d'un moindre apport de sang au cerveau est donc la perte de conscience. Il est notoire que les cellules du cerveau ne peuvent vivre plus de dix minutes sans oxygène.

Le cerveau est utile dans de multiples domaines et il est essentiel de nourrir cet organe important. C'est pourquoi aucun exercice n'égale la posture sur la tête, qui apporte au cerveau du sang artériel frais.

Une pratique quotidienne de dix à quinze minutes de cet exercice, accroît la capacité de la mémoire et la puissance intellectuelle, ainsi que l'apport de sang vers le haut du dos, le cou, les yeux et les oreilles.

L'hémorragie cérébrale est la plus répandue des affections du cerveau. Elle est causée par un épaississement des parois artérielles. Un effort soudain augmente la pression et peut provoquer la rupture, fatale, d'un des vaisseaux.

Ceux qui souffrent, soit de tension élevée, soit de basse tension, ne doivent pas faire la posture sur la tête.

De nombreuses veines sont munies de valves qui empêchent le sang de revenir en arrière. Dans les extrémités inférieures, des varices peuvent se former à cause de la dilatation des veines. Leurs parois s'étirent et elles paraissent nouées. Si le retour du sang des membres inférieurs est contrecarré, cela favorise le développement de varices.

Lors de l'exécution de la posture sur la tête, les valves des veines se reposent véritablement parce que la pesanteur amène automatiquement le sang veineux des extrémités inférieures vers le cœur, sans l'aide de ces valves.

Dans cette position, on peut exécuter divers exercices pour étirer les ligaments et les muscles, afin d'obtenir une souplesse maximale de la colonne vertébrale.

Dans une position inversée, les parties cervicale et thoracique de la colonne vertébrale subissent une pression plus grande, tandis que les parties lombaire et sacrée, ainsi que les cartilages, sont soulagés de cette pression.

La posture sur la tête est aussi un bon exercice pour renforcer la colonne vertébrale. Elle est particulièrement bénéfique pour ceux qui doivent faire preuve d'une grande concentration dans leur travail, tels que les étudiants, les hommes politiques, les savants et les écrivains.

SIRSASANA (posture sur la tête) : VARIATION 1

Cet exercice est exécuté à l'aide des mains et des bras. On place tout le poids de la tête et du tronc sur les mains croisées et les coudes. Les deux coudes et les doigts entrecroisés forment les trois points, ou le trépied, sur lesquels le corps est équilibré. Le poids sur la tête est tellement réduit qu'on ne le sent même pas.

Quand le poids est réparti équitablement entre les coudes et les doigts entrecroisés, il est facile de se maintenir en équilibre.

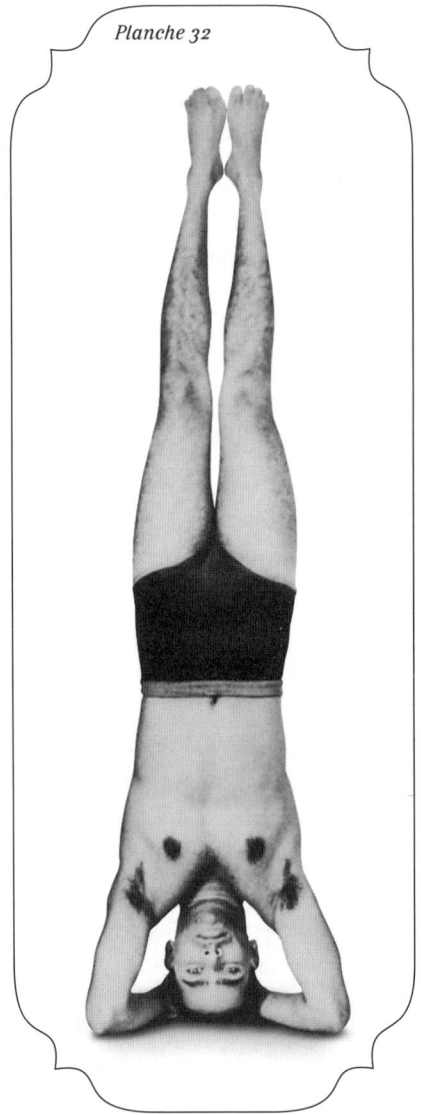

Planche 32

Servez-vous d'un coussin souple ou d'une couverture pliée en quatre. Etalez la couverture par terre. Mettez-vous à genoux. En entrecroisant les doigts, immobilisez-les fermement et placez-les sur la couverture de façon à ce que les mains forment le sommet, et les deux coudes, la base d'un triangle, permettant ainsi aux avant-bras d'équilibrer le corps. Dans cette *asana*, le sommet de la tête est soutenu à l'arrière par les doigts croisés.

Posez le sommet de la tête sur la couverture près des doigts croisés. C'est la partie pariétale du sommet de la tête qui doit être placée sur la couverture et non la partie proche du front. Cela vous aidera à garder la colonne vertébrale droite pendant cette *asana*. Si la partie de la tête proche du front est sur le sol, la colonne vertébrale subira une déviation, déséquilibrant ainsi tout le corps.

Puis, rapprochez les genoux du corps et posez les orteils sur le sol pour stabiliser le corps. Quand le tronc est suffisamment droit, soulevez lentement les orteils du sol. Levez tranquilement les jambes vers le haut jusqu'à ce que tout le corps soit rectiligne. Commencez par rester dans l'*asana* cinq secondes seulement, puis, augmentez peu à peu sa durée jusqu'à quinze minutes. Il est possible d'obtenir de grands bienfaits dans cette posture, même si elle n'est maintenue que pendant cinq à dix minutes.

Respirez uniquement par le nez et jamais par la bouche. Au début, certaines personnes trouveront difficile de respirer ainsi, mais cette gêne disparaîtra au bout de quelques jours.

Vous n'aurez pas besoin d'aide pour apprendre la posture sur la tête, si vous suivez les indications ci-dessus. Vous parviendrez à trouver l'équilibre au bout d'un certain nombre d'essais.

Au lieu de croiser les doigts, vous pouvez placer la paume des mains sur la couverture, une de chaque côté. Ce sera sans doute plus facile pour vous. Quand vous aurez appris à équilibrer le corps, vous pourrez utiliser la méthode des doigts croisés.

Abaissez lentement les jambes jusqu'au sol dans la position initiale. Faites-le très, très lentement, en évitant les à-coups. Après avoir exécuté l'*asana*, restez debout pendant une minute ou deux, afin que la circulation sanguine reprenne son cours normal.

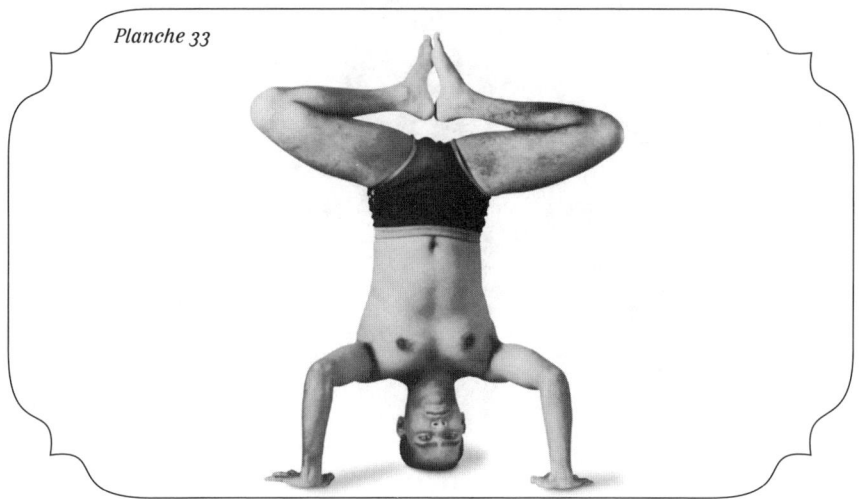

Planche 33

SIRSASANA (posture sur la tête) : **VARIATION 2**

Dans cette position, on garde les mains séparées, et la tête supporte autant de poids que les mains. Cet exercice a pour but de renforcer les muscles des épaules, les muscles superficiels du dos et ceux des bras. En étirant les cuisses et en gardant les plantes des pieds réunies, il améliore la circulation dans les extrémités inférieures. Il étire également les veines et renforce les muscles des cuisses, des jambes et des pieds.

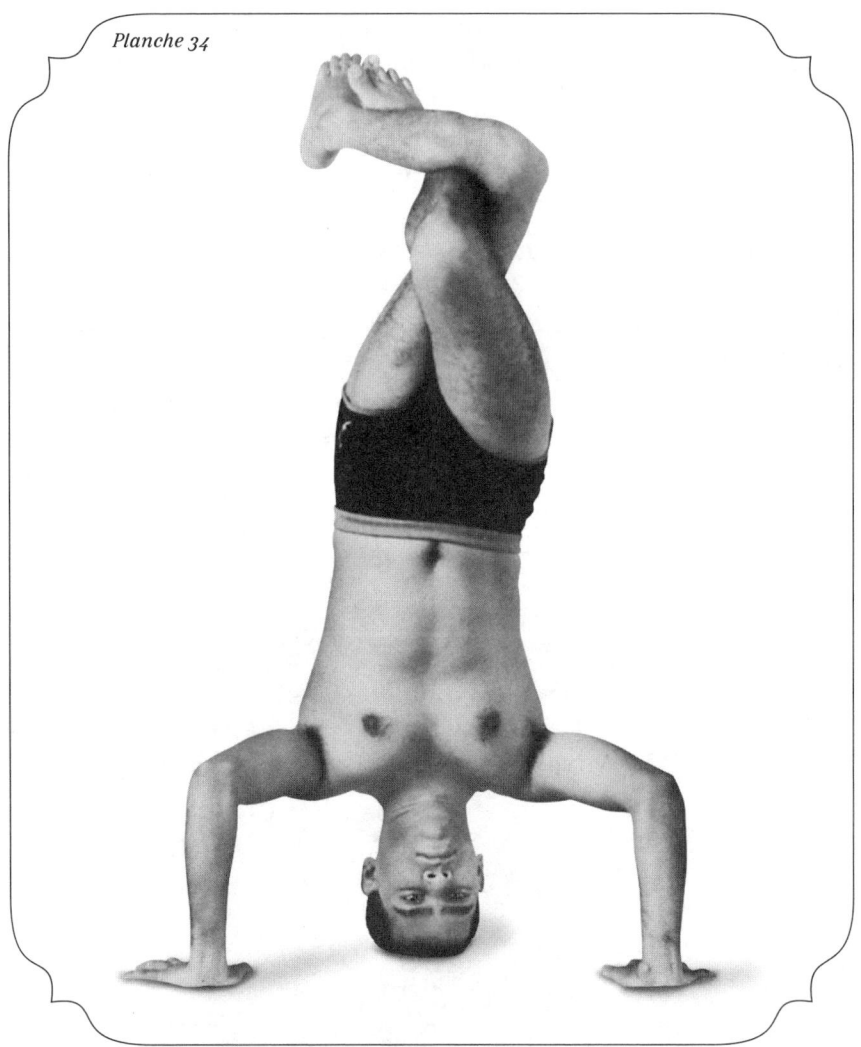

Planche 34

SIRSASANA (posture sur la tête) : **VARIATION 3**

On obtient le même effet bénéfique que dans la variation 2. Cet exercice apporte un étirement et une torsion supplémentaires aux muscles des cuisses et des jambes et expulse le sang veineux des veines fatiguées.

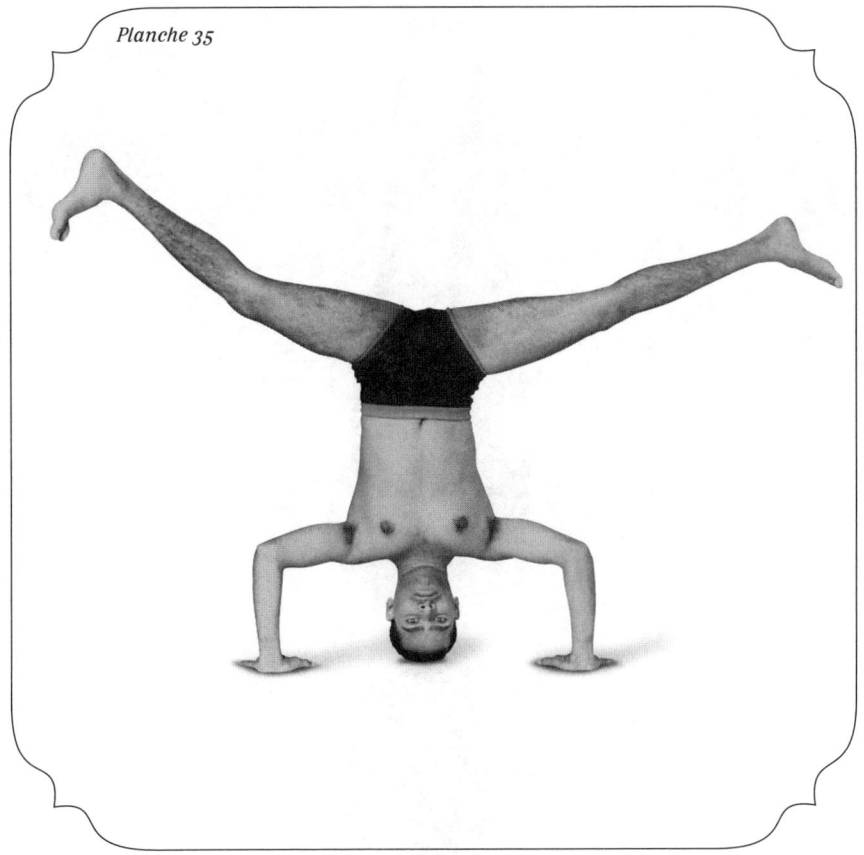

Planche 35

SIRSASANA (posture sur la tête) : **VARIATION 4**

Dans cette posture, les muscles des cuisses et des jambes, utilisés pour la marche et la station debout, sont étirés au maximum.

Planche 36

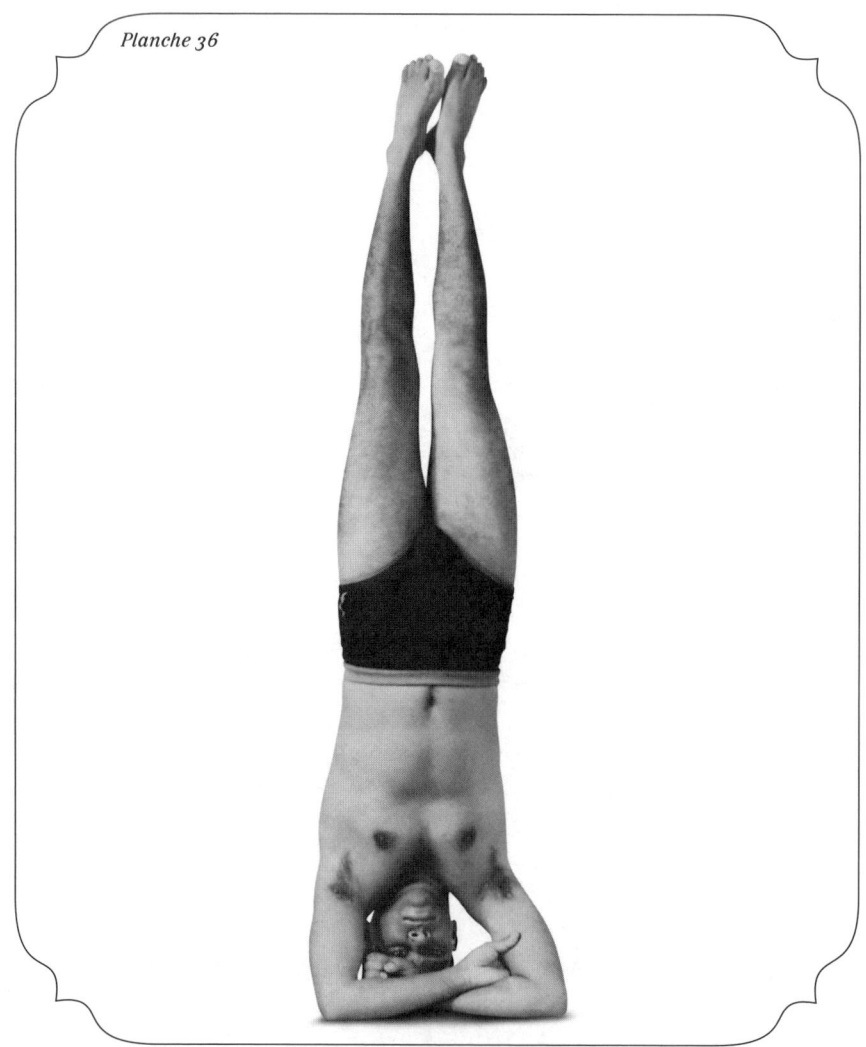

SIRSASANA (posture sur la tête) : **VARIATION 5**

Ici, les bras sont croisés devant la tête pour former un support. Dans cette position, une poussée plus importante est exercée sur la tête. Les vertèbres cervicales et thoraciques subissent une énorme pression et les ligaments reliés à la colonne vertébrale reçoivent davantage de sang artériel.

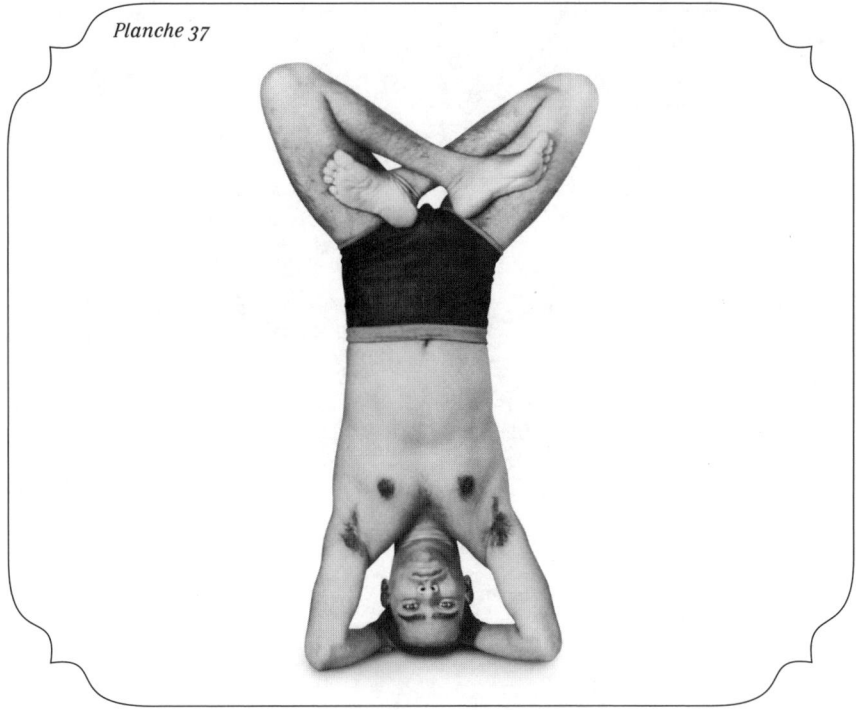

Planche 37

OORDHVAPADMASANA (posture sur la tête en lotus) : **VARIATION1**

Après avoir contrôlé l'équilibre dans l'exécution de la posture sur la tête, les élèves avancés pratiquent cet exercice pour obtenir une plus grande souplesse au niveau des articulations des chevilles, des genoux et des hanches.

Avant d'essayer de faire cet exercice, il est indispensable de pouvoir s'asseoir en lotus. La technique et les effets bénéfiques sont les mêmes que ceux de la posture sur la tête, mais ici, la posture se complique par la position des jambes en *Padmasana* ou posture du lotus. N'essayez pas de prendre la posture sur la tête à partir de la posture en *Padmasana*.

Il existe trois variations de cet exercice pour étirer les vertèbres lombaires et sacrées ainsi que leurs ligaments. Les parties lombaire et sacrée de la colonne vertébrale sont à la fois cambrées et en torsion des deux côtés, comme le montrent les illustrations.

Répétez l'exercice au minimum trois fois, il renforcera les ligaments de la colonne vertébrale.

105

Planche 38

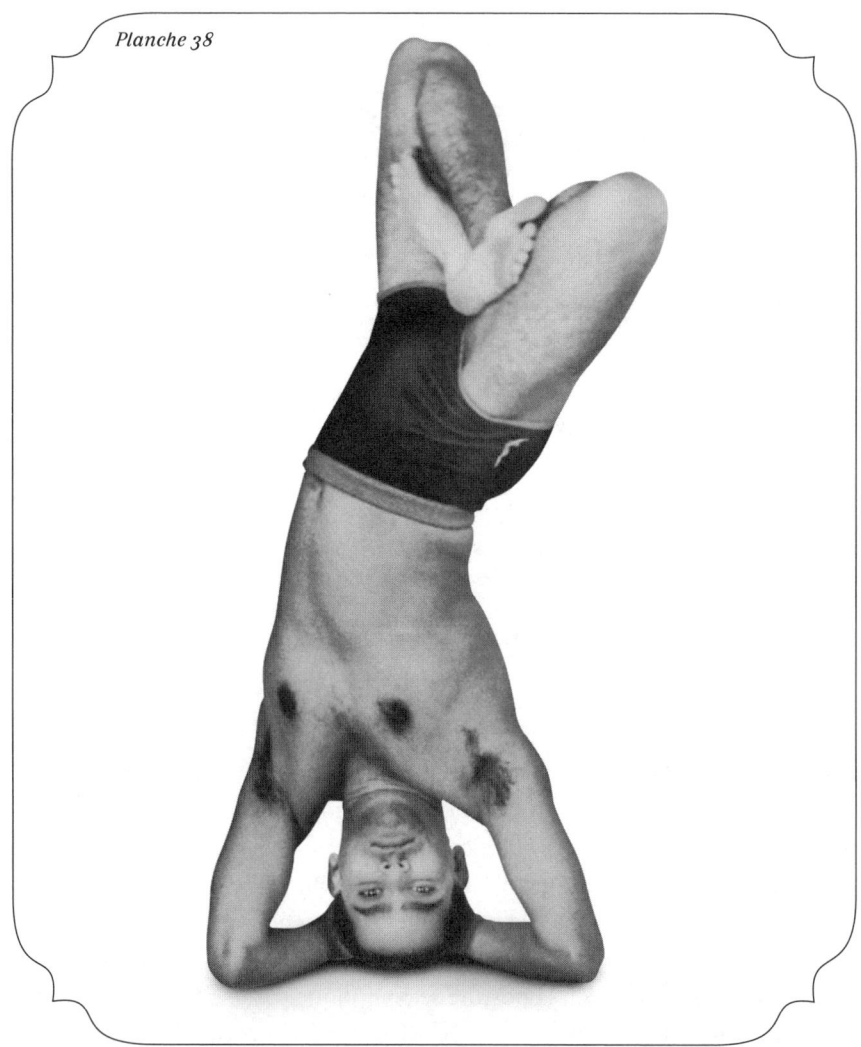

OORDHVAPADMASANA (posture sur la tête en lotus) : **VARIATIONS 2 ET 3**
   La torsion de la colonne dans les deux directions doit être pratiquée uniquement par des élèves avancés. En général, la rotation du corps s'opère en s'asseyant ou en marchant. Mais dans cette posture, la région lombaire est naturellement détendue, permettant une rotation de la colonne vertébrale en toute liberté.

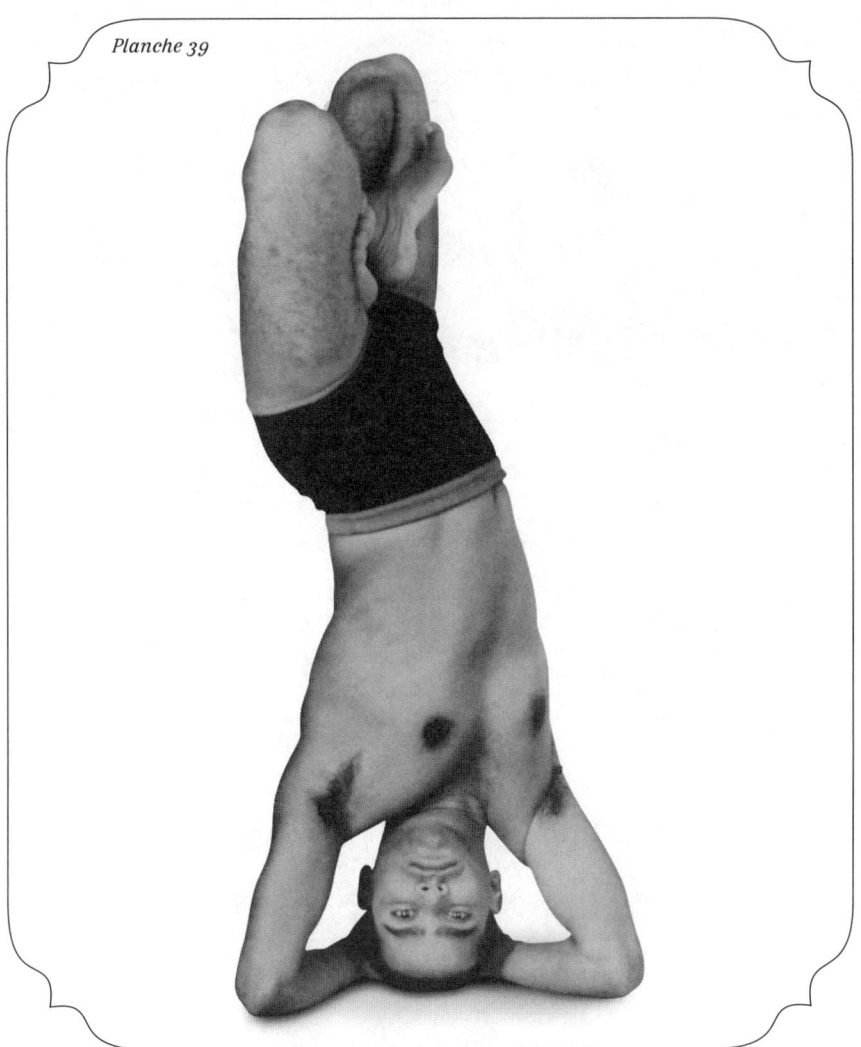

Planche 39

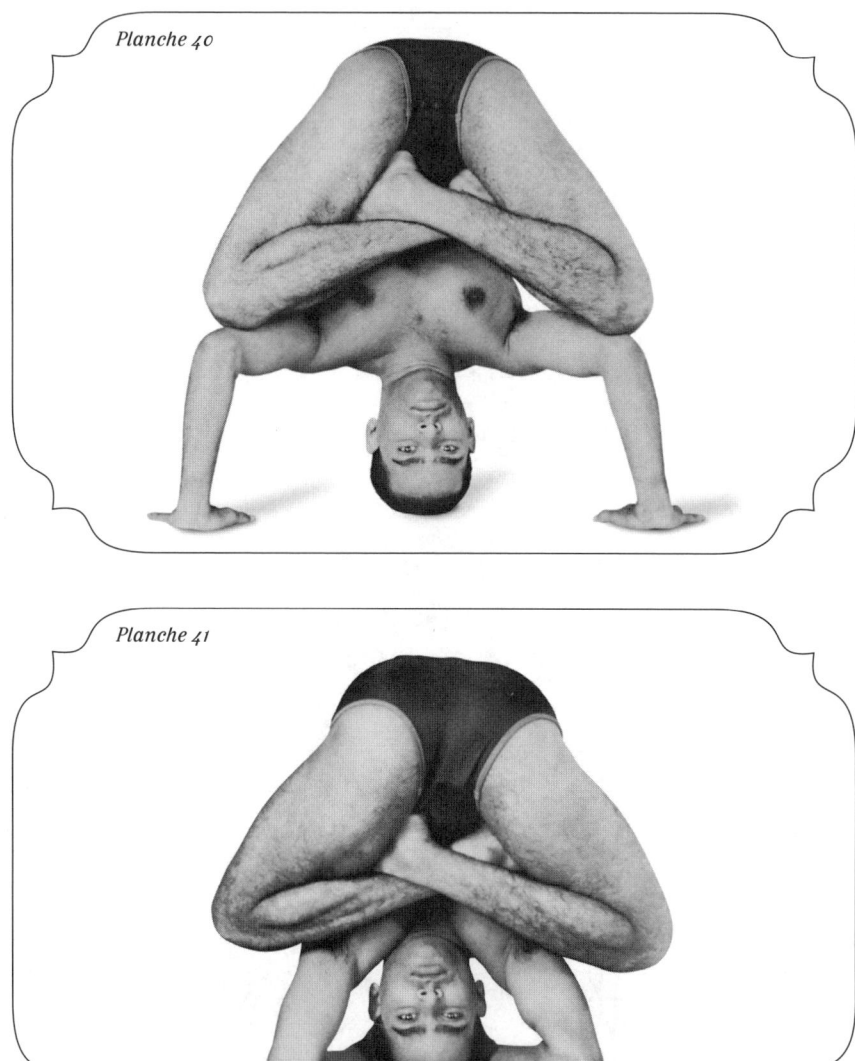

Planche 40

Planche 41

OORDHVAPADMASANA (posture sur la tête en lotus) : **VARIATIONS 4 ET 5**
Pour compléter le mouvement dans *oordhvapadmasana*, les genoux s'abaissent jusqu'à toucher les aisselles, sans déverrouiller la posture du lotus. Quand les mains sont séparées, les genoux peuvent reposer sur les bras.

SARVANGASANA (posture sur les épaules) ou « la chandelle »

Cette posture ressemble à la posture sur la tête. Dans cette dernière, la circulation et la concentration sont dirigées vers le cerveau, alors que dans la chandelle, elles sont dirigées vers la glande thyroïde et les parathyroïdes.

Dans les chapitres précédents, nous avons vu les effets des sécrétions de ces glandes sur le corps. La thyroïde est la glande la plus importante du système endocrinien et cet exercice lui amène un abondant apport de sang. Il étire différents muscles des épaules : les deltoïdes, les supra-épineux et les infra-épineux. Le verrouillage du menton sur la poitrine exerce une pression supplémentaire sur la glande thyroïde, ce qui permet d'équilibrer ses sécrétions.

Cette asana peut très bien se substituer aux traitements modernes pour guérir la thyroïde. Les ligaments de la région cervicale sont particulièrement étirés lors de cet exercice.

Il existe beaucoup de variantes de la posture sur les épaules, qui améliorent la circulation et l'étirement des divers ligaments et muscles. *Sarvanga* signifie « toutes parties » (le nom même de la posture sous-entend qu'elle concerne toutes les parties du corps). Elle a aussi un effet bienfaisant sur les varices.

La durée maximale de tenue de cette posture est de quinze minutes. Un débutant devra commencer par une minute. Respirez normalement par le nez. Quelques personnes pratiquent cette posture pendant trente minutes.

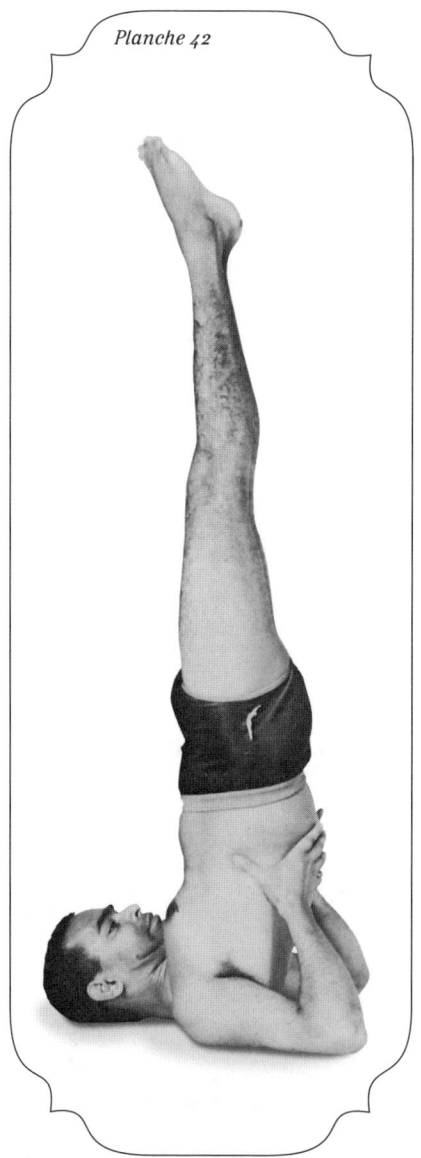

Planche 42

SARVANGASANA (posture sur les épaules) : **VARIATION 1**

Étalez une couverture épaisse sur le sol. Allongez-vous sur le dos. Soulevez lentement les jambes, le tronc, les hanches, jusqu'à la position verticale. Appuyez-vous fermement sur les coudes et soutenez le dos avec les deux mains. Pressez le menton contre la poitrine: c'est le verrouillage du menton.

Pendant cette *asana*, l'arrière du cou, la partie postérieure de la tête et les épaules doivent toucher le sol. Respirez doucement et concentrez-vous sur la glande thyroïde. Ne laissez pas le corps osciller. Tout le poids du corps est supporté par les épaules. Pour terminer l'*asana*, descendez lentement et régulièrement les jambes. Évitez les mouvements brusques; exécutez cette *asana* avec grâce. Vous pouvez pratiquer cette posture deux fois par jour, matin et soir. Pour en retirer tous les bénéfices, faites-la faire suivre de *matsyasana*.

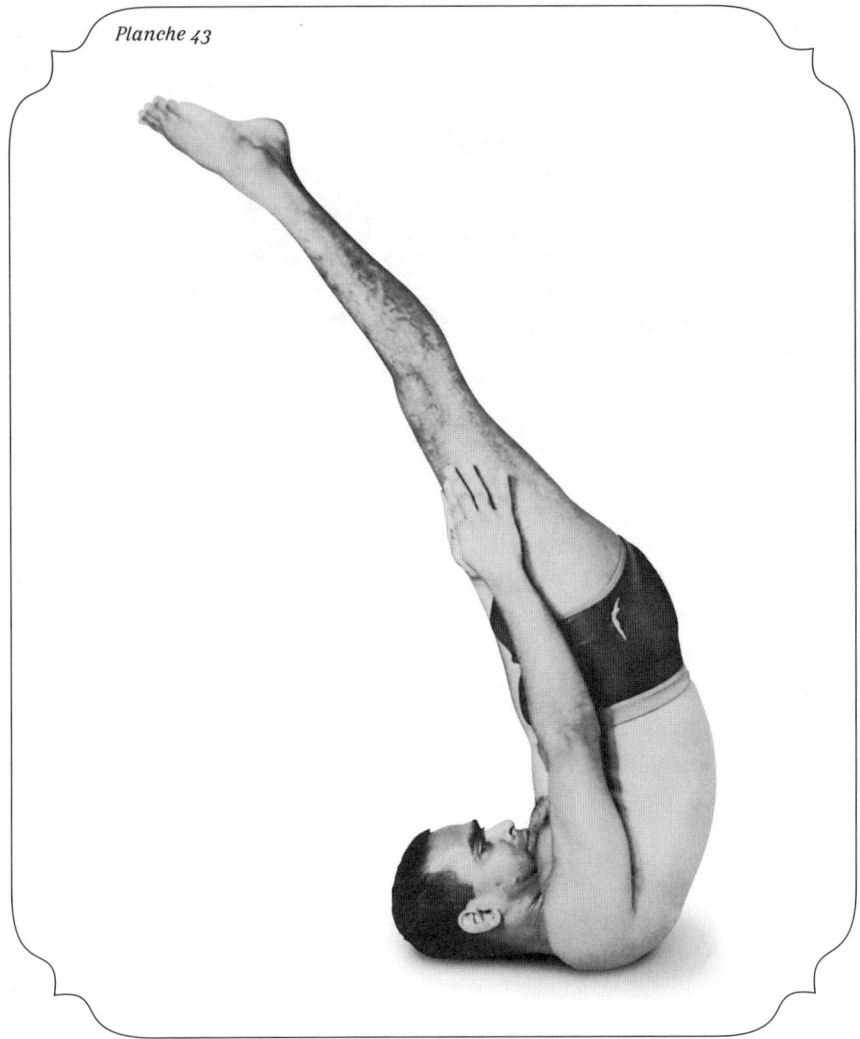

Planche 43

SARVANGASANA (posture sur les épaules) : **VARIATION 2**

Dans cette position, les mains ne supportent plus le corps et les bras sont maintenus verticalement le long du corps. Tout le poids repose alors sur la région cervicale et les muscles des épaules.

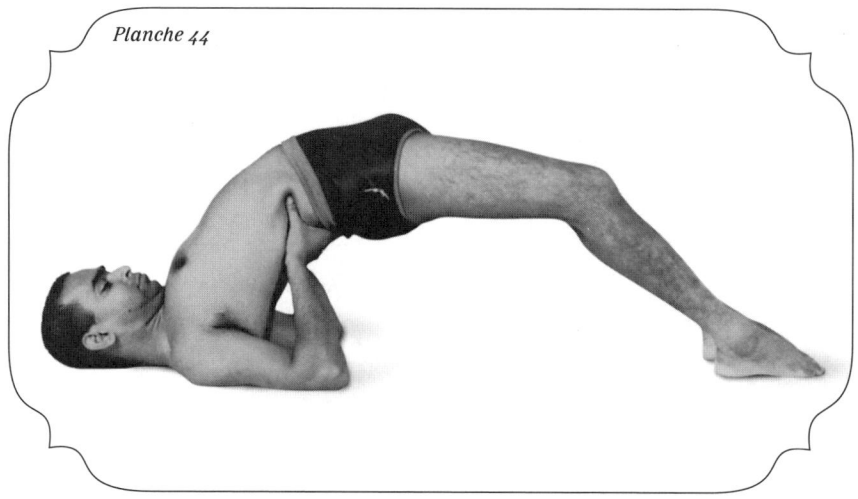

Planche 44

SETHU BANDHASANA (posture du pont)

Partant de la posture sur les épaules (*sarvangasana*), tendez les jambes et descendez-les doucement jusqu'à toucher le sol avec les pieds : c'est *sethu bandhasana*.

Cette posture est exécutée après *sarvangasana*, pour que les régions thoracique et lombaire de la colonne vertébrale se courbent dans le sens opposé.

Exercices pour les muscles des épaules et les vertèbres cervicales

MATSYASANA (posture du poisson)

A cause d'un habillement inapproprié, les mouvements sont généralement limités, en particulier dans la région des vertèbres cervicales et des muscles des épaules. Les vêtements retenus par des bretelles appuient sur les épaules et les tirent à la fois vers le bas et l'avant. C'est une déformation fréquente chez les étudiants, comme bien d'autres erreurs de maintien.

On a remarqué que la coupe de la plupart des vêtements de confection cause souvent une pression à l'arrière du cou et à l'extrémité des épaules, constamment tirées vers l'avant.

De plus, les cravates, les cols de chemises étroitement boutonnés et les vestons étriqués, restreignent les mouvements de la région cervicale et empêchent la libre circulation du sang vers la partie supérieure du corps.

Certains sous-vêtements féminins qui compriment le corps peuvent causer des effets désastreux sur la circulation du sang, la respiration et les mouvements des régions sacrée et lombaire, ce qui peut provoquer des maux de tête et affaiblir les muscles abdominaux.

Pour éliminer la raideur dans les régions cervicale et lombaire, dans les muscles des épaules, et pour améliorer la circulation, la posture du poisson (*matsyasana*) est inestimable De plus, elle renforce la glande thyroïde et les parathyroïdes et élimine la congestion et les crampes des muscles des épaules, causées par la posture sur les épaules. Cet exercice doit suivre immédiatement *sarvangasana*.

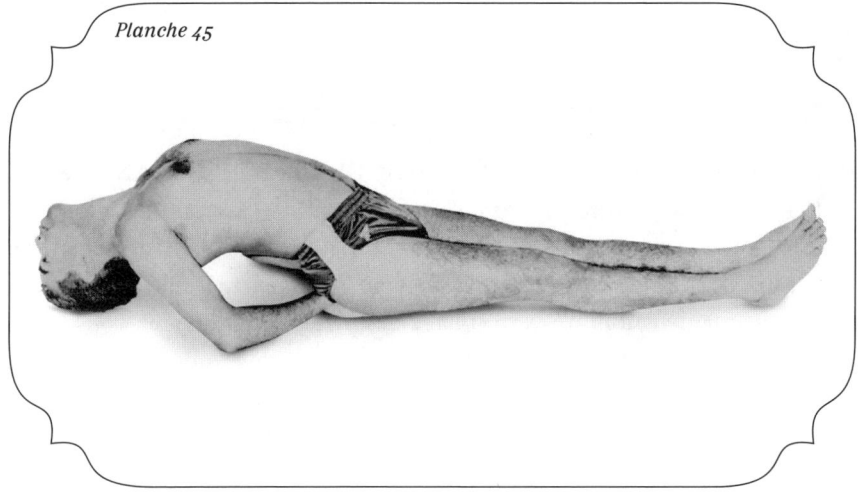

Planche 45

MATSYASANA (posture du poisson) : **POUR LES DÉBUTANTS**

Allongez-vous sur le dos. Tendez les jambes et gardez les paumes des mains sur le sol, sous les cuisses. Soulevez la poitrine à l'aide des coudes, en arquant le cou aussi loin que possible en arrière, et placez le sommet de la tête sur le sol.

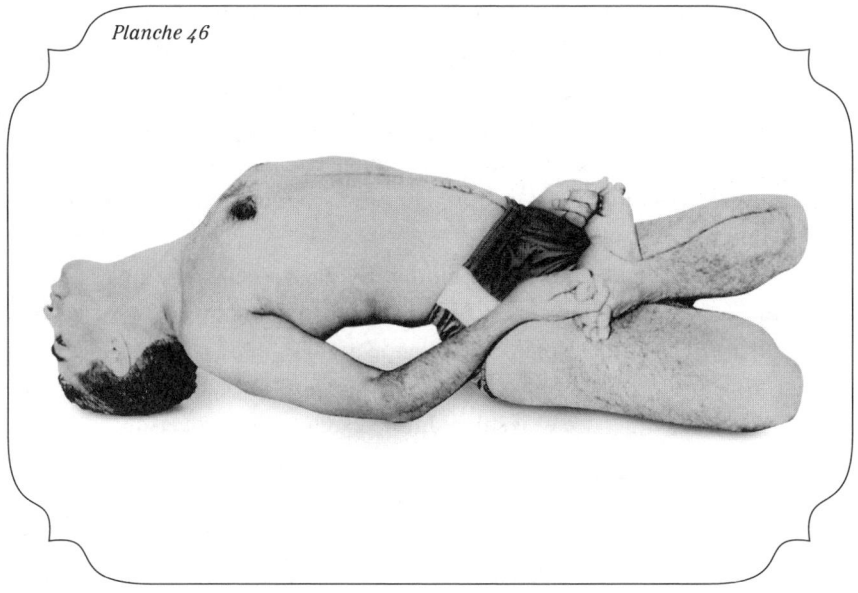

Planche 46

MATSYASANA (posture du poisson) : **POUR LES ÉLÈVES AVANCÉS**

Étalez une couverture par terre et asseyez-vous dessus, jambes allongées. Pliez la jambe droite et posez le talon sur l'articulation de la hanche gauche. Puis, pliez la jambe gauche et posez le talon sur l'articulation de la hanche droite: c'est *Padmasana* ou verrouillage des pieds. Puis allongez-vous sur le dos. *Padmasana* ne doit pas se soulever du sol. Appuyez-vous sur les coudes. Soulevez le tronc et la tête. Posez le sommet de la tête sur le sol en arquant bien le dos et le cou. Puis, attrapez les orteils: c'est *matsyasana*. Restez dans cette *asana* pendant deux à trois minutes. Ceux qui ont des difficultés à exécuter *Padmasana*, peuvent exécuter la première variation de *matsyasana*. Dans cette posture, la poitrine est grande ouverte, et une inspiration profonde par le nez doit être exécutée. Elle aide à éliminer les spasmes des bronches et, ainsi, à soulager l'asthme.

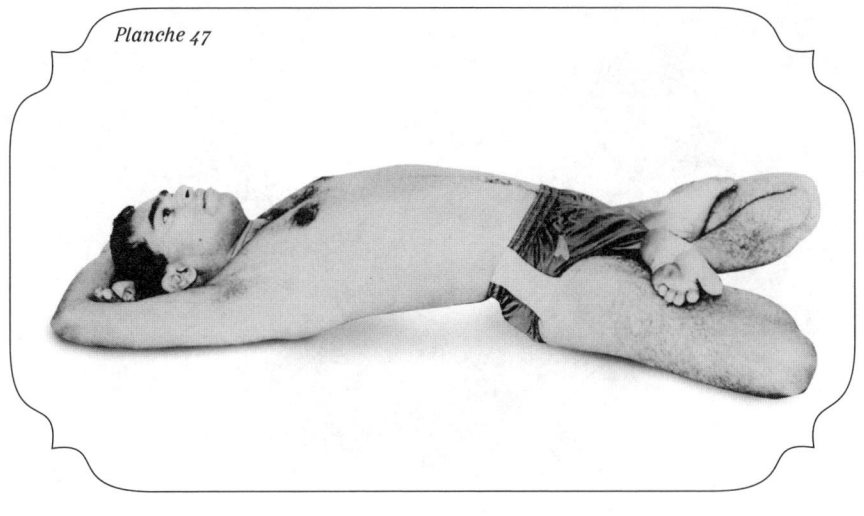

Planche 47

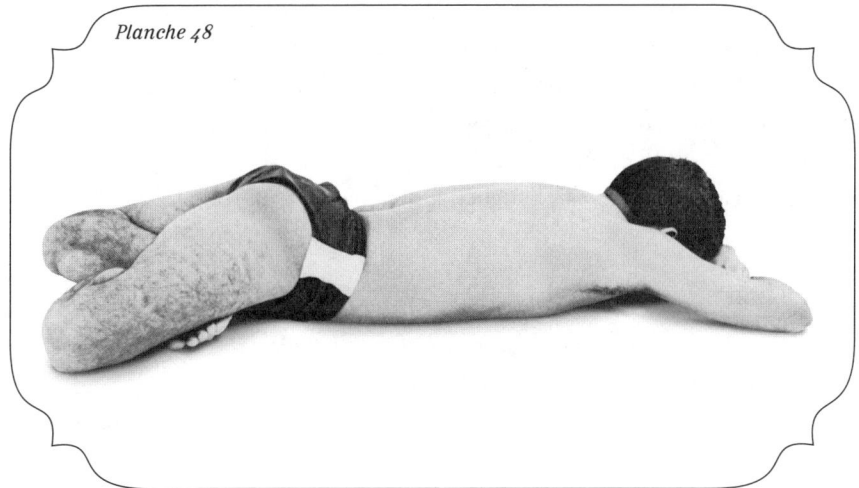

Planche 48

MATSYASANA (posture du poisson) : **VARIATION 4**

Asseyez-vous dans la posture du lotus, puis allongez-vous, le visage sur le sol. Placez les mains croisées sur le devant de la tête. Gardez les cuisses aussi proches que possible du sol. Cet exercice est très utile pour renforcer les articulations des hanches. Respirez profondément et gardez la position quatre à cinq minutes.

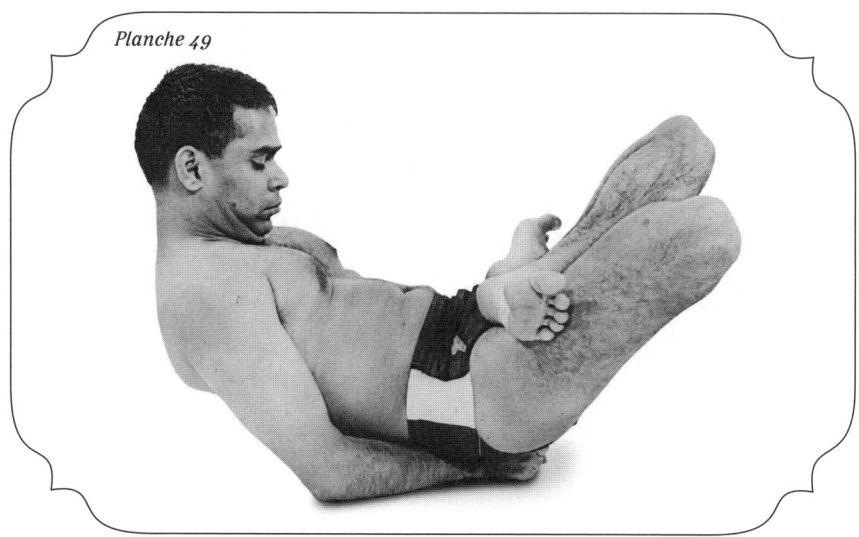

Planche 49

TOLANGULASANA (posture de l'équilibre)

Asseyez-vous en position du lotus, puis posez vos coudes fermement sur le sol, soulevez les fesses, et posez-les sur les avant-bras. Soulevez la partie supérieure du tronc, et baissez la tête en pressant le menton contre la poitrine.

Retenez le souffle pendant cet exercice, qui est excellent pour éliminer la tension des articulations des hanches et des épaules.

Jeunesse et souplesse de la colonne vertébrale grâce aux postures de yoga

Le fait d'avoir une position correcte et une colonne vertébrale souple permet de guérir certaines affections et d'en prévenir un grand nombre.

Pendant la petite enfance, la prévention a la plus grande influence sur l'espérance de vie du bébé, bien que, plus tard, il soit possible, par des manipulations de la colonne vertébrale, de corriger les problèmes de maintien et les raideurs de l'épine dorsale.

Avec une bonne connaissance de la colonne vertébrale et de ses mouvements, il est possible d'entraîner le corps afin qu'il conserve sa souplesse de l'enfance jusqu'à la mort.

Tous les bénéfices obtenus grâce à des mouvements de la colonne vertébrale ne peuvent pas être expliqués en un seul livre, mais l'étude sérieuse des postures présentées ici donnera une idée du degré de souplesse que peut atteindre le corps humain.

Afin de déterminer si la posture en station debout est correcte, faites le test suivant, dont la première partie montre l'aptitude à se tenir droit: l'axe du tronc doit prolonger l'axe de la tête et la ligne du cou.

Pour que l'observateur bénéficie d'une plus grande précision, on peut tendre un fil vertical allant de l'avant de l'oreille à la pointe des pieds. Si la posture est mauvaise, les axes de la tête, du cou et du tronc formeront un zigzag, au lieu d'une ligne droite.

Une autre méthode pour estimer l'étendue de la déformation, consiste à placer l'individu à côté d'un poteau. Les trois déviations à partir d'une attitude correcte sont :

    1. le type gorille : la tête est déportée vers l'avant, la poitrine est creuse et l'abdomen proéminent ;

    2. le type dos rond : le creux de la partie étroite du dos est effacé ;

    3. la poitrine poussée en avant et vers le haut avec la partie inférieure de la colonne vertébrale trop étirée, ce qui accentue nettement la courbure lombaire naturelle.

Par la pratique du système yoguique, non seulement nous conservons l'élasticité de la jeunesse et nous empêchons l'excès de dépôts minéraux dans les os, mais nous pouvons aussi, en grande partie, regagner la jeunesse perdue.

L'élasticité du corps dépend également de l'état des vaisseaux sanguins et de la colonne vertébrale; l'accumulation progressive, sur les valves artérielles et veineuses, de dépôts sédimentaires (comme le calcaire) occasionnés par les impuretés du sang, en augmente la rigidité.

Plus vite ces dépôts s'accumulent, plus tôt arrive la vieillesse.

La manipulation yoguique de la colonne vertébrale peut être sommairement divisée en quatre catégories :

    1. flexions avant

    2. flexions arrière

    3. mouvements de côté

    4. torsions ou mouvements latéraux de la colonne vertébrale.

Flexion vertébrale vers l'avant

Les flexions vertébrales vers l'avant comprennent quatre catégories :
1. Flexion cervicale en avant
2. Flexion thoracique en avant
3. Flexion lombaire en avant
4. Flexion sacrale en avant

Regardons maintenant les divers exercices pour les différentes parties de l'épine dorsale.

Exercices yoguiques pour la région cervicale

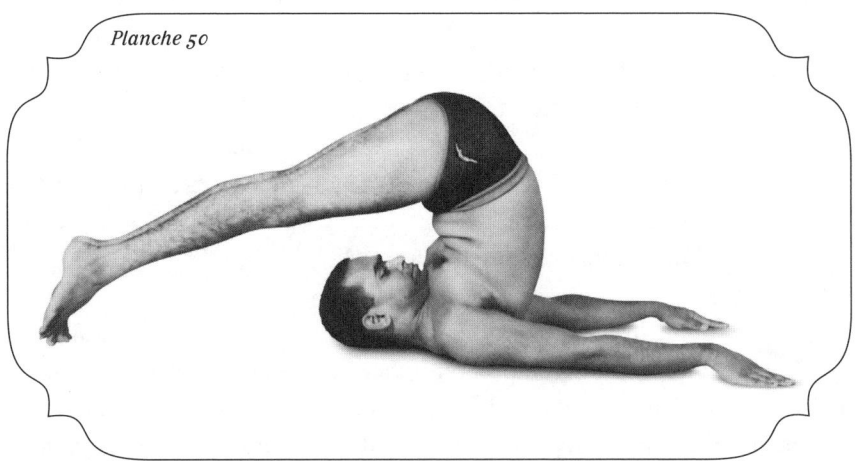

Planche 50

HALASANA (posture de la charrue) : **VARIATION 1**

Allongez-vous sur le dos, sur une couverture. Placez les paumes sur le sol, bras le long des cuisses. Sans plier les jambes, soulevez lentement les hanches, ainsi que la partie lombaire du dos et descendez les pieds derrière la tête. Gardez les genoux tendus et bien serrés.

Les jambes et les cuisses doivent former une ligne droite. Pressez le menton contre la poitrine pour étirer la région cervicale et augmenter la circulation dans cette partie du corps. Respirez doucement par le nez.

Gardez la posture aussi longtemps que possible, puis, revenez à la position initiale, à plat sur le dos. Répétez de trois à six fois.

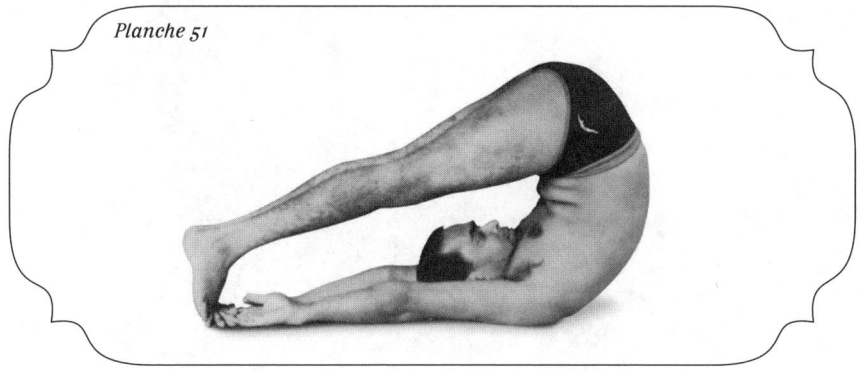

Planche 51

HALASANA (posture de la charrue) : **VARIATION 2**

Allongez-vous sur le dos, paumes vers le haut, bras au-dessus de la tête. Soulevez lentement les jambes comme dans la variation 1, et touchez les mains avec les orteils. Cet exercice étire encore davantage les régions lombaire et cervicale de la colonne vertébrale.

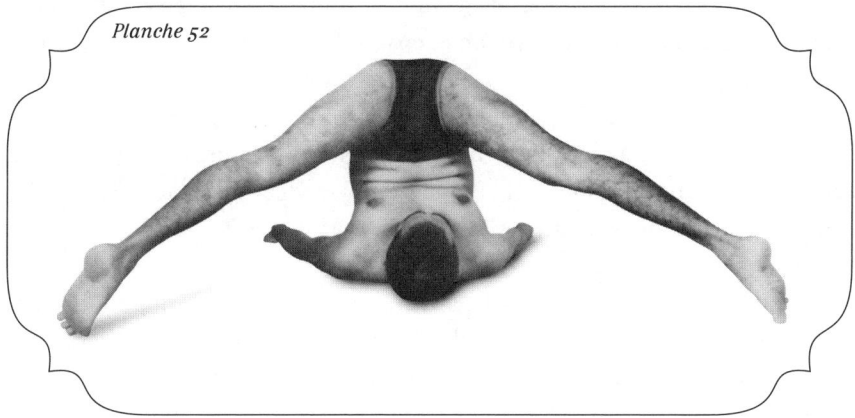

Planche 52

HALASANA (posture de la charrue) : **VARIATION 3**

Pour exécuter cette posture, prenez la posture initiale d'*halasana*, puis écartez les jambes aussi loin que possible, en gardant les mains fermement sur le sol. Cet exercice étire les muscles des jambes.

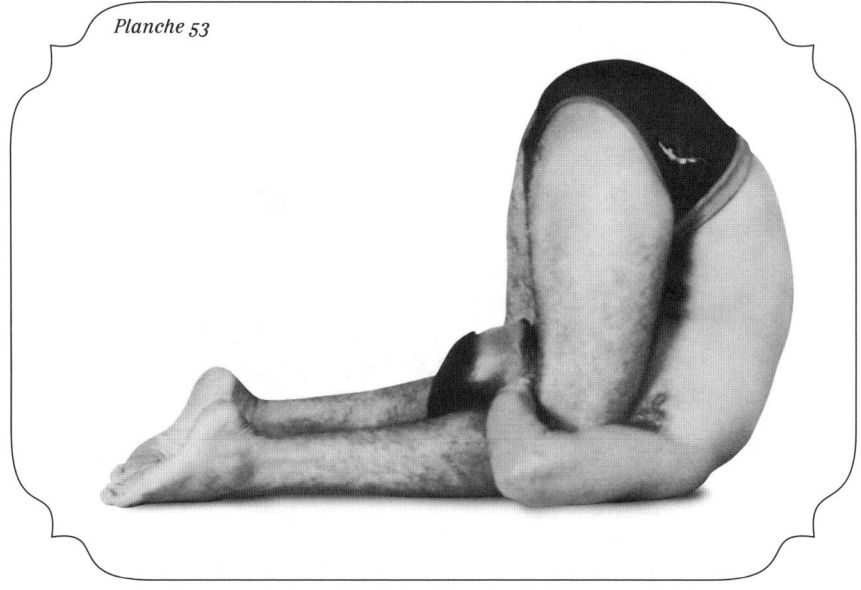

Planche 53

KARNA PADASANA (posture genoux aux oreilles)

Dans *karna padasana*, les genoux sont pliés de chaque côté des oreilles et appuyés sur le sol, ce qui étire en continu toute la partie postérieure de la colonne vertébrale. Chaque vertèbre et chaque ligament de la région cervicale reçoivent une quantité accrue de sang et s'en trouvent fortifiés.

Que ce soit directement ou indirectement, tous les mouvements de l'épine dorsale exercent une action sur les différents organes internes et sur les muscles abdominaux. Toute flexion vers l'avant contracte vigoureusement les muscles abdominaux et toute flexion vers l'arrière les étire.

A cause de l'accumulation de tissu adipeux dans la région abdominale, les exercices plus complexes de la colonne vertébrale sont difficiles à exécuter. Mais, en progressant du plus simple au plus compliqué, les postures difficiles deviendront plus aisées, et l'excès de graisse sur les muscles abdominaux sera notablement réduit.

120

Exercices yoguiques pour la région lombaire

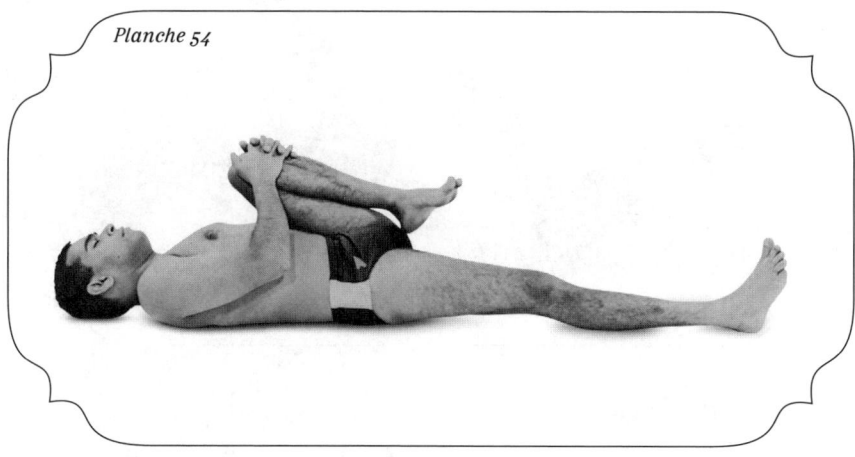

Planche 54

VATAYANASANA (posture pour éliminer la flatulence)

Cet exercice est idéal pour ceux qui souffrent d'un excès de gaz dans l'estomac et les intestins. Ceux qui souffrent d'indigestion ou d'autres affections abdominales le trouveront également très utile. Même les personnes très âgées ou obèses l'apprécieront pour sa facilité et son efficacité.

Allongez-vous sur le dos. Inspirez profondément et retenez le souffle. Pendant la rétention, pliez la jambe droite et appuyez la cuisse contre l'abdomen. Utilisez les deux mains, afin d'obtenir une pression maximale. Gardez la jambe gauche tendue et évitez de plier le genou. Répétez cet exercice trois fois en alternant les jambes. Puis, utilisez les deux jambes et appuyez les deux genoux contre le ventre, trois fois de suite.

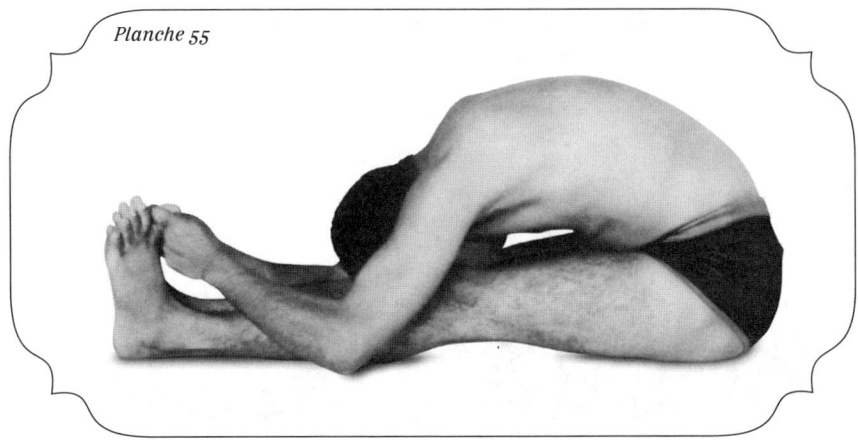

Planche 55

PASCIMOTHANASANA (posture de la tête aux genoux – la pince)

Allongez-vous sur le dos, sur une couverture, les bras posés au-dessus de la tête, les jambes et les cuisses plaquées au sol. Contractez le corps et relevez lentement la tête et le tronc jusqu'à ce que vous soyez en position assise.

Expirez et inclinez le corps vers l'avant, de façon à pouvoir attraper vos orteils. Vous pouvez même mettre votre visage entre les genoux.

Gardez la posture pendant cinq secondes puis redescendez lentement en position allongée. Inspirez.

Répétez cette *asana* de trois à six fois.

La pratique de cette *asana* constitue un exercice vigoureux pour l'abdomen, stimulant les organes tels que les reins, le foie et le pancréas ; toutefois elle ne doit pas être exécutée par des diabétiques. Elle renforce aussi les tendons postérieurs des genoux. La colonne vertébrale devient souple, gage de jeunesse durable.

Pascimothanasana peut être pratiquée en se mettant en équilibre sur les fessiers (planche 56), ce qui étire davantage les muscles des jambes.

Les élèves avancés la pratiquent sans attraper les orteils, ce qui donne davantage de souplesse à l'épine dorsale (planche 57).

Immédiatement après cet exercice, la colonne vertébrale doit être étirée en arrière, en prenant appui sur les talons et les mains, et en gardant le corps droit. Répétez deux ou trois fois, maintenez la posture en retenant le souffle, pendant quelques secondes (planche 58).

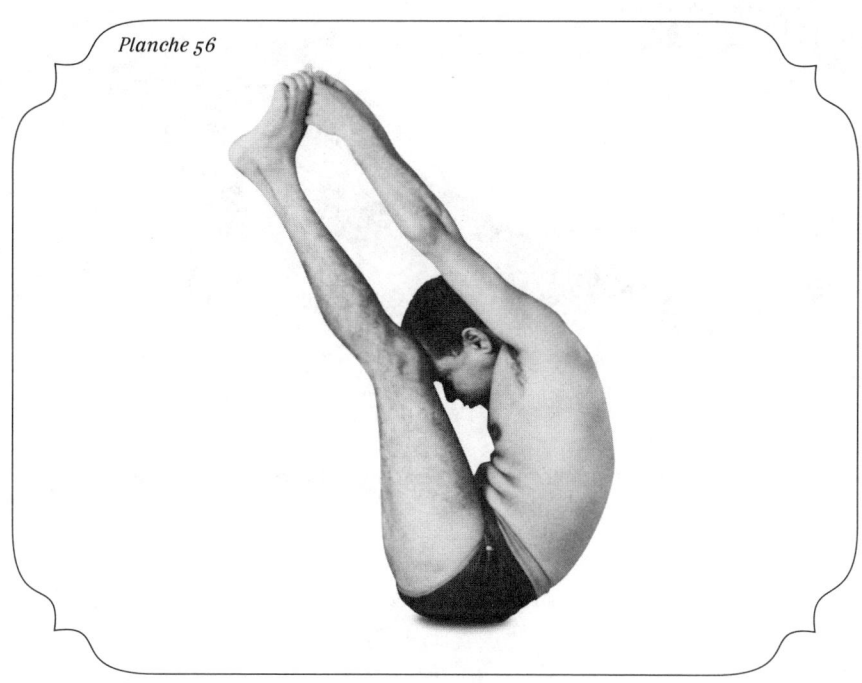

Planche 56

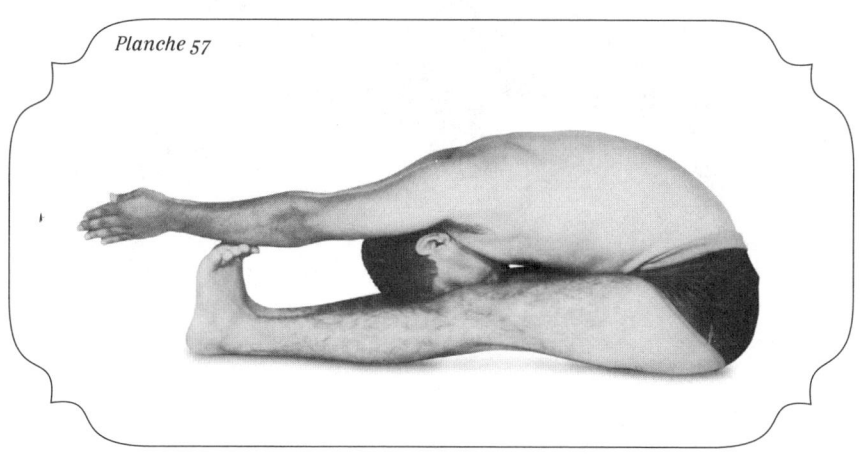

Planche 57

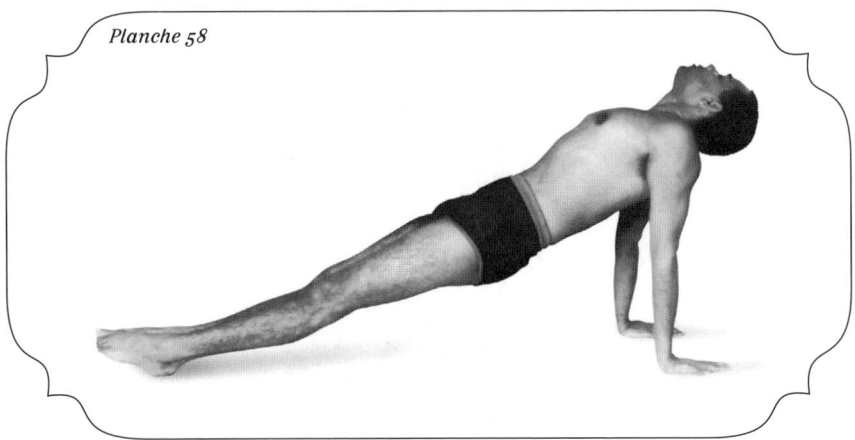

Planche 58

Exercices yoguiques avancés pour les régions lombaire et thoracique

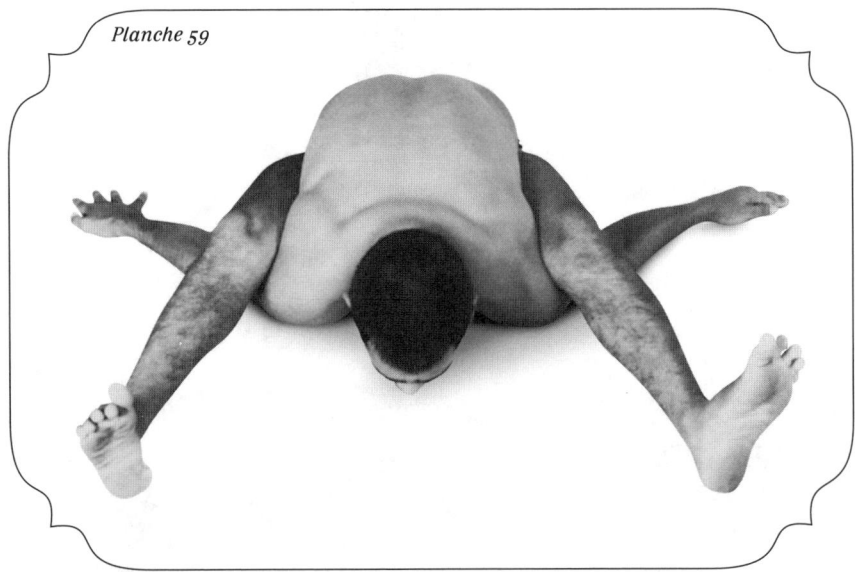

Planche 59

KURMASANA (posture de la tortue)

Mettez les jambes en écart latéral. Penchez le corps vers l'avant et glissez les bras sous les cuisses. Plaquez les mains au sol. Étirez les jambes.

124

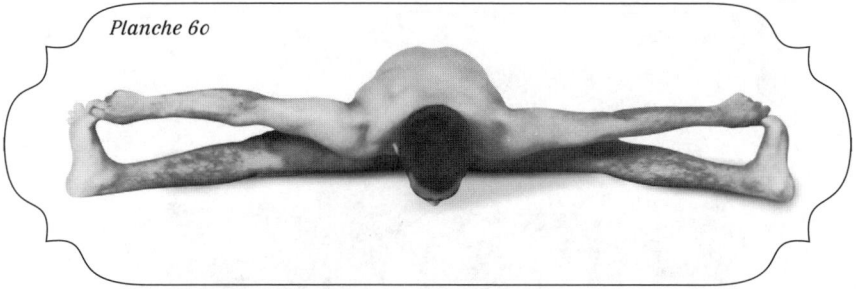

Planche 60

HASTHAPADASANA (exercice d'étirement des jambes et des bras)

Asseyez-vous en allongeant les jambes en avant. Attrapez les orteils et éloignez les pieds aussi loin que possible. Penchez-vous en avant et posez le menton sur le sol. Ne pliez ni les genoux, ni les bras. *Kurmasana* et *Hasthapadasana* sont toutes deux excellentes pour acquérir une souplesse maximum de la région lombaire et de ses ligaments.

Exercices yoguiques pour les régions lombaire et thoracique

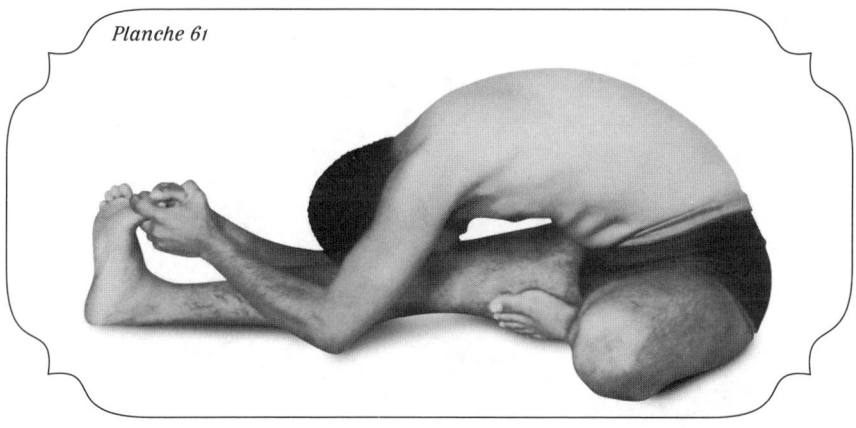

Planche 61

JANU SIRSASANA (posture de la tête aux genoux -flexion avant)
VARIATION 1 :

Asseyez-vous. Appuyez le talon gauche contre le périnée, étirez la jambe droite et gardez-la tendue. Attrapez le pied droit avec les deux mains. Expirez. Rentrez l'abdomen. Descendez lentement le tronc et touchez le genou droit avec le front. Maintenez cette posture de cinq à dix secondes et augmentez peu à peu sa durée. Puis, revenez à la posture initiale et répétez trois à six fois. Changez de côté.

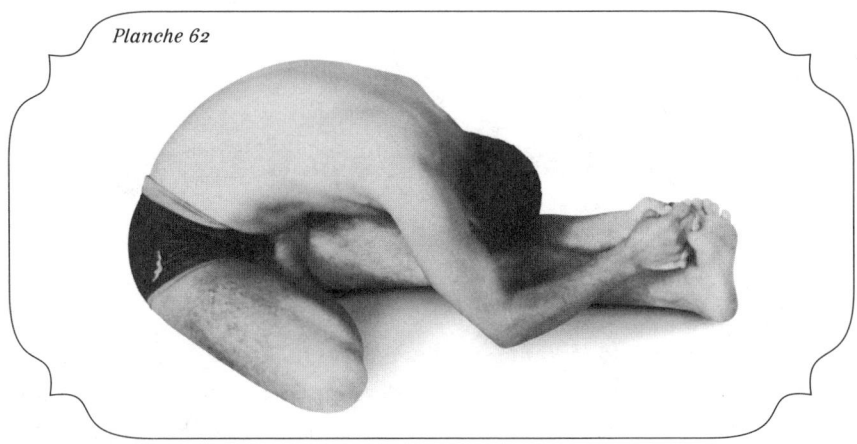

Planche 62

VARIATION 2 :

Au lieu d'appuyer le talon contre le périnée, gardez le pied sur la cuisse. Les organes abdominaux sont comprimés quand la colonne est étirée vers l'avant.

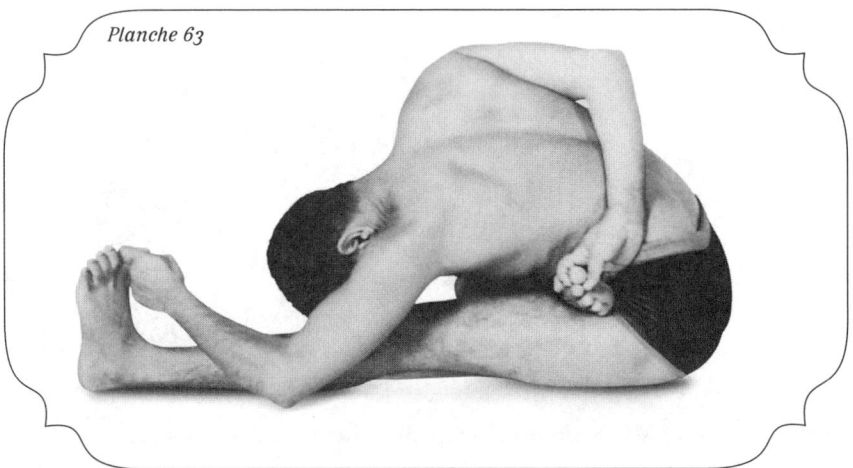

Planche 63

VARIATION 3 :

Cet exercice va un peu plus loin. Il faut attraper les orteils du pied posé sur la cuisse, puis se pencher en avant. Les muscles des épaules et de la région thoracique sont étirés.

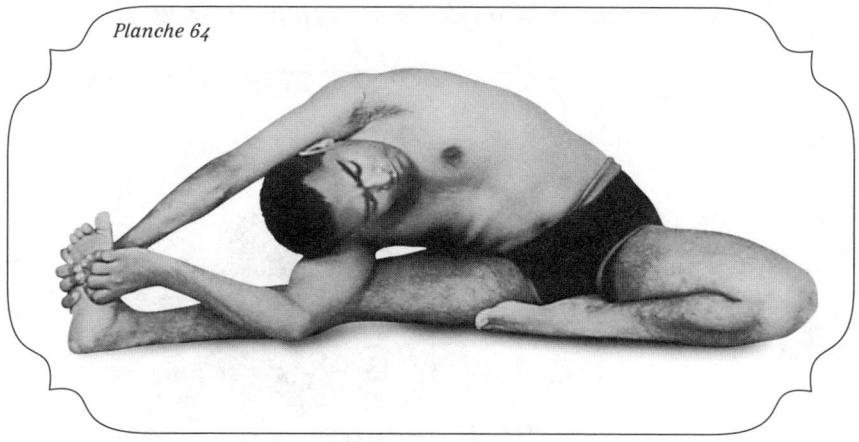

Planche 64

VARIATION 4 : *posture sur le côté*

Pliez la jambe droite et étirez la jambe gauche sur le côté. Saisissez fermement le pied gauche et descendez le tronc latéralement.

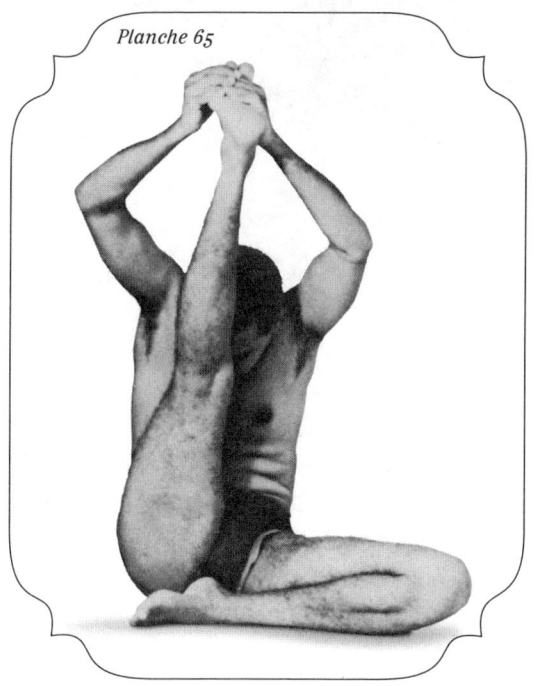

Planche 65

VARIATION 5 :

Allongez les jambes, puis pliez le genou droit. Placez le pied droit près du périnée, puis levez la jambe gauche et attrapez le pied. Penchez la tête et touchez le genou. Changez de jambe et répétez plusieurs fois.

Étirement des muscles des jambes en position assise

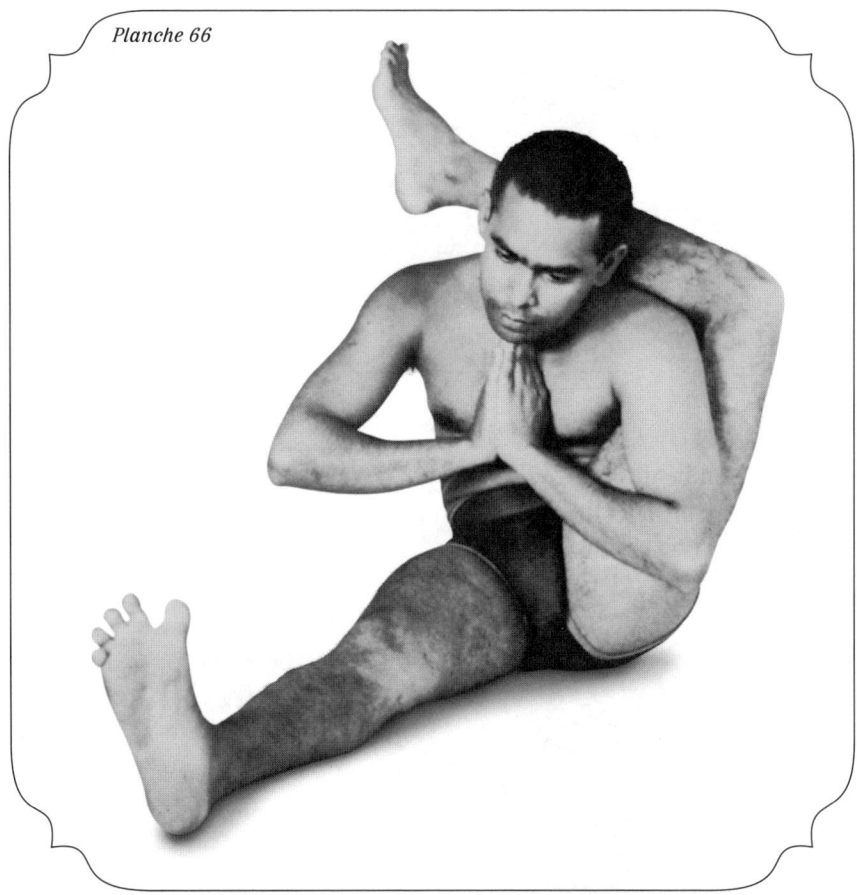

Planche 66

EKA PADA SIRASANA (posture de la jambe à la tête) : **VARIATION 1**

Asseyez-vous, le dos droit, et allongez les jambes. Prenez votre pied droit dans vos mains et montez la jambe jusqu'à ce qu'elle se trouve derrière la tête ; placez les mains jointes devant la poitrine et maintenez la posture pendant quelques minutes, puis, changez de côté.

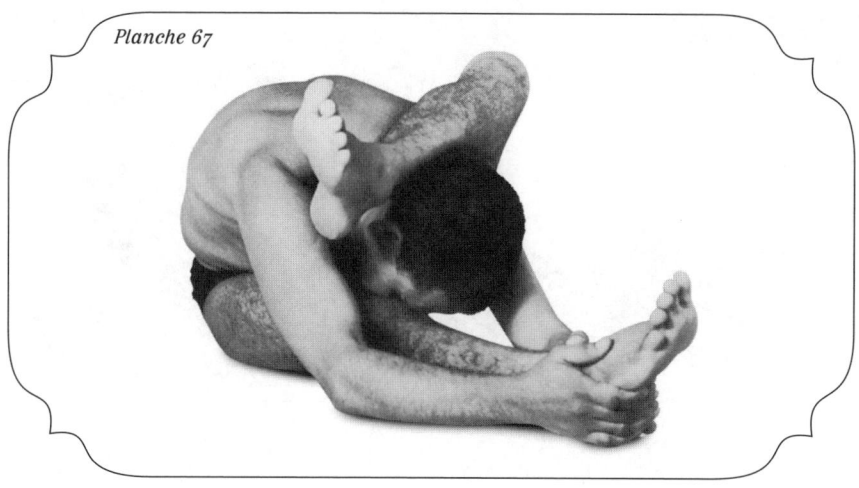

Planche 67

ƐKA PADA SIRASANA (flexion dans la posture de la jambe à la tête) : **VARIATION 2**

À partir de la posture assise, *eka pada sirasana*, penchez le buste vers l'avant et attrapez le pied droit, la jambe gauche restant derrière la tête.

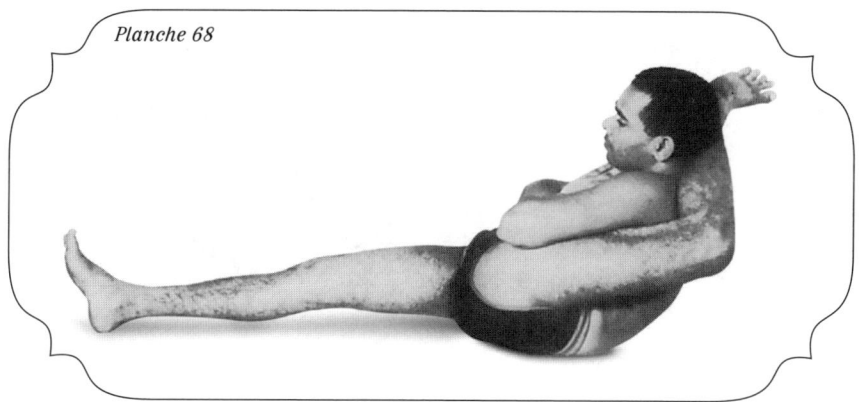

Planche 68

ƐKA PADA SIRASANA (posture en position allongée) : **VARIATION 3**

A partir de la position assise, *eka pada sirasana*, allongez-vous lentement en gardant la jambe gauche tendue et le pied droit derrière la tête.

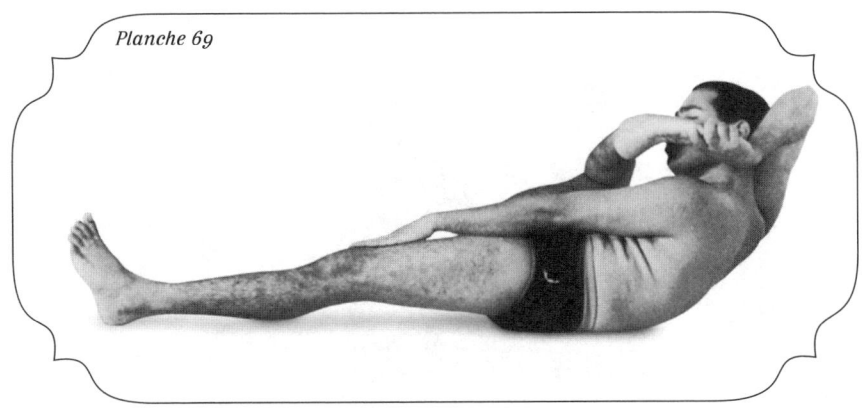

Planche 69

EKA PADA SIRASANA (posture de la jambe à la tête – l'ancre) : **VARIATION 4**

Allongez-vous sur le sol. Amenez le pied droit près de l'oreille gauche, puis, à l'aide de la main droite, tirez les orteils du pied droit le plus possible vers l'oreille gauche.

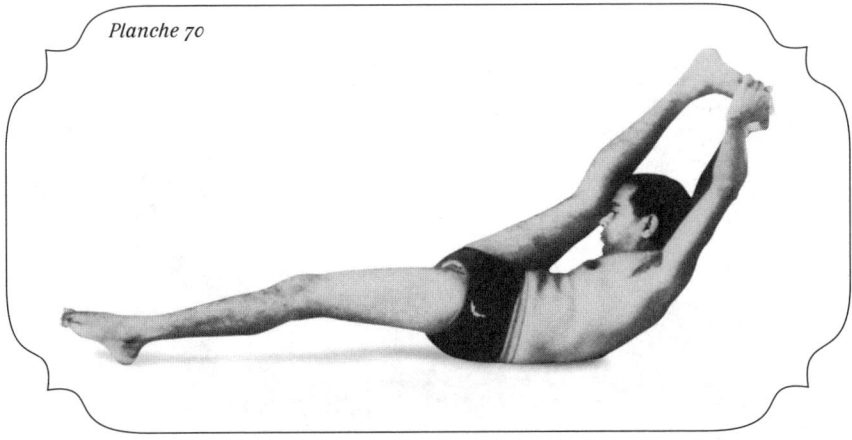

Planche 70

EKA PADA SIRASANA (posture de la jambe à la tête) : **VARIATION 5**

Allongez-vous sur le dos. Soulevez la tête et la partie thoracique de la colonne. Attrapez fermement le pied droit, en gardant le genou droit tendu. Mettez le genou droit sur le front en gardant la jambe gauche tendue sur le sol.

130

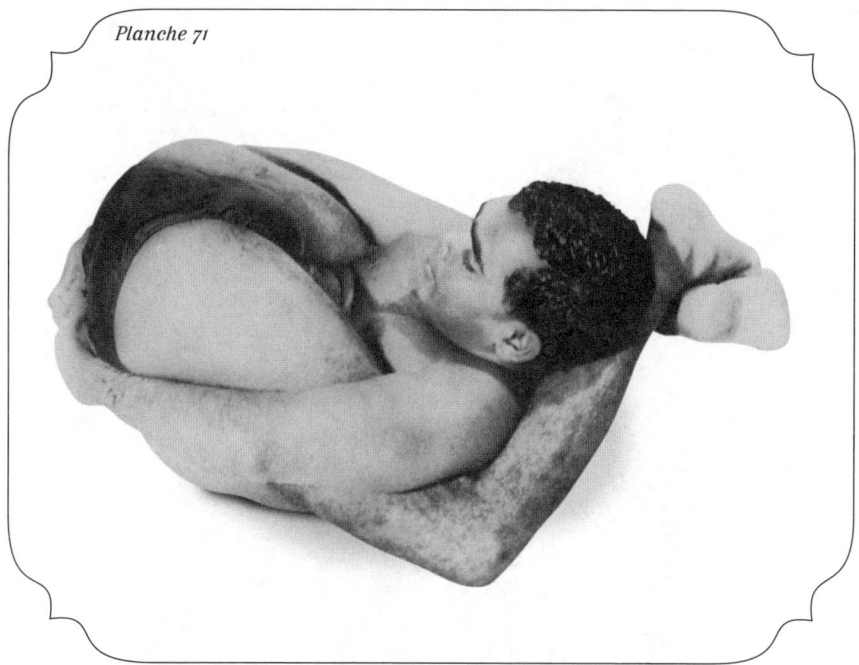

Planche 71

DVIPADA SIRASANA (posture de la tête aux genoux)

Allongez-vous sur le dos et placez lentement la jambe droite derrière la tête, sans trop forcer. Le pied une fois posé, tirez le pied gauche derrière la tête et posez-le par-dessus le pied droit. Croisez les doigts, à hauteur de l'articulation des hanches.

Il s'agit d'un exercice avancé qui doit être pratiqué avec précaution. Aucun autre exercice du groupe des flexions avant n'exerce une telle pression sur les muscles abdominaux. Il a aussi une action bénéfique sur la colonne vertébrale et le cou. Grâce à cet exercice, les muscles des jambes et des cuisses restent souples et forts.

Planche 72

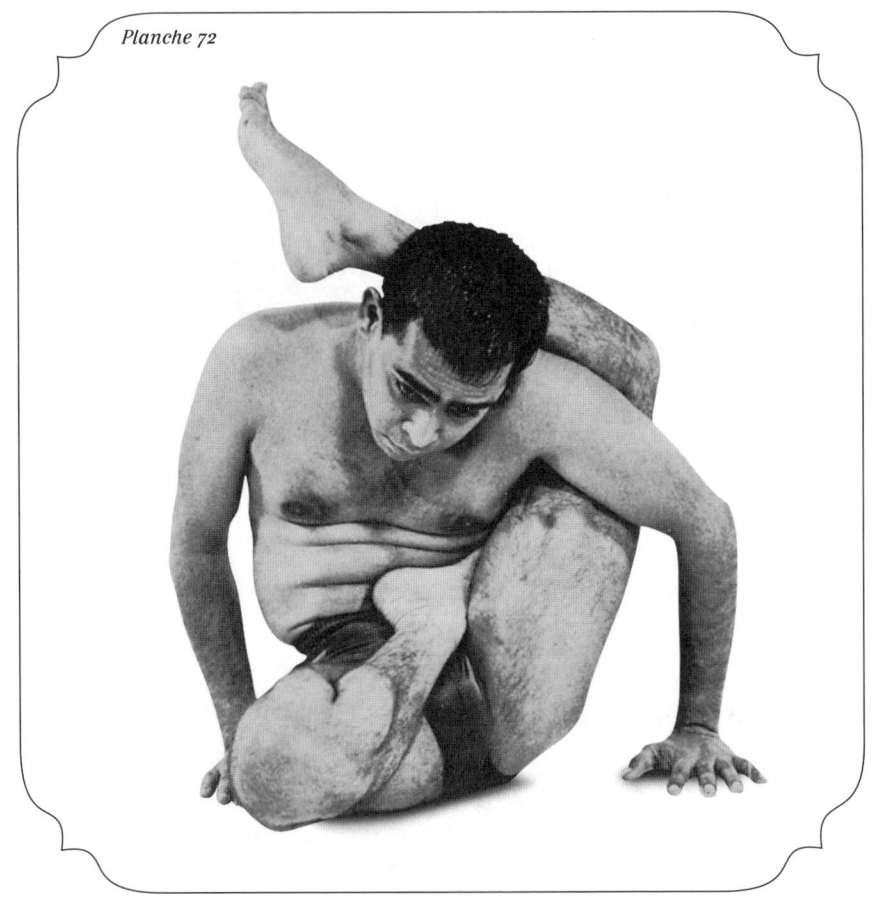

OMKARASANA OU PRANAVASANA (posture OM)

Cette posture ressemble à la graphie de la lettre sanskrite OM, d'où son nom : *omkarasana*.

Placez le pied gauche sur la cuisse droite. Puis, prenez le pied droit et placez-le derrière la tête ; on obtient ainsi un étirement maximum des muscles de la cuisse et une pression extraordinaire sur les organes abdominaux, comme dans la torsion complète de la colonne vertébrale.

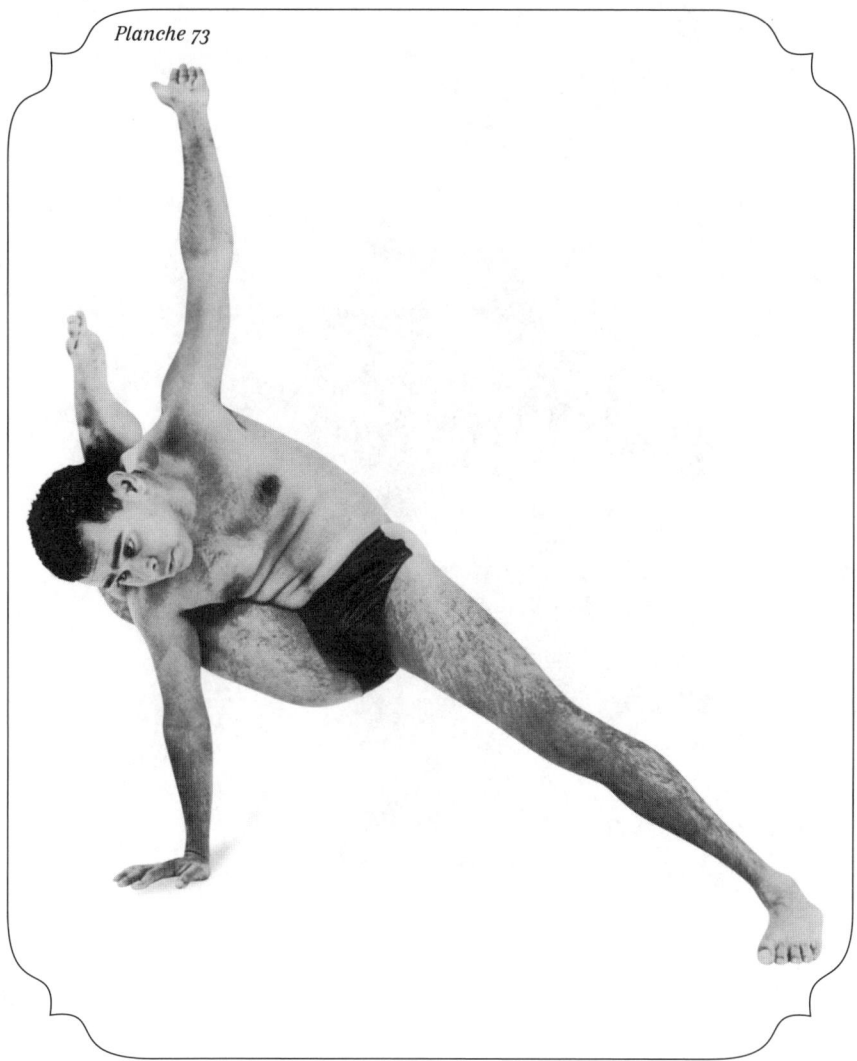

Planche 73

KRISHNASANA (posture de Krishna enfant) :

Passez une jambe derrière la tête et maintenez-la contre la nuque ; l'équilibre est gardé par l'appui sur la jambe et le bras opposés.

Cet exercice comporte à la fois un étirement et un mouvement latéral.

Planche 74

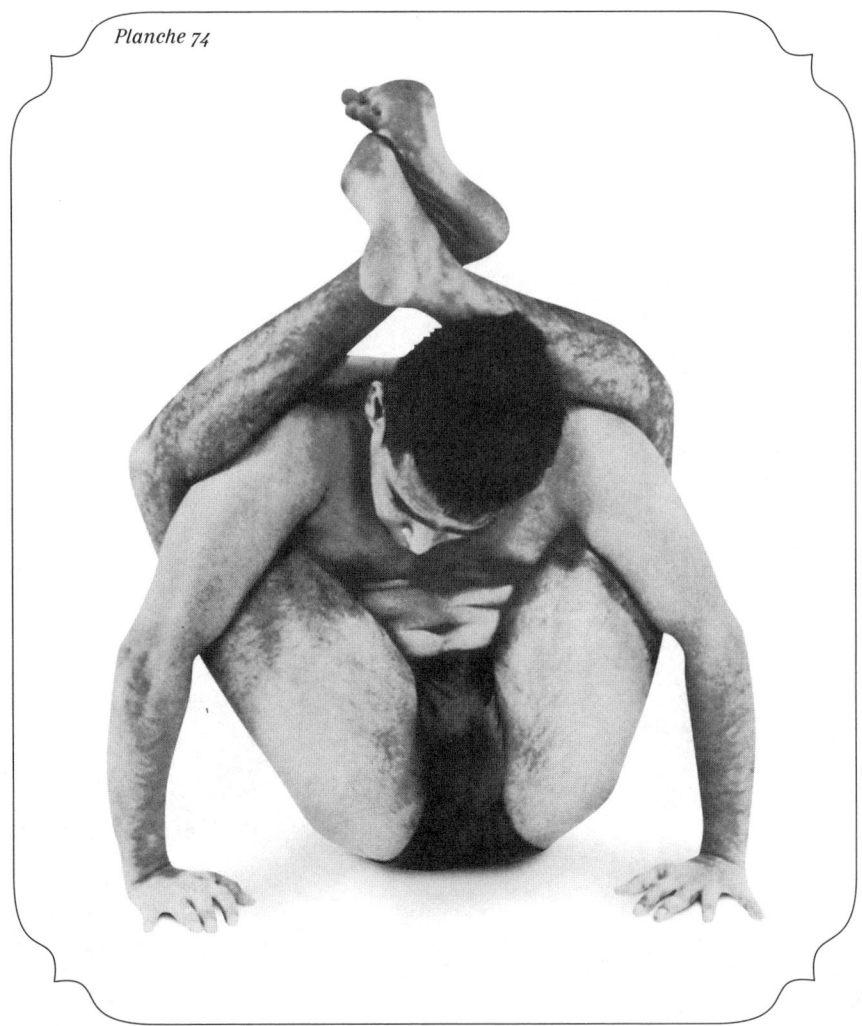

UTHITHA KURMASANA (posture de la tortue en équilibre)

Placez le pied droit derrière la tête et calez-le contre la nuque, puis passez le pied gauche derrière le pied droit, en verrouillant les chevilles.

Mettez-vous en équilibre sur les mains. C'est une des postures les plus difficiles, elle doit, par conséquent, être pratiquée uniquement par des élèves avancés. Elle exerce une grande pression sur les muscles des épaules et de l'abdomen.

Planche 75

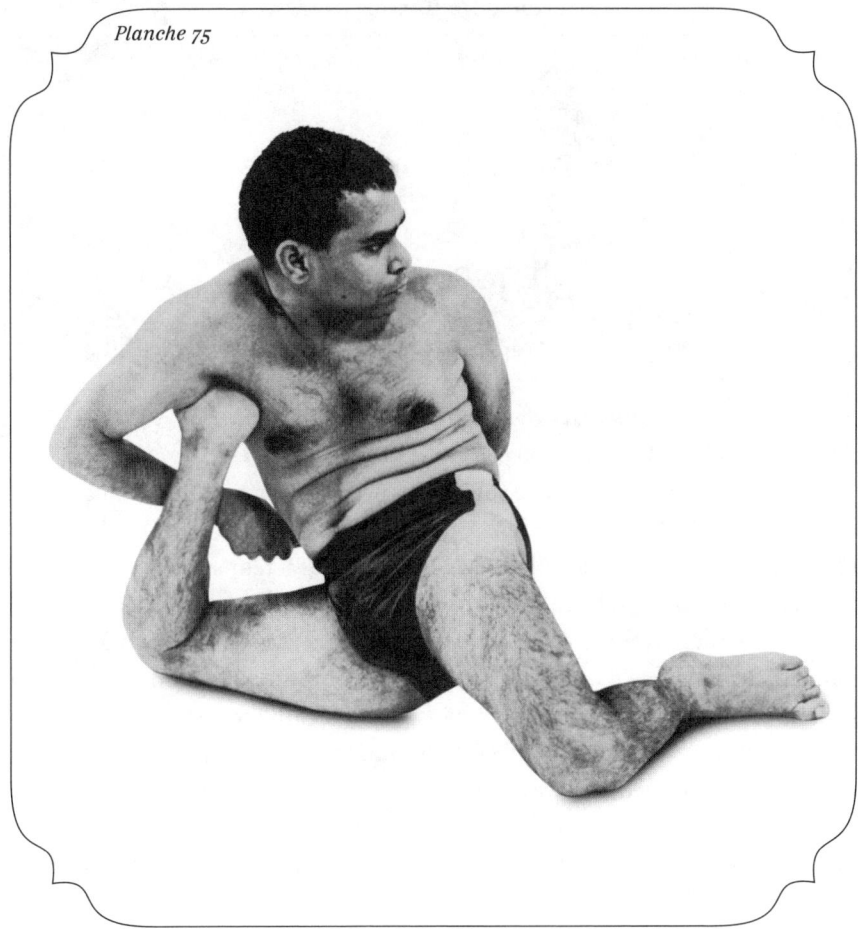

YOGA DANDA ASANA (posture du bâton du *yogi*) :

Dans cet exercice, les articulations des genoux sont en torsion et le pied est placé sous l'aisselle droite, les mains derrière le dos. Cet exercice augmente la souplesse des articulations des genoux.

Exercices de flexion arrière

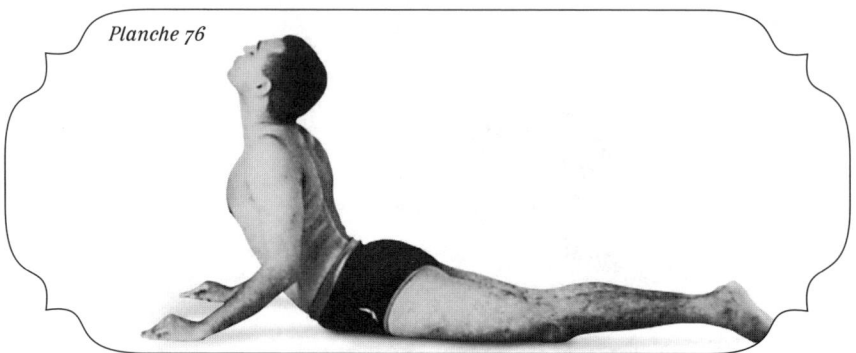

Planche 76

Exercices yoguiques pour le sacrum

BHUJANGASANA (posture du cobra) : **VARIATION 1 :**

Allongez-vous à plat ventre sur une couverture. Détendez complètement tous les muscles. Placez les paumes vers le bas, sous les épaules. Soulevez lentement la tête et la partie supérieure du corps, exactement comme le cobra soulève son capuchon. Cambrez bien la colonne. Ne soulevez pas le corps par à-coups. Déroulez lentement l'épine dorsale vers l'arrière, de façon à pouvoir sentir les vertèbres se courber une par une et la pression descendre le long des régions cervicale, dorsale et lombaire jusqu'à la région sacrée.

Le corps est en contact avec le sol, du nombril aux orteils.

Maintenez un peu la posture et, laissez progressivement tomber la tête en arrière. Inspirez pendant que vous vous cambrez vers l'arrière, retenez le souffle le temps que vous restez dans la position, et expirez en redescendant. Répétez ce mouvement six fois.

Il existe beaucoup de variations de cette posture du cobra, toutes ayant pour but d'obtenir la flexion maximum de la colonne vertébrale.

Cette posture soulage les douleurs du dos provoquées par un excès de travail.

Les muscles profonds et superficiels du dos sont tonifiés, les muscles abdominaux sont étirés et, de ce fait, renforcés. La pression intra-abdominale est augmentée. Tous les organes abdominaux sont tonifiés.

Toutes les vertèbres et leurs ligaments sont étirés vers l'arrière et reçoivent un riche apport sanguin.

Cette posture augmente la chaleur du corps et élimine de nombreuses affections. *Bhujangasana* est particulièrement recommandée aux femmes pour tonifier les ovaires et l'utérus. C'est un puissant tonique. Il soulage l'aménorrhée, la dysménorrhée, la leucorrhée ainsi que d'autres troubles utéro-ovariens.

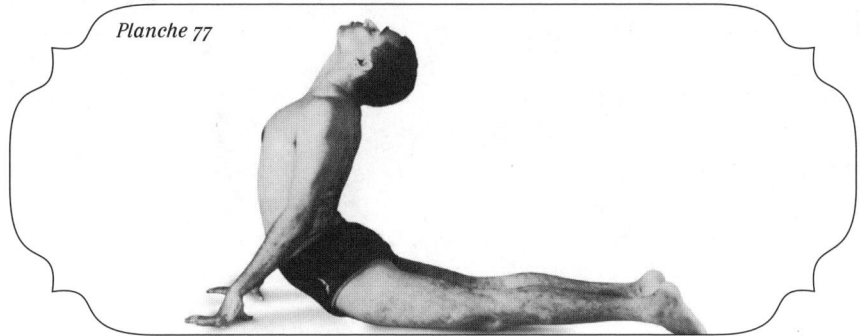

Planche 77

BHUJANGASANA (le cobra) : **VARIATION 2 :**

A partir de la première position du cobra, montez plus haut, en gardant les coudes tendus. Dans la variation 1, les coudes ne sont pas tendus et la région sacrale de la colonne vertébrale est courbée. Dans la variation 2, un mouvement complet de flexion est effectué de la région sacrale à la région cervicale.

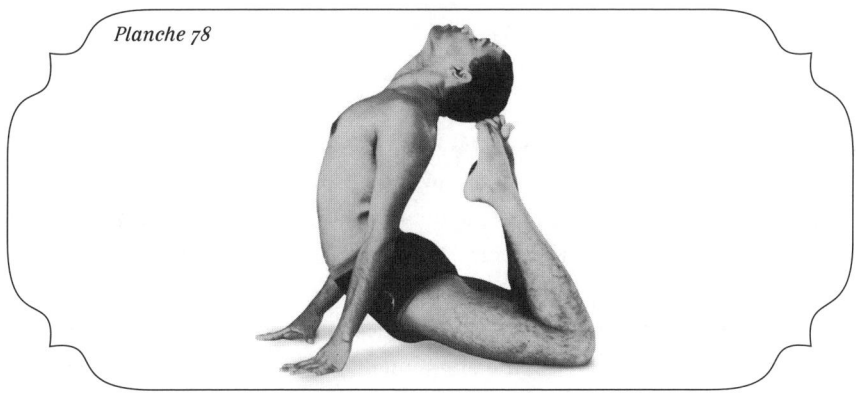

Planche 78

BHUJANGASANA (le cobra) : **VARIATION 3 :**

A partir de la variation 2 du cobra, cambrez la colonne vertébrale le plus possible. Puis pliez les genoux, amenez les orteils vers l'arrière de la tête et appuyez-les sur le crâne.

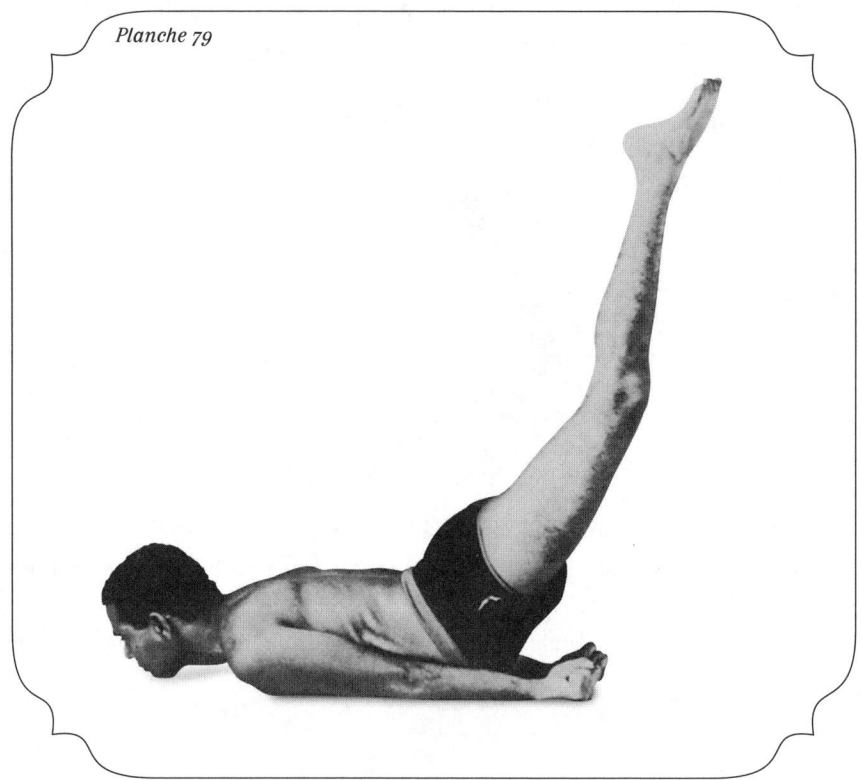

Planche 79

SALABHASANA (la sauterelle) : **VARIATION 1 :**

Allongez-vous à plat ventre sur une couverture, et gardez les bras le long du corps, paumes en l'air. Appuyez le menton sur le sol en soulevant un peu la tête. Puis inspirez lentement. Contractez tout le corps et soulevez les jambes.

Les genoux doivent rester tendus. Le sacrum doit être un peu soulevé. La poitrine et les mains supportent le poids des jambes. Gardez les cuisses, les jambes et les orteils dans le même alignement. Maintenez la posture pendant vingt secondes et redescendez lentement. Répétez ce mouvement trois à quatre fois, selon vos possibilités.

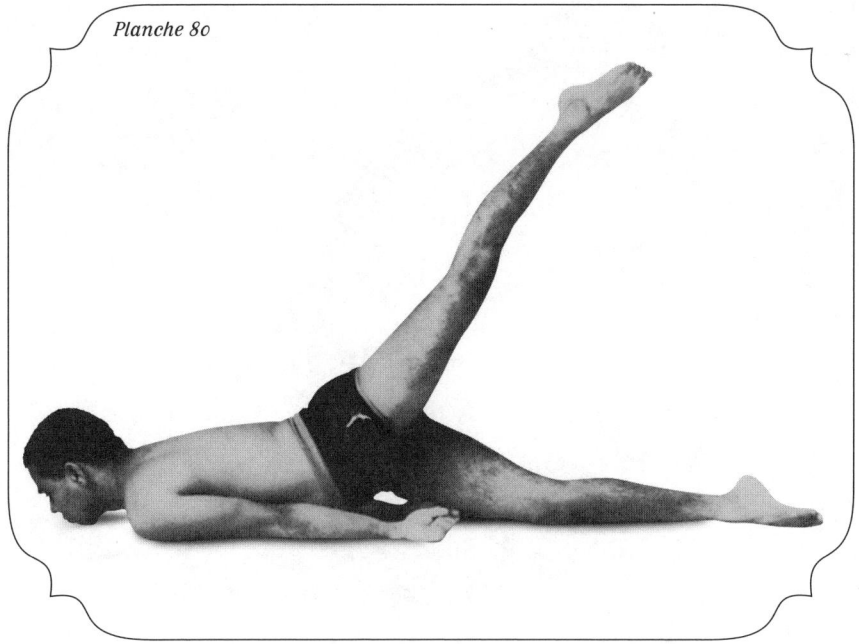

Planche 80

ARDHA SALABHASANA (la demi-sauterelle) : **VARIATION 2 :**

Pour cette posture, il faut lever une jambe à la fois. Quand vous avez progressé dans cette demi-posture, vous pouvez commencer à lever les deux jambes ensemble. C'est un exercice préliminaire à *salabhasana* complète.

Planche 81

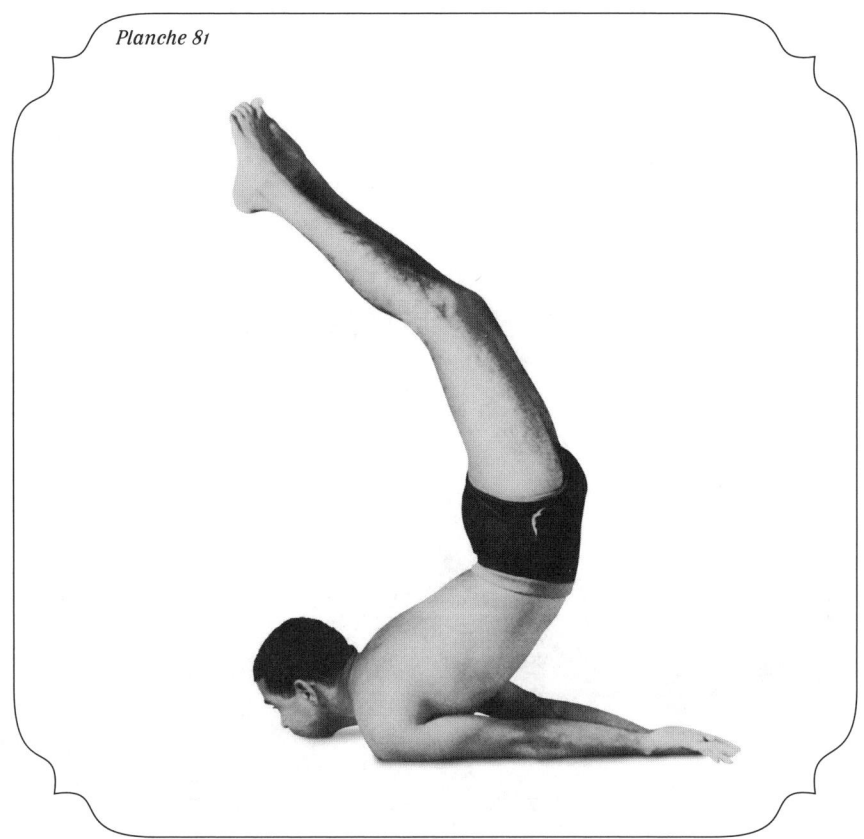

SALABHASANA (la sauterelle) : **VARIATION 3 :**

Dans cette posture, la région cervicale et ses ligaments sont davantage sollicités. Dans la variante 1, les régions lombaire et sacrale sont mobilisées ; la technique est la même, mais il faut exercer plus de force sur les mains afin de soulever le corps, jusqu'à ce qu'il repose tout entier sur le menton. Cet exercice exerce une pression très forte sur les muscles du dos et des épaules (plastyma, trapèzes, splenius capitis, sternocleidomastoidien), ainsi que sur les biceps et les deltoïdes des bras, et, par conséquent, il étire les muscles et les tendons et améliore la circulation sanguine

Quand elle est exécutée correctement, cette posture est exactement le contraire de la posture sur les épaules.

140

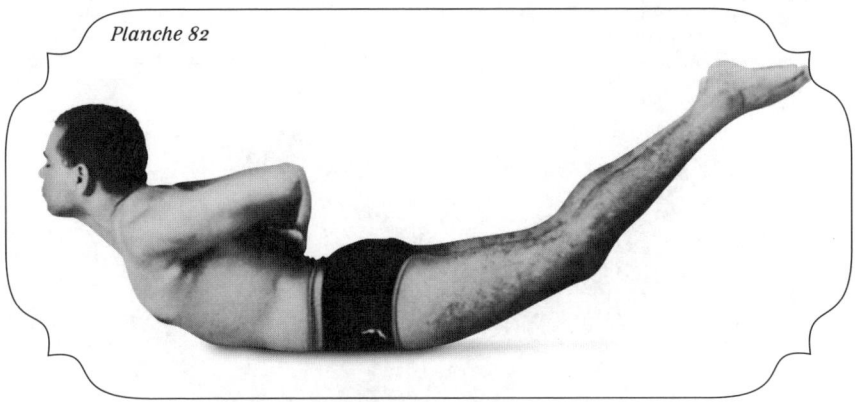

Planche 82

SALABHASANA (la sauterelle) : **VARIATION 4**

Dans la posture de *salabhasana*, placez les mains derrière le dos et soulevez le menton. Puis, sans l'aide des mains, ni du menton, soulevez les jambes et la poitrine et appuyez-vous sur l'abdomen. Cet exercice exerce davantage de pression sur la région lombaire. Il comprime l'abdomen et tonifie les organes abdominaux.

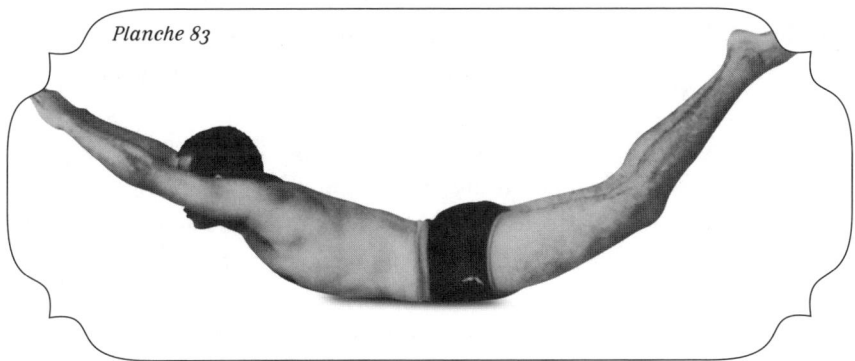

Planche 83

SALABHASANA (la sauterelle) : **VARIATION 5**

La technique est la même que pour la variation 4, mais les bras sont tendus vers l'avant, le bout des doigts et des orteils étant au même niveau. Le corps prend la forme d'un bateau.

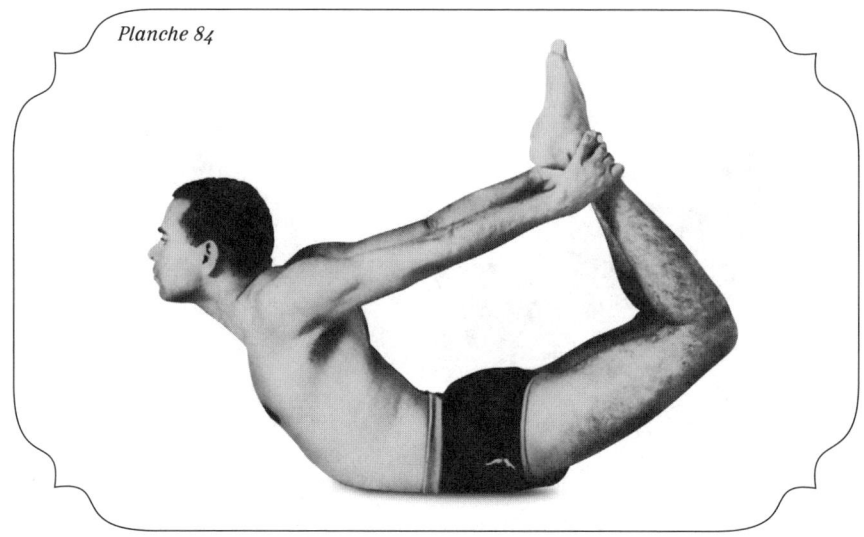

Planche 84

DHANURASANA (l'arc) : **VARIATION 1 :**

Dans cette *asana*, le corps prend la forme d'un arc. Les bras tendus et les jambes représentent la corde de l'arc et le corps et les cuisses, l'arc lui-même.

Allongez-vous à plat ventre sur une couverture. Détendez les muscles. Puis repliez les jambes sur les cuisses. Attrapez solidement la cheville gauche dans la main gauche et la cheville droite dans la main droite. Soulevez la tête, le corps et les genoux en tirant sur les jambes avec les mains, de façon à ce que tout le poids du corps repose sur l'abdomen et que l'épine dorsale soit courbée en arrière comme un arc ; maintenez quelques secondes et détendez le corps. Retenez le souffle pendant la posture. Ne l'exécutez pas par à-coups.

Comme vous pouvez le constater sur la photo, toute la colonne est courbée comme un arc. C'est donc l'exercice idéal pour les régions cervicale, thoracique, lombaire et sacrale.

Cette posture produit les effets combinés des postures du cobra et de la sauterelle.

Les muscles du dos sont bien massés. Elle supprime la constipation et guérit la dyspepsie, les rhumatismes et les affections gastro-intestinales. Elle élimine la graisse, dynamise la digestion, stimule l'appétit et soulage la congestion du sang dans les organes abdominaux.

Cette posture est particulièrement recommandée aux femmes.

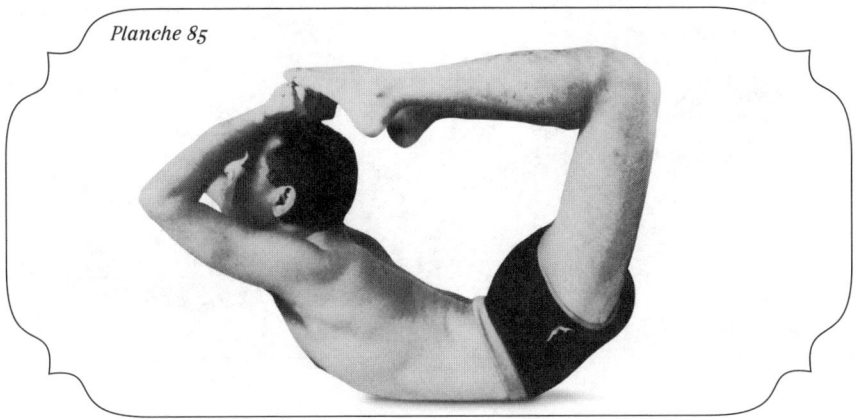

Planche 85

PURNA DHANURASANA (l'arc complet) : **VARIATION 2**

Cet exercice est appelé *dhanurasana* complet ou *purna dhanurasana*. Il demande une souplesse considérable de la colonne vertébrale.

Allongez-vous sur le ventre et repliez les jambes. Attrapez les gros orteils avec les mains et tirez lentement les pieds vers la tête. Cette asana fait travailler la colonne vertébrale au maximum.

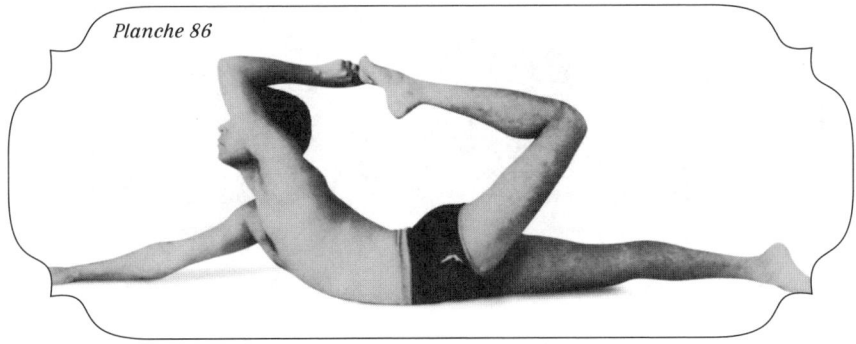

Planche 86

DHANURASANA (l'arc) : **VARIATION 3**

Dans cette posture, une moitié du corps est en flexion tandis que l'autre moitié est maintenue droite.

Allongez-vous sur le ventre et pliez le genou droit. Attrapez le gros orteil droit avec la main droite et tirez-le lentement vers la tête, arquant la partie droite du dos. Changez de côté. Cet exercice peut être exécuté deux fois de chaque côté.

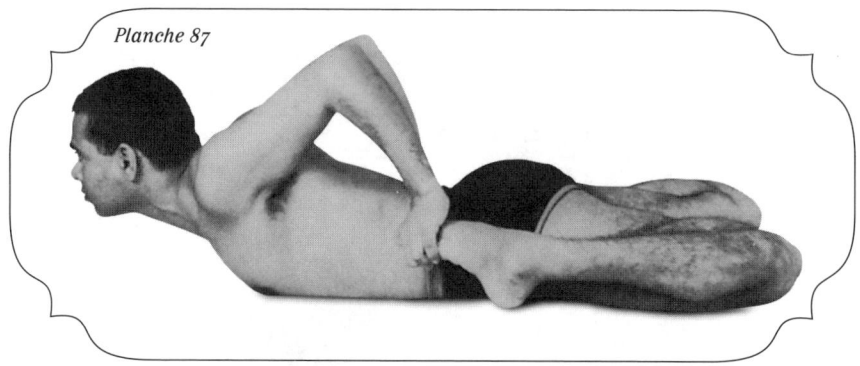

Planche 87

DHANURASANA (l'arc) : **VARIATION 4**

Cette posture a un effet particulièrement efficace sur les muscles des chevilles, des genoux et des épaules.

Allongez-vous sur le ventre et pliez les jambes. Appuyez sur les pieds avec les mains jusqu'à ce que les talons touchent le sol, redressez la tête.

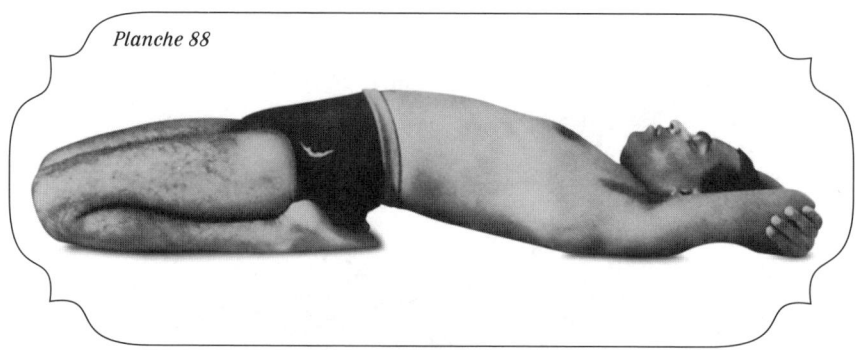

Planche 88

Exercices de flexion arrière en position assise

SUPTA VAJRASANA (posture agenouillée) : **VARIATION 1**

Asseyez-vous sur les talons. A l'aide des coudes, descendez lentement en arrière jusqu'à être allongé sur le sol. Mettez les bras croisés au-dessus de la tête.

C'est un excellent exercice pour les femmes. Il étire les muscles des jambes et des fesses.

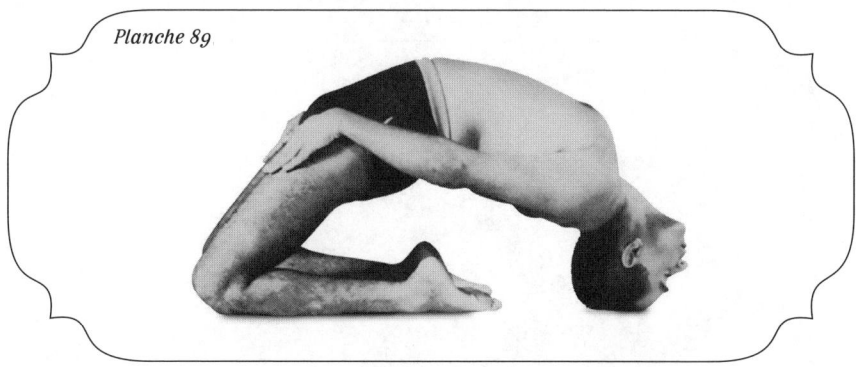

Planche 89

SUPTA VAJRASANA (posture agenouillée) : **VARIATION 2**

Dans cette position, il faut arquer la colonne vertébrale le plus possible. Appuyez-vous sur les jambes et la tête. Gardez les mains sur les cuisses. C'est un excellent exercice pour la colonne vertébrale. Il exerce une action importante sur la région cervicale et les glandes thyroïde et parathyroïdes qui reçoivent un apport de sang supplémentaire.

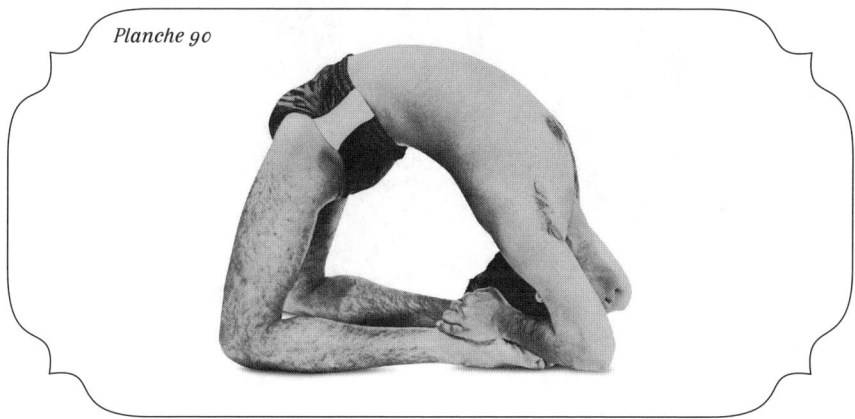

Planche 90

PURNA SUPTA VAJRASANA (le diamant en position agenouillée complète)

Mettez-vous à genoux. Puis, allongez-vous lentement sur le dos, en gardant les genoux légèrement écartés. Dès que la tête touche le sol, soulevez les fesses et le corps du sol, en vous appuyant sur la tête et les jambes. Utilisez les mains pour rapprocher la tête des talons. Avec un entraînement progressif, vous serez capable d'amener la tête vers les talons. Pour les débutants, cet exercice procure une souplesse maximum du dos et développe la cage thoracique.

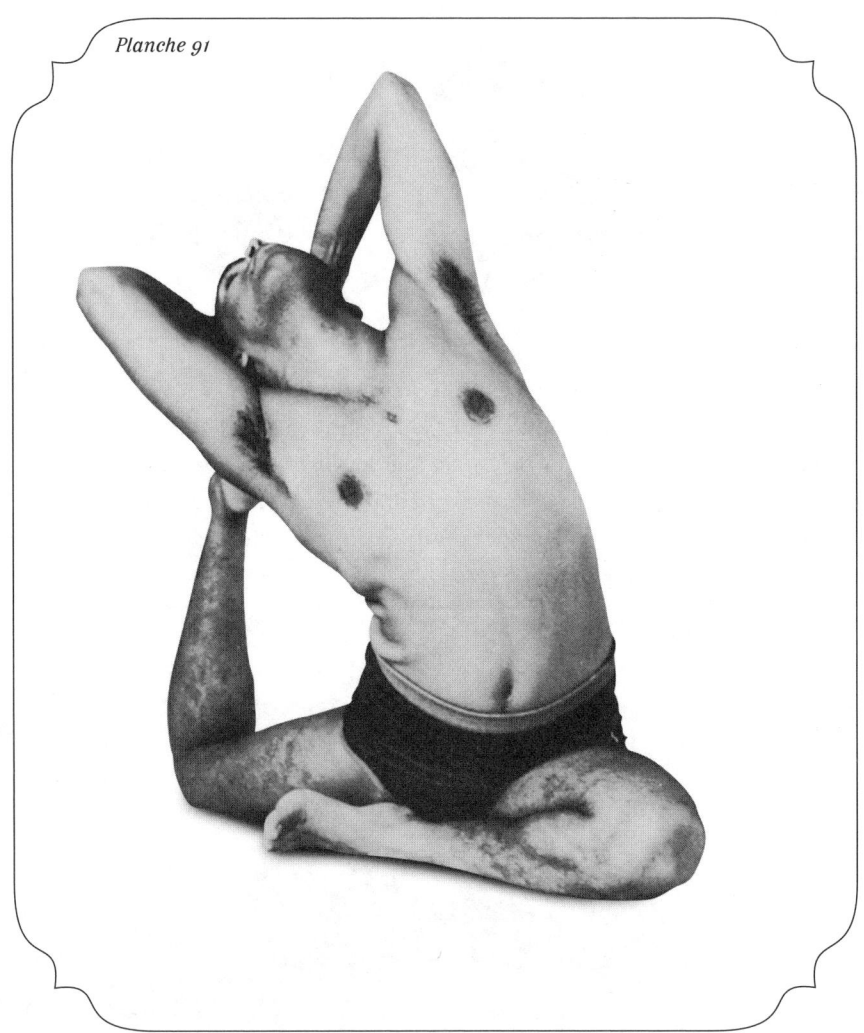

Planche 91

KAPOTHASANA (posture du pigeon)

Pliez la jambe droite et placez le pied droit contre l'aine gauche. Étirez la jambe gauche en arrière et fléchissez-la. Avec les mains, tirez sur le pied gauche jusqu'à ce qu'il touche la tête. Cambrez cou et poitrine le plus possible vers l'arrière. Pratiquez cette posture plusieurs fois de chaque côté. C'est un excellent exercice pour l'étirement des muscles des jambes, des cuisses et du dos.

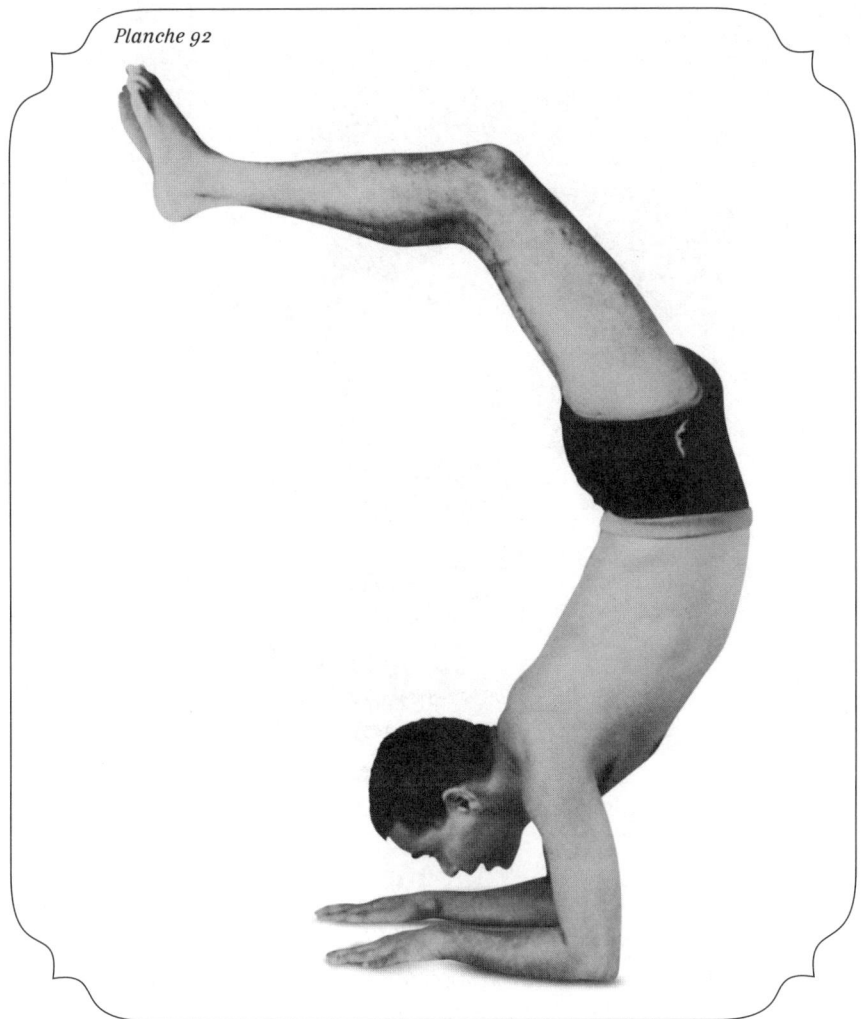

Planche 92

Exercices de flexion arrière sur les mains

VRISCIKASANA (le scorpion) Agenouillez-vous et placez les avant-bras sur le sol (paumes vers le bas). Appuyez-les fermement et lancez les jambes en l'air en les raidissant. Soulevez la tête au-dessus du sol et gardez l'équilibre.

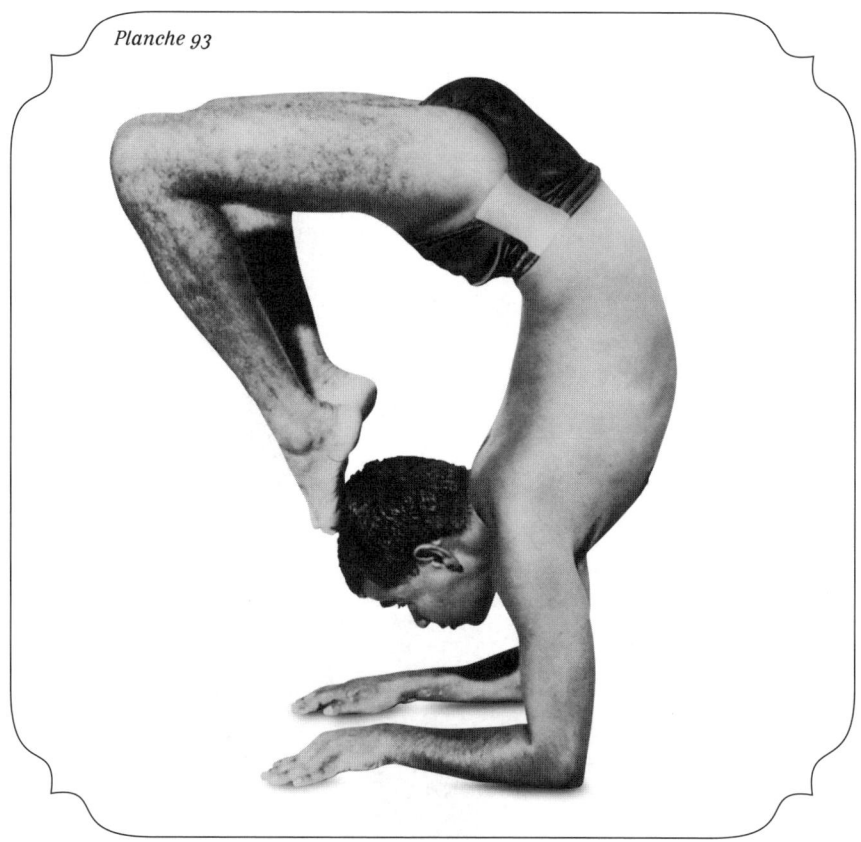

Planche 93

Ensuite, à partir de la position précédente, repliez les jambes et lentement amenez-les par-dessus la tête, qui est soulevée, le visage face au sol. Lentement, touchez le sommet de la tête avec la plante des pieds. Cette asana exerce une flexion maximum sur la colonne vertébrale et apporte équilibre et harmonie à tout l'organisme. Elle ne doit être pratiquée qu'après avoir acquis une très grande expérience dans l'exécution de la posture sur la tête et de *Chakrasana* (la roue).

Outre la colonne vertébrale et ses ligaments, cet exercice étire presque tous les muscles et améliore la circulation dans chaque partie du corps, cerveau inclus. Cette posture est difficile, et nécessite beaucoup d'entraînement avant de pouvoir être maîtrisée.

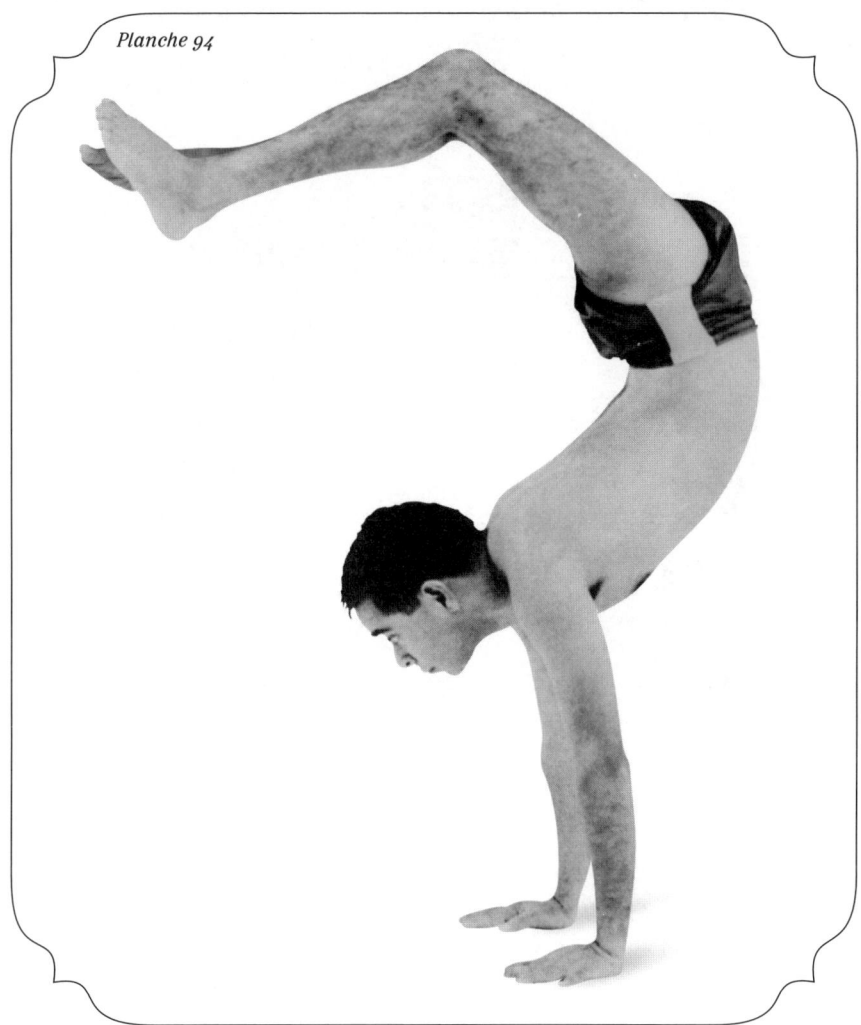

Planche 94

VRIKSASANA (l'arbre)

C'est un exercice d'équilibre sur les mains. Avant de le tenter, il faut être capable d'exécuter correctement et aisément la posture sur la tête. Les débutants peuvent s'appuyer contre un mur jusqu'à ce que l'équilibre soit assuré.

Cette *asana* renforce les bras et les épaules. La tête ne touchant pas le sol (contrairement à la posture sur la tête), il n'y a pas de pression sur les vertèbres.

149

Exercices de flexion arrière en position debout

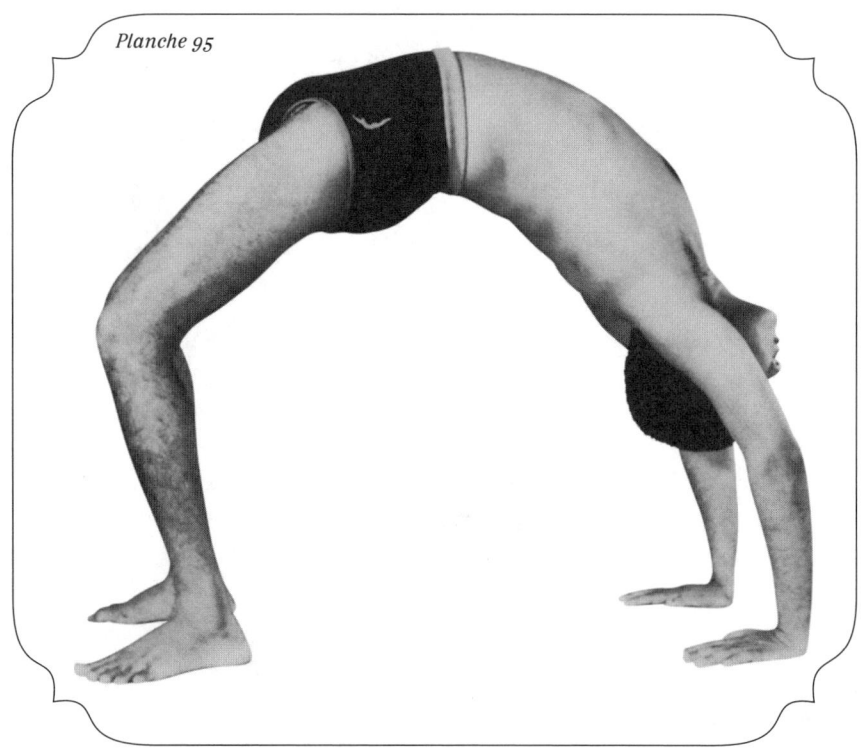

Planche 95

CHAKRASANA (la roue) : **VARIATION 1**

Cette posture peut être exécutée de deux façons différentes.

Allongez-vous, repliez les bras et les jambes. Soulevez le corps et appuyez-vous sur les mains et les pieds. Arquez la colonne vertébrale le plus possible en rapprochant un peu les mains des pieds.

La seconde manière de pratiquer la posture de la roue est de partir de la position debout, et de cambrer lentement en arrière jusqu'à ce que les mains touchent le sol, l'appui est alors sur les jambes et les bras. Les débutants doivent être prudents car ils peuvent tomber en arrière et se faire mal. Cet exercice demande plus d'équilibre et de souplesse. Pour plus de sécurité, pratiquez d'abord la première variation.

Cette posture peut être exécutée deux ou trois fois.

Dans cette posture, les muscles des jambes, du bassin, des épaules et des bras, ainsi que la colonne vertébrale et ses ligaments, subissent une flexion et un étirement complets, ce qui permet d'obtenir tous les effets bénéfiques de la flexion en arrière. Les élèves avancés peuvent en exécuter les variations, afin d'obtenir encore plus d'effets bénéfiques.

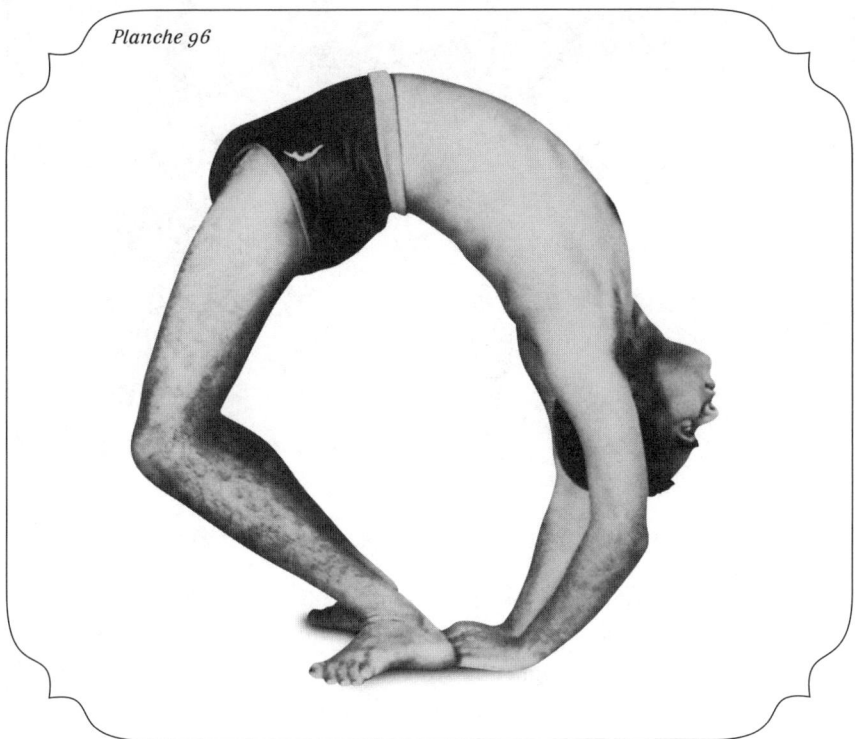

Planche 96

CHAKRASANA (la roue) : VARIATION 2

A partir de la posture de la variation 1, rapprochez lentement les mains des talons, jusqu'à les touchez. C'est la position finale dans laquelle le corps entier ressemble à une roue.

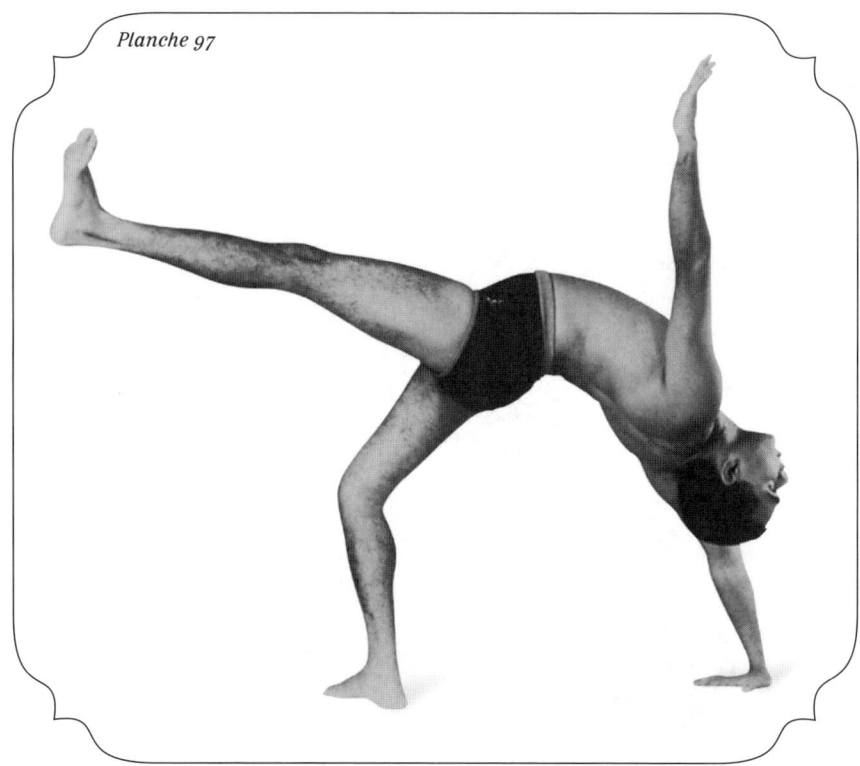

Planche 97

ƐKA PADA CHAKRASANA (posture de la roue sur une jambe) **: VARIATION 3**
    A partir de la variation 1, soulevez la jambe droite et le bras droit en prenant appui sur le pied et la main gauches. Après un temps de relaxation, reprenez la posture en soulevant la main gauche et le pied gauche.

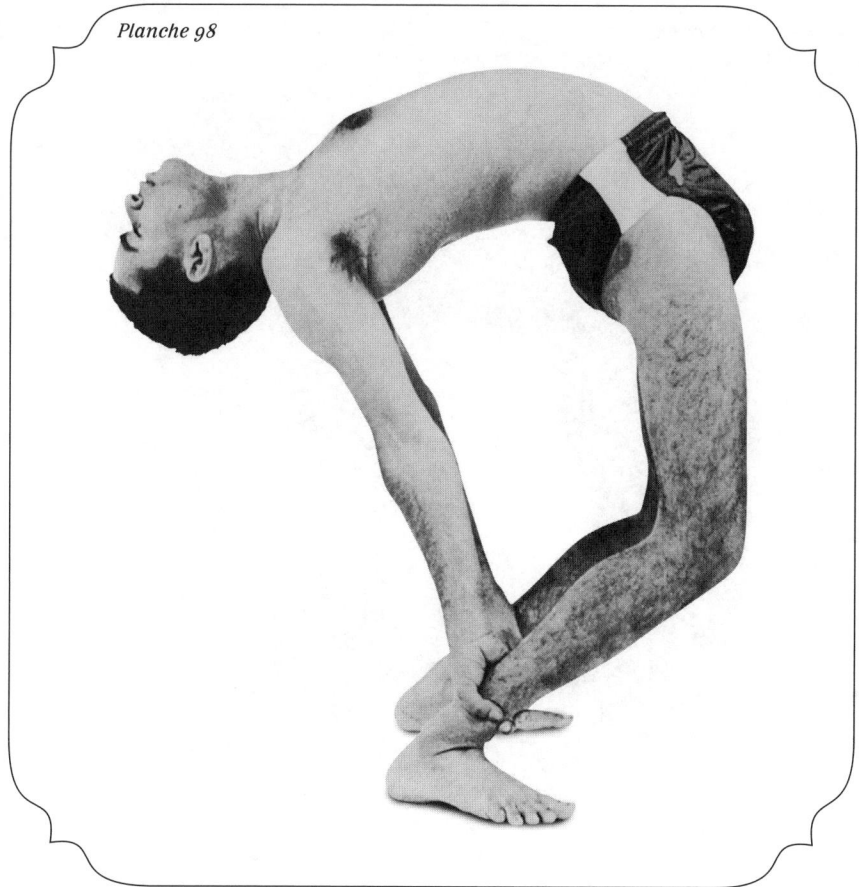

Planche 98

CHAKRASANA (posture de la roue) : **VARIATION 4**

Mettez-vous debout en gardant les mains le long des cuisses. Descendez en arrière, en portant le poids sur les talons et les muscles des mollets. En cambrant, les mains se rapprochent des chevilles. Saisissez-les et étirez votre corps le plus possible vers le bas. (Cette posture ressemble à un arc en position debout).

Planche 99

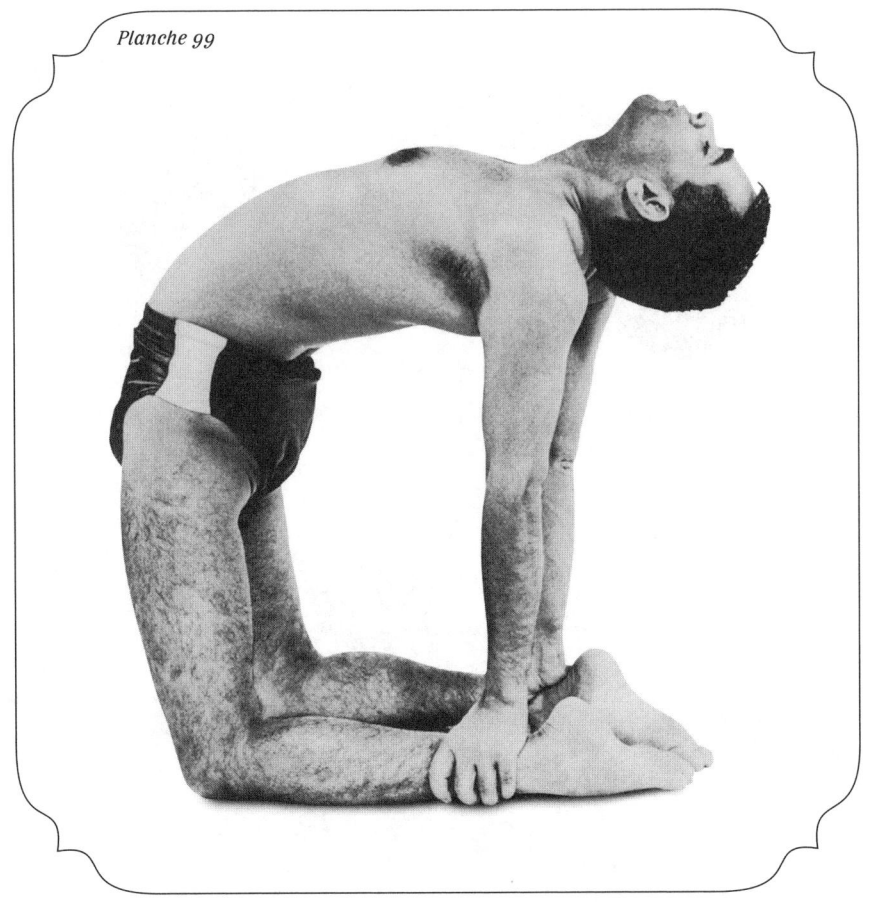

CHAKRASANA (posture de la roue) : **VARIATION 5**

Agenouillez-vous et cambrez vers l'arrière, en remontant les muscles fessiers. Attrapez les chevilles. Respirez profondément pendant quelques secondes et répétez l'exercice deux à trois fois. Cette posture est beaucoup plus facile pour les débutants que les deux variations précédentes.

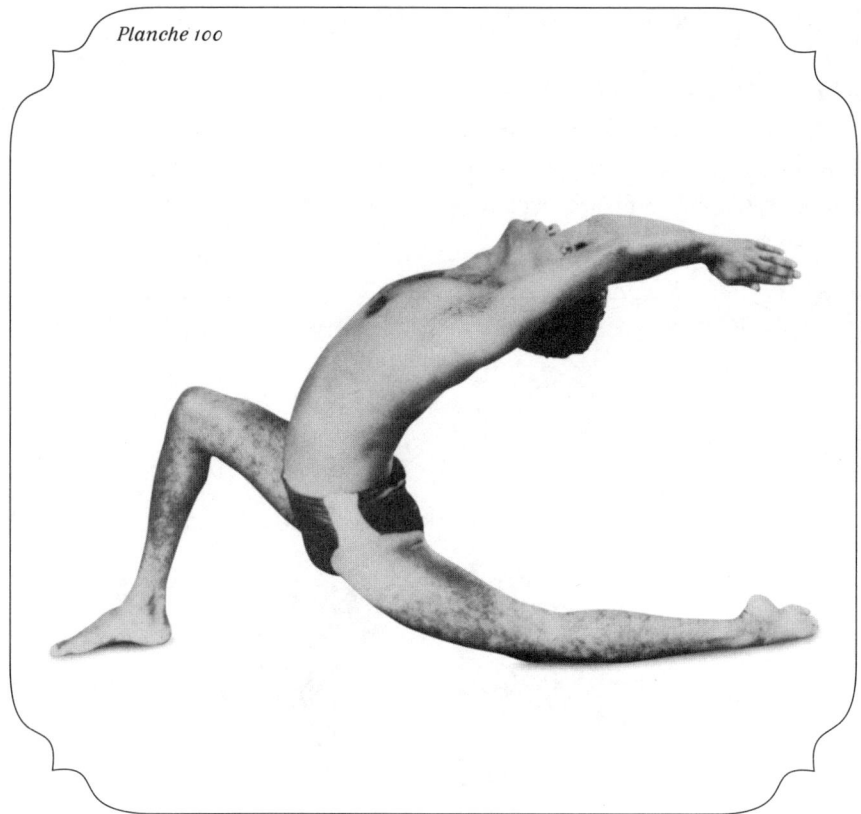

Planche 100

ANJANEYASANA (posture de l'écart avant)

Etirez la jambe droite le plus loin possible vers l'arrière. Gardez le pied gauche à plat sur le sol, le genou plié. Levez les bras au-dessus de la tête et lentement cambrez la colonne jusqu'à ce que les mains, la colonne vertébrale et les jambes forment un demi-cercle.

Mouvements latéraux de la colonne vertébrale

ARDHA MATSYENDRASANA (demi-torsion vertébrale)

Nous avons traité des flexions avant et arrière pour la colonne vertébrale. Continuons maintenant avec la torsion latérale des régions lombo-dorsale, lombaire et sacro-lombaire, accompagnée d'un étirement du bassin au niveau des hanches.

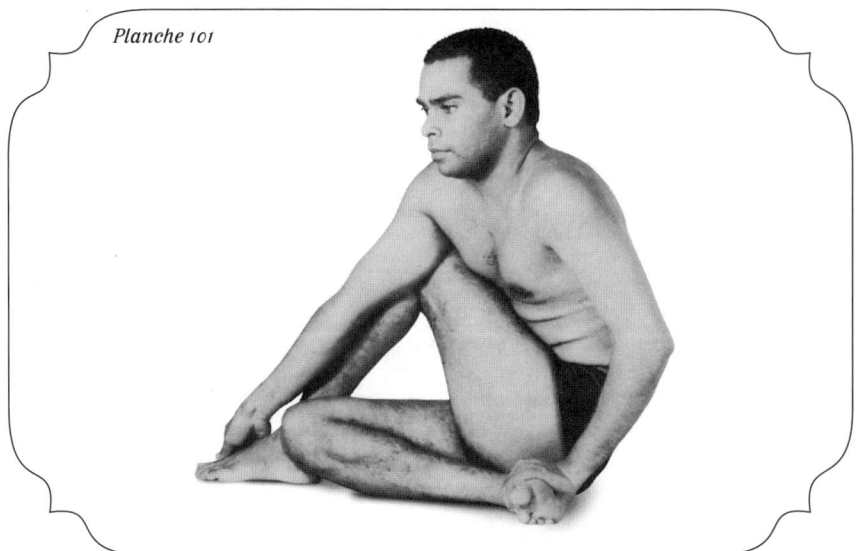

Planche 101

Mettez une couverture sur le sol et asseyez-vous, les genoux près de la poitrine, les pieds à plat. Pliez la jambe droite et placez le talon contre le périnée. Le talon ne doit pas bouger. Ensuite, pliez la jambe gauche et à l'aide des mains, posez le pied gauche du côté externe de la cuisse droite. En passant le bras droit par-dessus le genou gauche, attrapez fermement le pied gauche avec la main droite. Le genou gauche est ainsi placé dans l'axe correct. Afin d'accentuer mécaniquement la torsion de la colonne, la main gauche est placée en arrière pour attraper la cuisse droite.

Etirez et faites une torsion énergique de la colonne vertébrale. Pour que cette torsion soit complète, tournez aussi la tête vers l'épaule gauche. Gardez la poitrine droite et dégagée.

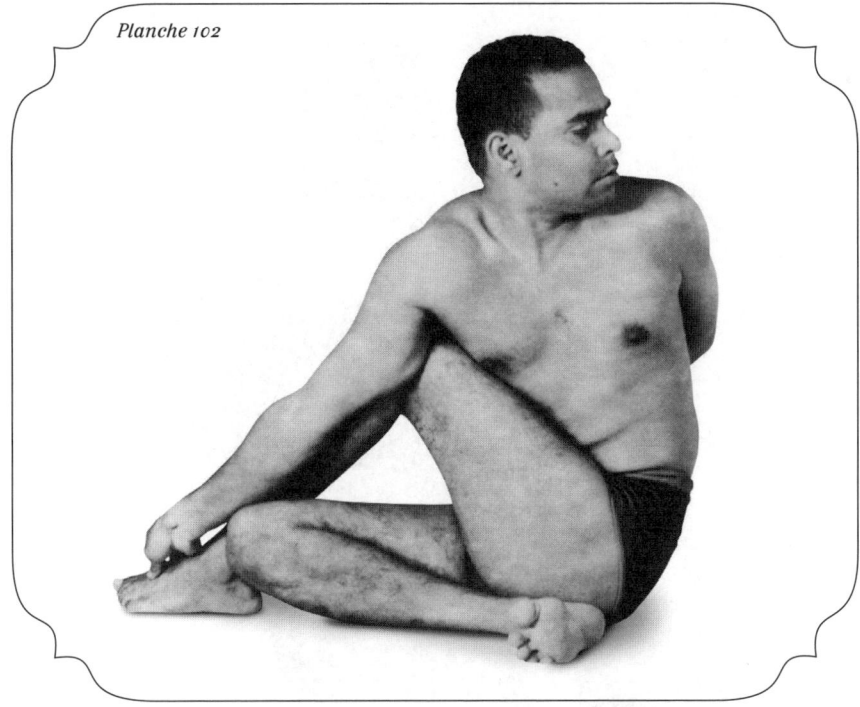

Planche 102

Restez dans la posture pendant cinq secondes. Puis relâchez les mains et les jambes. Répétez de la même façon la torsion vers la droite, en changeant la position des membres. Ces deux mouvements constituent une torsion vertébrale complète.

Cette posture entretient la souplesse de la colonne vertébrale et masse efficacement les organes abdominaux.

Le lumbago et de nombreux rhumatismes musculaires du dos sont soulagés. Les racines des nerfs de la colonne vertébrale et le système sympathique sont fortifiés et bien irrigués.

C'est une asana excellente pour lutter contre la constipation et la dyspepsie.

Dans cette posture, chaque vertèbre subit une rotation des deux côtés, les ligaments qui y sont attachés sont entraînés dans le mouvement et reçoivent un riche apport sanguin. Tous les nerfs de la colonne vertébrale sont tonifiés.

Dans les pages suivantes, vous pouvez voir les différentes variations de cette posture.

Planche 103

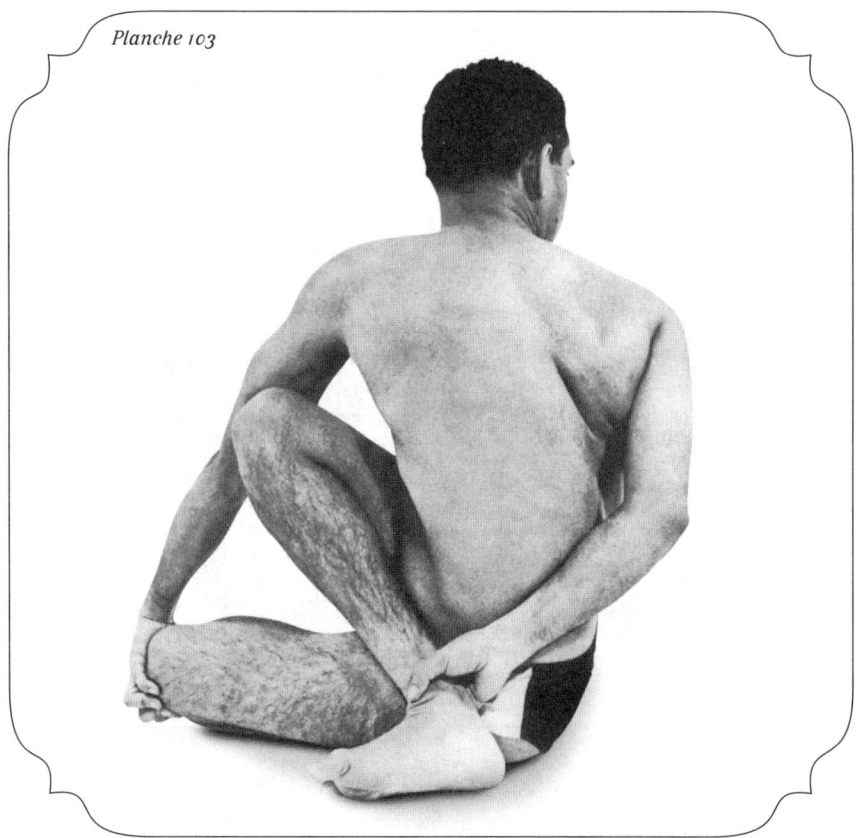

ARDHA MATSYENDRASANA (demi-torsion vertébrale) : **VARIATION 2**

Dans la variation 1, la torsion de la colonne vertébrale était presque identique du sommet jusqu'en bas. Dans la seconde position, le haut des épaules subit une torsion supplémentaire.

Asseyez-vous en pliant la jambe droite de façon à ce que le talon droit se trouve sous l'entrejambe. Croisez la jambe gauche par-dessus la cuisse droite et posez le pied à plat sur le sol. Passez le bras droit à l'extérieur du genou gauche et attrapez le genou droit. Placez le bras gauche derrière le dos et saisissez fermement la cheville gauche. Gardez la posture une demi-minute à une minute, puis inversez-la. En exécutant une torsion de côté, la colonne vertébrale est assouplie latéralement, les canaux du grand sympathique sont tonifiés et les muscles du dos sont massés.

158

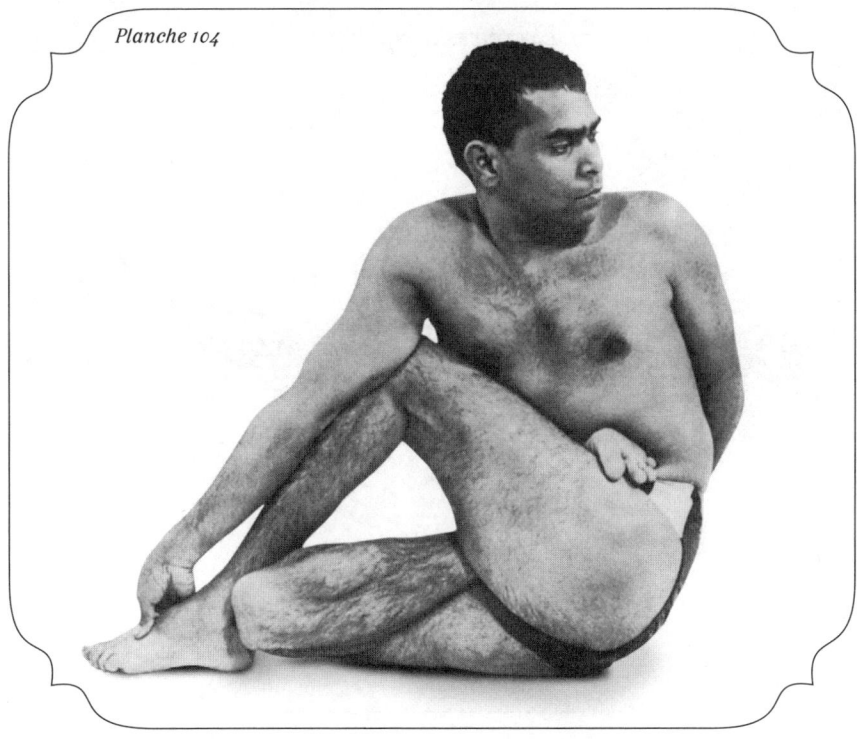

Planche 104

PURNA MATSYENDRASANA (torsion vertébrale complète) : **VARIATION 3**

Cette posture est une des plus difficiles à maîtriser. Avant de la pratiquer, il faut que vous soyez capable d'exécuter la posture du lotus parfaitement et aisément.

La différence entre la variation 1 et la posture complète consiste seulement dans la position du pied. Dans la demi-posture, le pied droit est sous la cuisse et le pied gauche derrière le genou droit. Dans la posture complète, le pied droit se trouve entre les muscles abdominaux et les muscles de la cuisse, le pied gauche se trouvant dans la même position que précédemment (derrière le genou droit).

Quand vous placez le bras droit à l'extérieur du genou gauche pour attraper le pied gauche, le pied droit, qui se trouve entre l'abdomen et la cuisse, exerce une forte pression sur le foie et l'estomac. La pression s'exerce, en outre, sur les reins et les intestins. De cette façon, tous les organes abdominaux sont massés et la circulation améliorée, éliminant les toxines produites durant la digestion.

Exercices d'équilibre

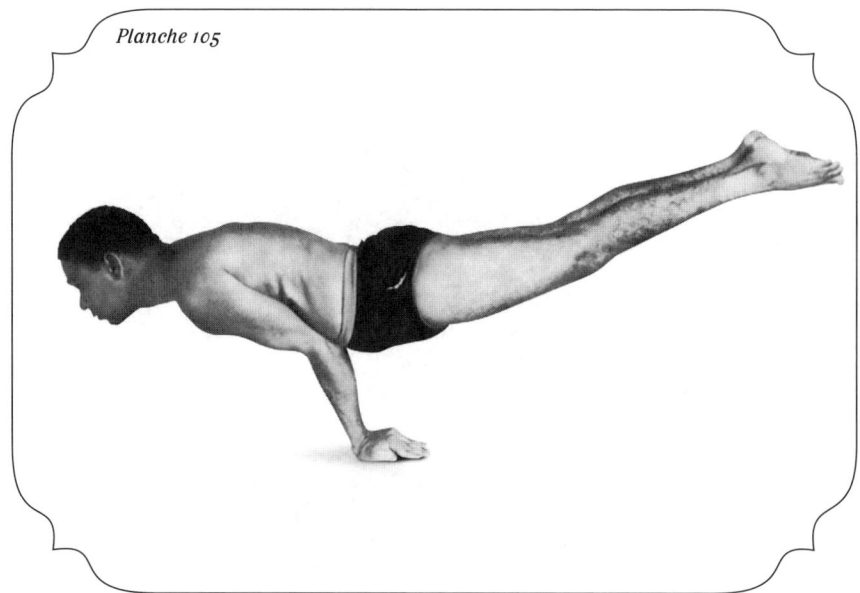

Planche 105

MAYURASANA (posture du paon) : **VARIATION 1**

En sanskrit, *mayur* signifie « paon ». Dans cette posture, le corps ressemble à un paon qui étale les plumes de sa queue.

Agenouillez-vous sur une couverture. Joignez les deux bras et placez les paumes des mains sur le sol, les doigts pointant vers les orteils. Vous pouvez légèrement plier les doigts, ce qui facilitera l'équilibre. Les avant-bras sont maintenant prêts à supporter fermement tout le corps. Descendez lentement votre abdomen contre les coudes réunis qui portent le poids du corps. Puis tendez les jambes. Inspirez et levez les jambes ensemble au niveau de la tête, parallèles au sol. Gardez la posture pendant cinq secondes, posez les orteils sur le sol et expirez.

Reposez-vous pendant quelques minutes.

Cette asana peut être exécutée deux ou trois fois.

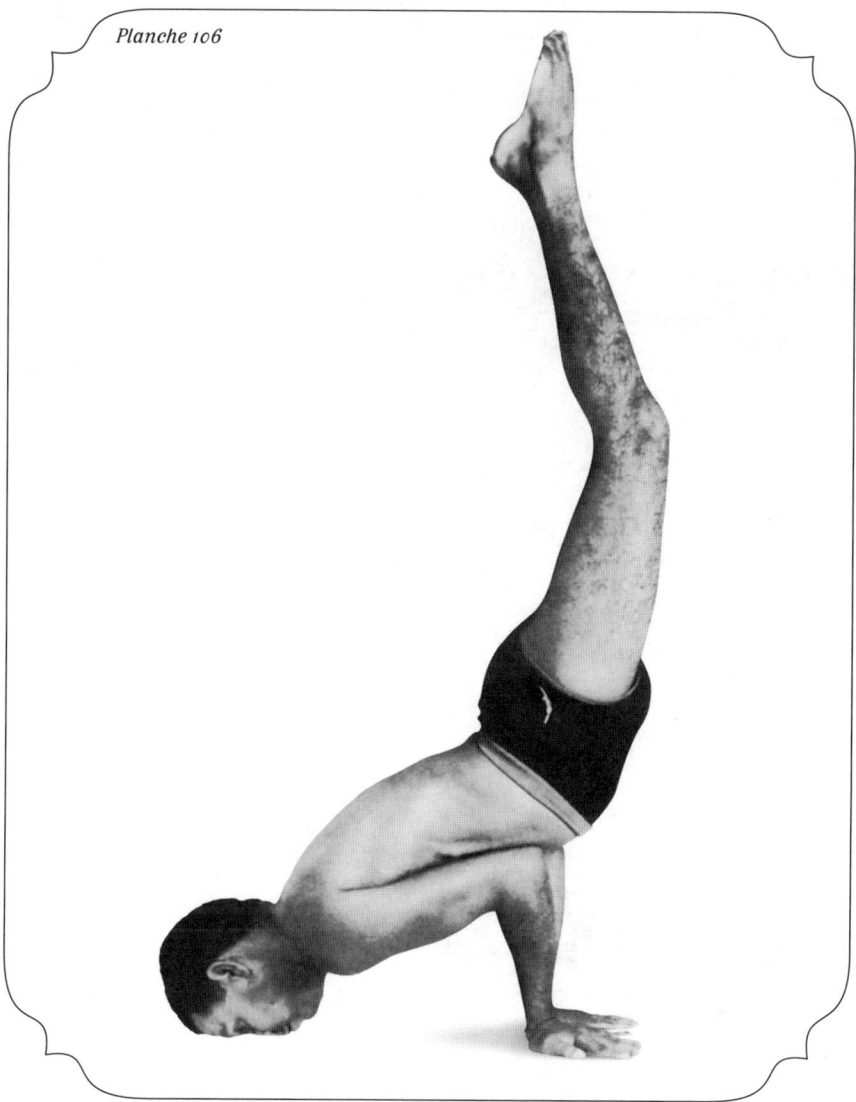

Planche 106

MAYURASANA (posture du paon) : **VARIATION 2**

Exécutez la variation 1 de *mayurasana*, puis mettez le front sur le sol et levez les jambes aussi haut que possible.

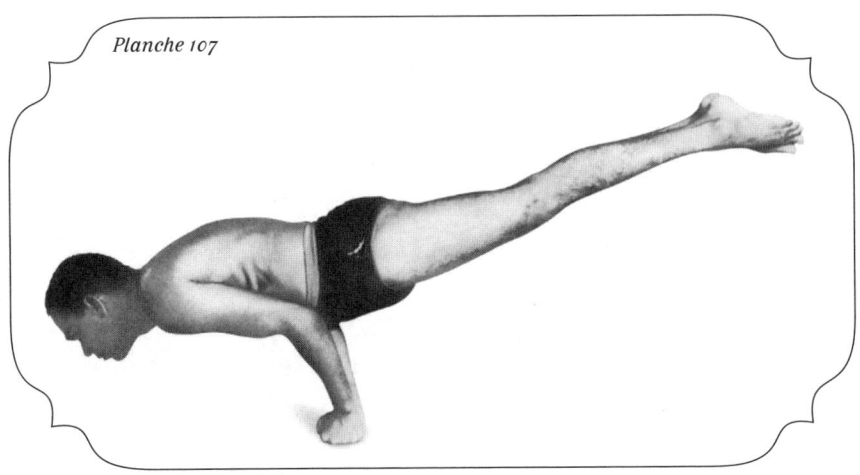

Planche 107

MAYURASANA (posture du paon) : **VARIATION 3**

Exécutez *mayurasana* en pliant les doigts et en étant en équilibre sur les poings.

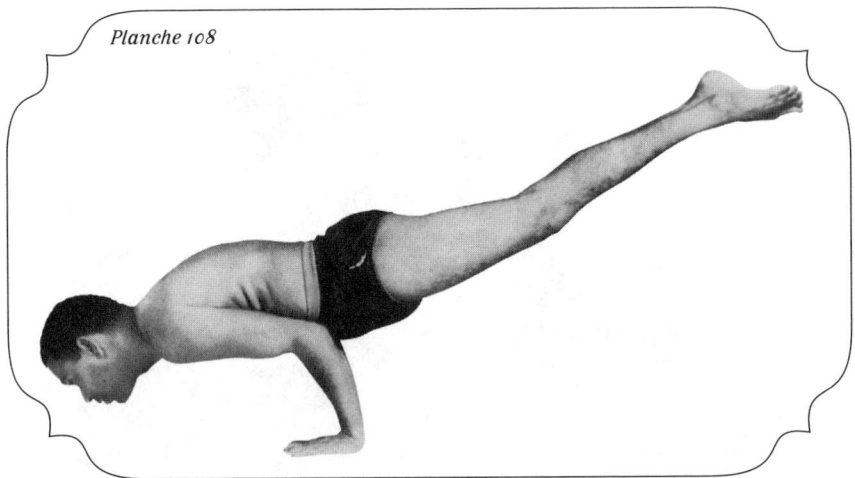

Planche 108

MAYURASANA (posture du paon) : **VARIATION 4**

Mayurasana est exécutée avec les doigts en direction de la tête. Mettez-vous en équilibre. Dans cette variation, les poignets subissent une forte pression.

162

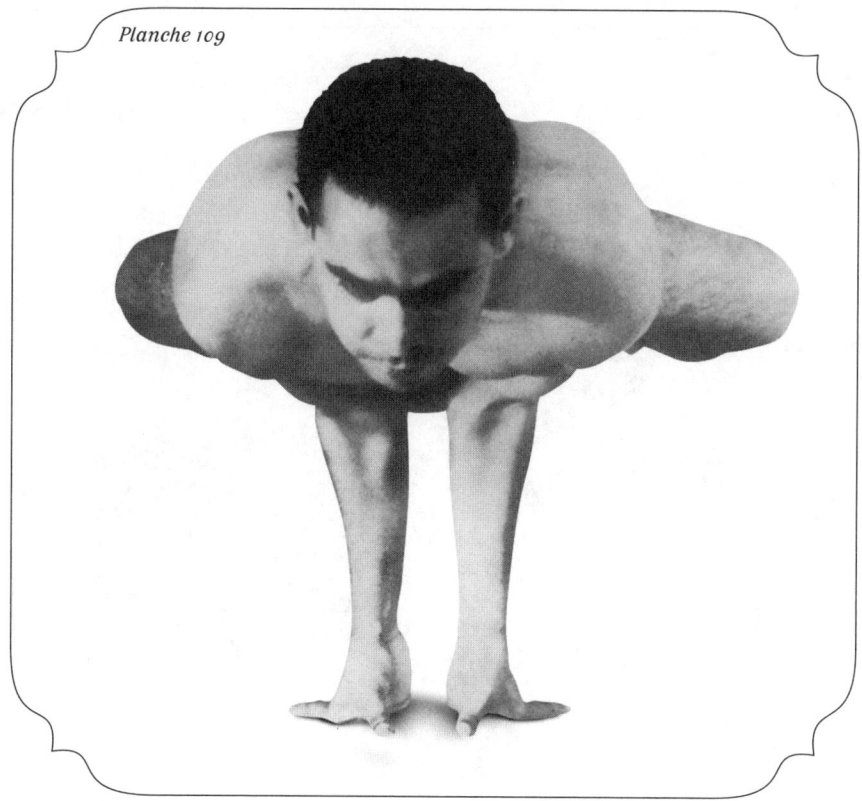

Planche 109

MAYURASANA (posture du paon) : **VARIATION 5**

Asseyez-vous en lotus. Séparez le pouce des autres doigts et mettez-vous en équilibre.

Cette posture étire, au niveau des poignets, les ligaments carpiens palmaires et dorsaux, ligaments très importants. Tous les exercices d'équilibre renforcent les muscles des bras et augmentent la capacité respiratoire.

La posture du paon est particulièrement bénéfique pour lutter contre tous les problèmes d'estomac. La pression des coudes sur l'estomac, sous le nombril, comprime partiellement l'aorte abdominale et le flux de sang, ainsi ralenti, est dirigé vers les organes digestifs. Le foie, le pancréas, l'estomac et les reins sont tonifiés. La pression intra-abdominale est augmentée de façon très importante et les organes abdominaux sont tonifiés. L'atonie hépatique disparaît. *Mayurasana* réveille la *kundalini shakti*, le pouvoir spirituel.

Planche 110

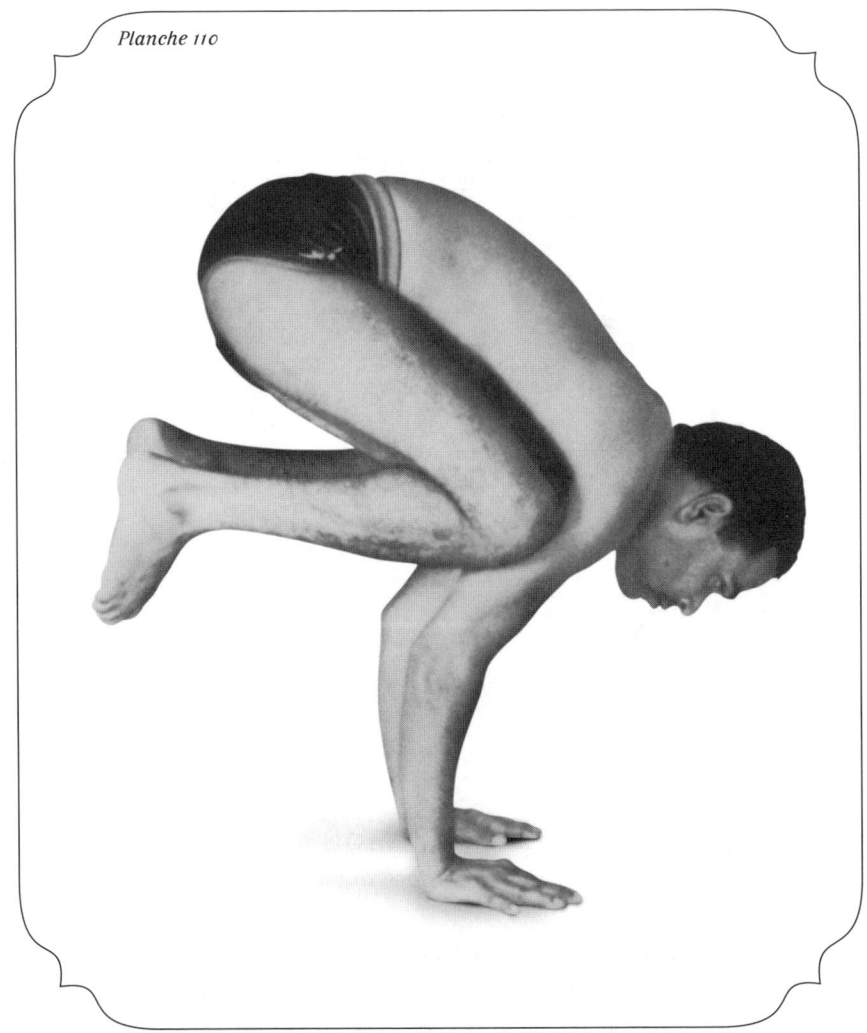

KAKASANA (posture du corbeau)

Accroupissez-vous, et mettez-vous sur les orteils, genoux écartés. Appuyez les mains sur le sol, et posez les genoux sur les bras. Soulevez les orteils et trouvez votre point d'équilibre. Gardez la posture aussi longtemps que possible. Recommencez trois à quatre fois.

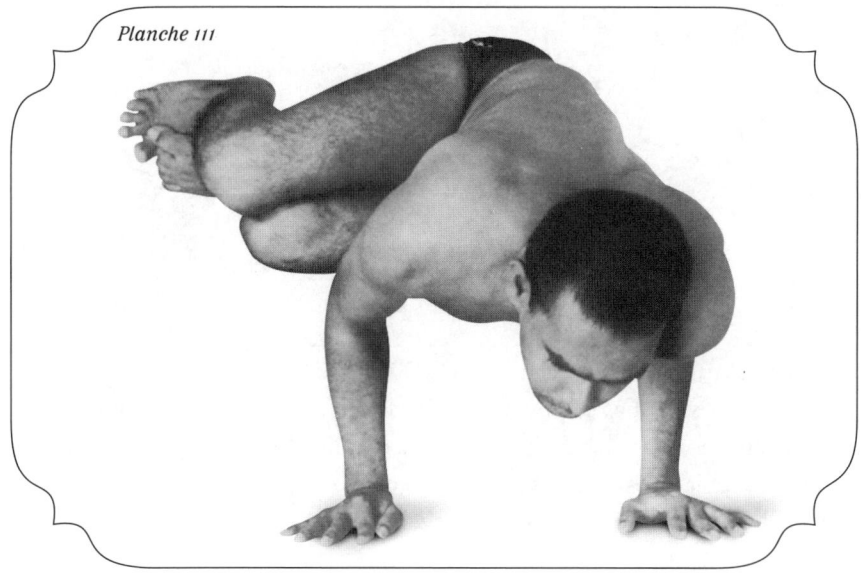

Planche 111

PARSVA KAKASANA (posture du corbeau sur le côté)

Posez les mains fermement sur le sol. Puis placez les deux genoux sur le bras droit et trouvez l'équilibre. Répétez l'exercice de l'autre côté.

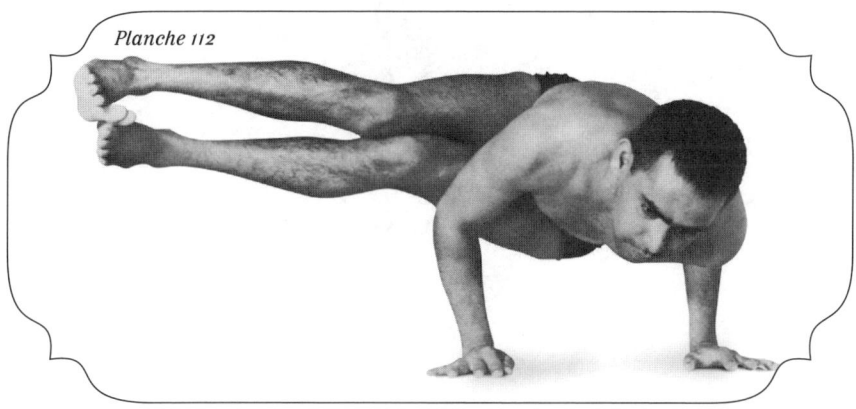

Planche 112

VAKRASANA (posture courbée) : **VARIATION 1**

En premier lieu exécutez *parsva kakasana*. Puis, lentement allongez les jambes.

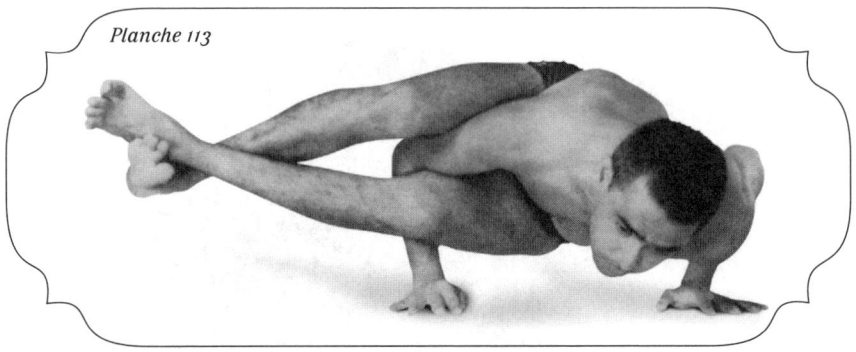

Planche 113

VAKRASANA (posture courbée) : **VARIATION 2**

Allongez les jambes et posez la main droite entre les cuisses. Bloquez les chevilles en plaçant la cheville gauche sur la cheville droite. Puis levez lentement le corps et les jambes et mettez-vous en équilibre sur les mains. Cet exercice est excellent pour les muscles des bras et des épaules et peut être répété plusieurs fois.

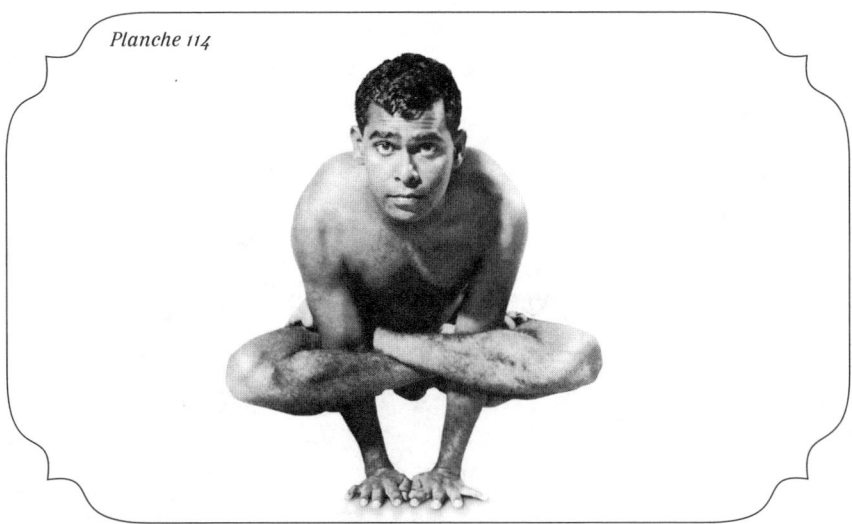

Planche 114

KUKUTASANA (posture du coq) Asseyez-vous en lotus. Insérez les mains entre les cuisses et les mollets jusqu'aux coudes. Prenez une inspiration profonde et soulevez le corps, en équilibre sur les paumes. Cette posture fortifie les muscles des poignets et des épaules.

166

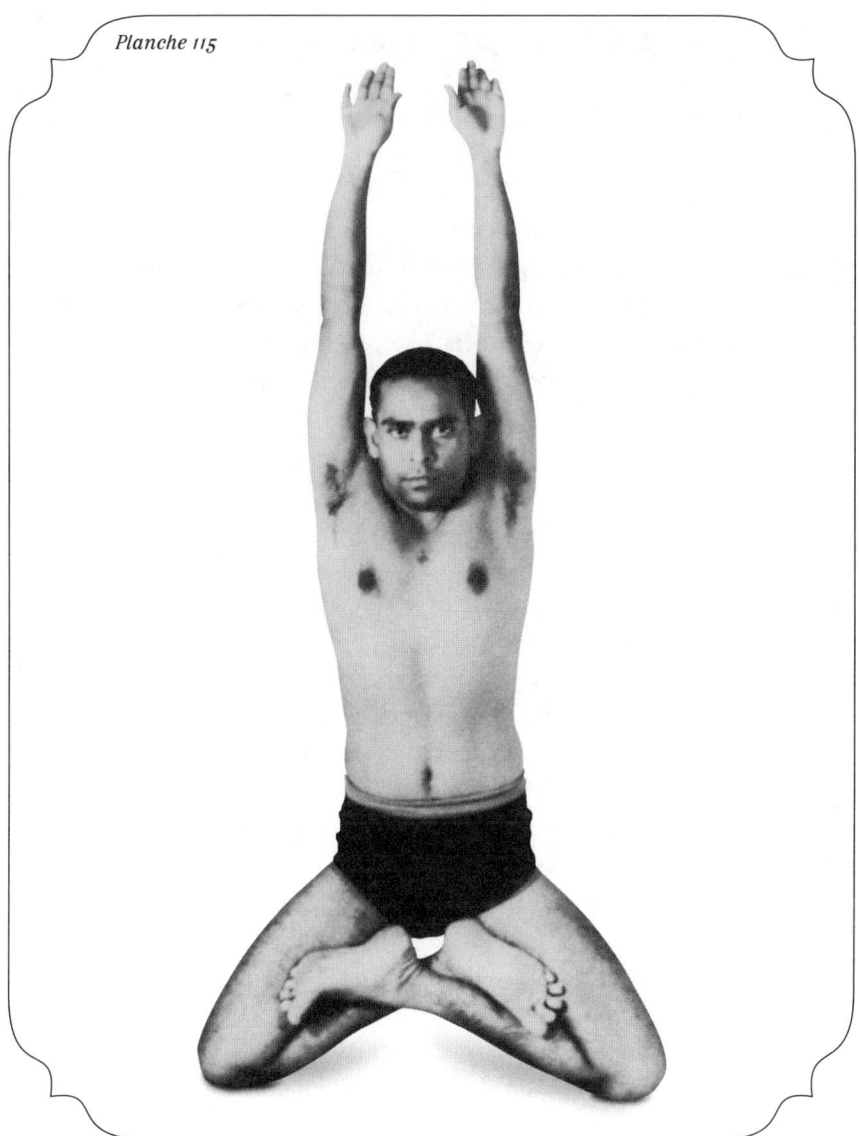

Planche 115

PARVATASANA (posture de la montagne)

Asseyez-vous en lotus sur une couverture épaisse. Lentement, soulevez le corps et appuyez-vous sur les genoux et les mains. Puis levez les deux bras en restant en équilibre sur les genoux.

Exercices yoguiques pour les jambes

Nous allons étudier brièvement les mouvements des pieds et des orteils.

Le mouvement du pied vers le haut est appelé flexion. Vers le bas, le mouvement est appelé extension ou flexion plantaire.

Les mouvements des orteils vers le haut sont appelés extension ; vers le bas, flexion. Ainsi, flexion et extension sont des mouvements opposés par rapport aux chevilles et aux articulations métatarso-phalangiennes.

Les muscles de la jambe peuvent être divisés en trois groupes :
- antérieurs
- latéraux
- postérieurs.

Le pied est tellement associé à la posture du corps en général et à l'ébranlement des tissus dans l'abdomen et dans le cerveau, que tout dérèglement de sa fonction peut affecter le corps entier.

Beaucoup de troubles de la jambe, du genou, du dos, de la hanche, et de la santé en général, ont pour origine des déficiences de motricité des pieds.

Avec le développement de la civilisation sont apparus les chaussures et les bas qui gênent la fonction des pieds et peuvent être partiellement responsables des difficultés couramment constatées par les chirurgiens orthopédistes et autres spécialistes des problèmes liés à la locomotion.

Il est maintenant établi que la circulation du sang dans les pieds doit se faire librement, si on veut que les orteils soient en bonne santé. La circulation ne peut s'effectuer normalement, quand le haut de la jambe est comprimé par des jarretières serrées, qui gênent l'écoulement du sang et risquent d'abîmer les valves des veines, provoquant ainsi des varices.

Rares sont les personnes qui savent comment prendre soin de leurs pieds en faisant les exercices appropriés.

Bien souvent, les pieds sont très douloureux à cause de l'état d'un os important, l'astragale, en particulier dans une affection appelée communément affaissement de la voûte plantaire, dont les femmes souffrent plus couramment que les hommes.

Beaucoup de maux de pieds peuvent être guéris si on exécute des exercices simples comme de marcher alternativement sur les talons et les orteils et si on évite le plus possible de porter des chaussures.

Les exercices proposés ici sont très utiles pour maintenir une bonne circulation et pour garder les muscles des pieds et des jambes en excellent état.

Les voûtes plantaires se renforcent et s'assouplissent, offrant ainsi une protection aux parties molles de la plante du pied, comme les vaisseaux sanguins et les nerfs. Le pied constitue un support de base solide pour le reste du corps.

Les os de la voûte plantaire sont disposés longitudinalement, sur un support postérieur et un support antérieur. La partie antérieure de la voûte comporte deux segments. Le segment médian est composé des trois premiers métatarses, des trois cunéiformes, du naviculaire et du talus ; ce segment est spécialement important pour le saut. Le segment latéral est particulièrement important en tant que support dans la position debout.

La voûte transversale est formée des métatarses à l'avant et de la rangée distale du tarse à l'arrière.

Les ligaments qui soutiennent la voûte sont :

1. Le calcanéo-naviculaire inférieur qui comble le vide de la voûte intérieure du pied entre le naviculaire et le calcanéum ; le tendon postérieur du tibia passe sous ce ligament et le maintient.
2. Le long plantaire, qui forme un canal pour le tendon long du périnée qui se trouve en dessous.

Dans la plante du pied, il y a de nombreux muscles profonds qui agissent sur les orteils.

Exercices yoguiques pour les muscles des jambes et des pieds

Planche 116

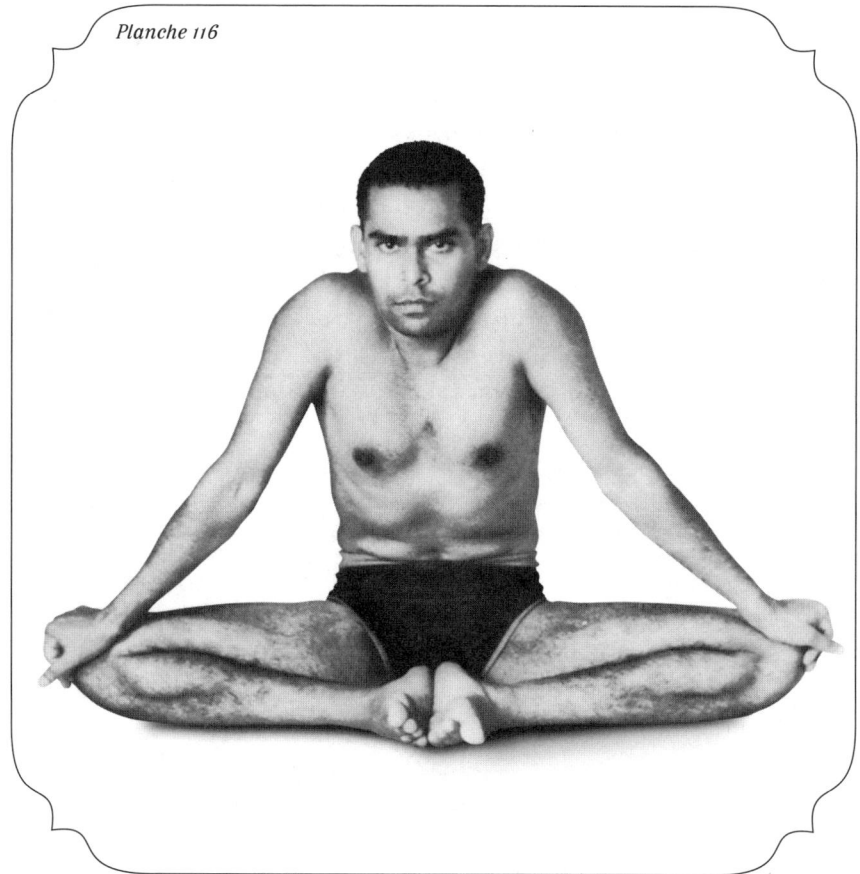

BHADRASANA (posture des chevilles et genoux)

Allongez les jambes, plantes des pieds l'une contre l'autre. Puis, repliez les jambes et, tout en gardant les plantes des pieds l'une contre l'autre, ramenez-les vers le corps de façon à placer les talons près de l'aine. Posez les mains sur les genoux en exerçant une pression en direction du sol. Cet exercice étire les muscles des cuisses et des jambes.

Exécutez cette posture une fois en la maintenant pendant trois à cinq minutes.

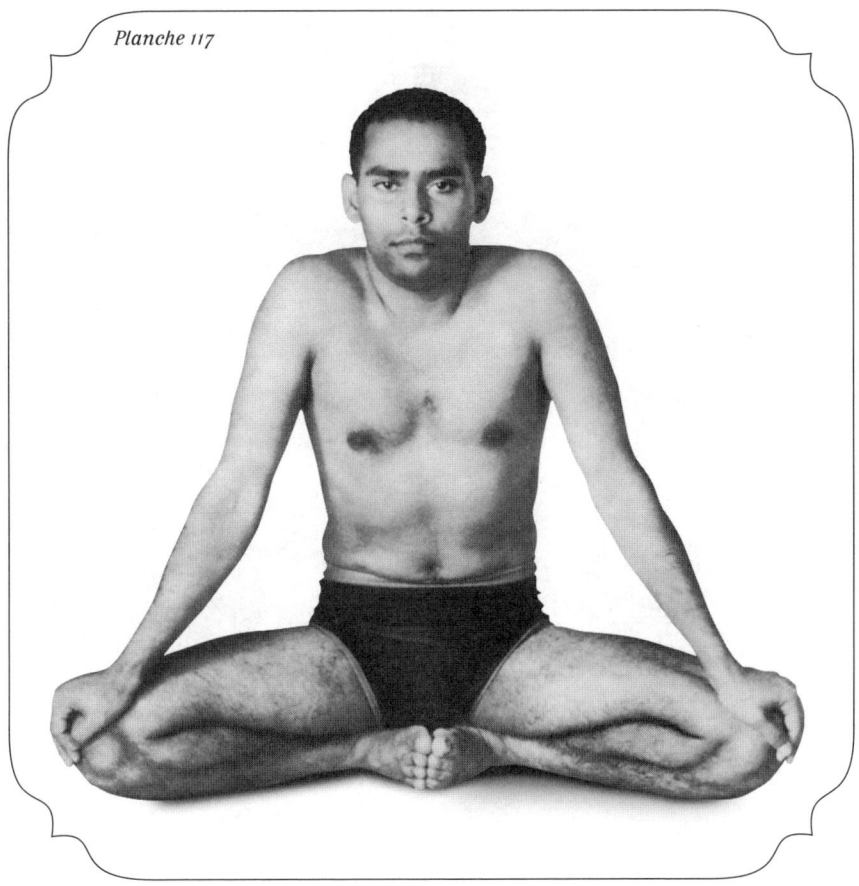

Planche 117

GORAKSASANA (posture des chevilles et genoux)

A partir de *bhadrasana*, soulevez le corps et posez le périnée sur les talons.

Gardez la posture pendant une minute et augmentez graduellement jusqu'à cinq minutes.

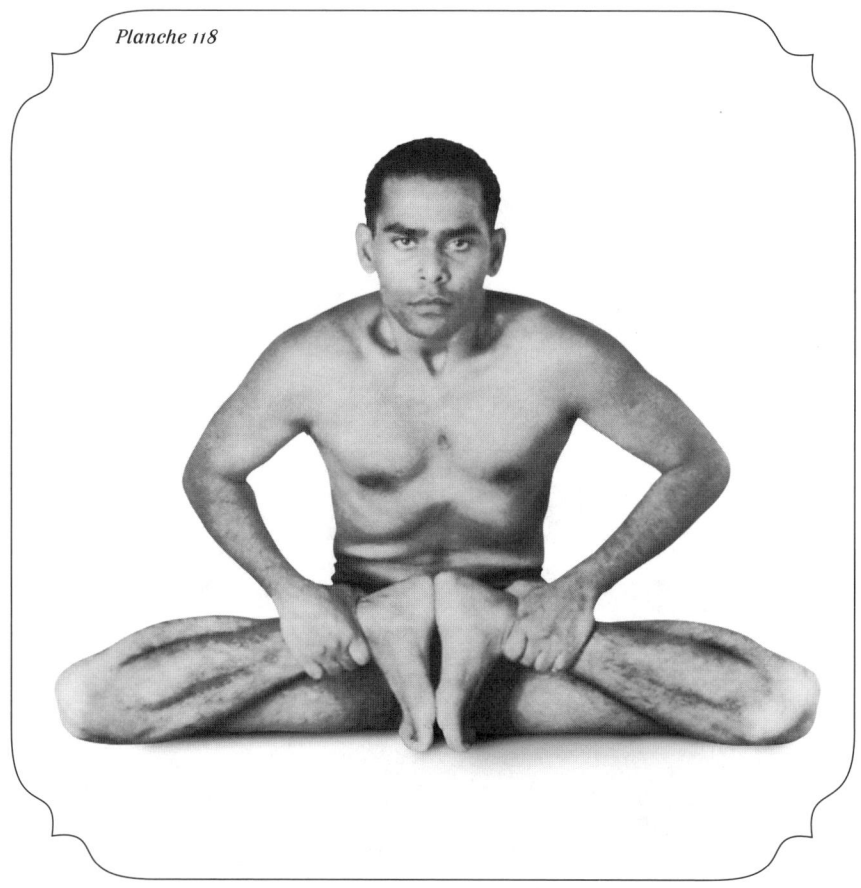

Planche 118

SHAKTI CHALINI (stimulation du pouvoir nerveux)

Avant d'essayer de faire cette posture, il faut être capable d'exécuter parfaitement *bhadrasana*. Asseyez-vous en *bhadrasana*. Puis, placez les mains entre les mollets et les cuisses (si nécessaire, relâchez un peu la posture *bhadrasana*, mais gardez les plantes de pied l'une contre l'autre). Saisissez ensuite fermement les orteils avec les deux mains. Tirez les pieds vers le corps en faisant une torsion avec les chevilles, de manière à ce que les talons se trouvent au-dessus, que les orteils touchent le sol et que les plantes des pieds réunies soient perpendiculaires au sol. Attrapez les chevilles et tirez-les vers l'abdomen.

172

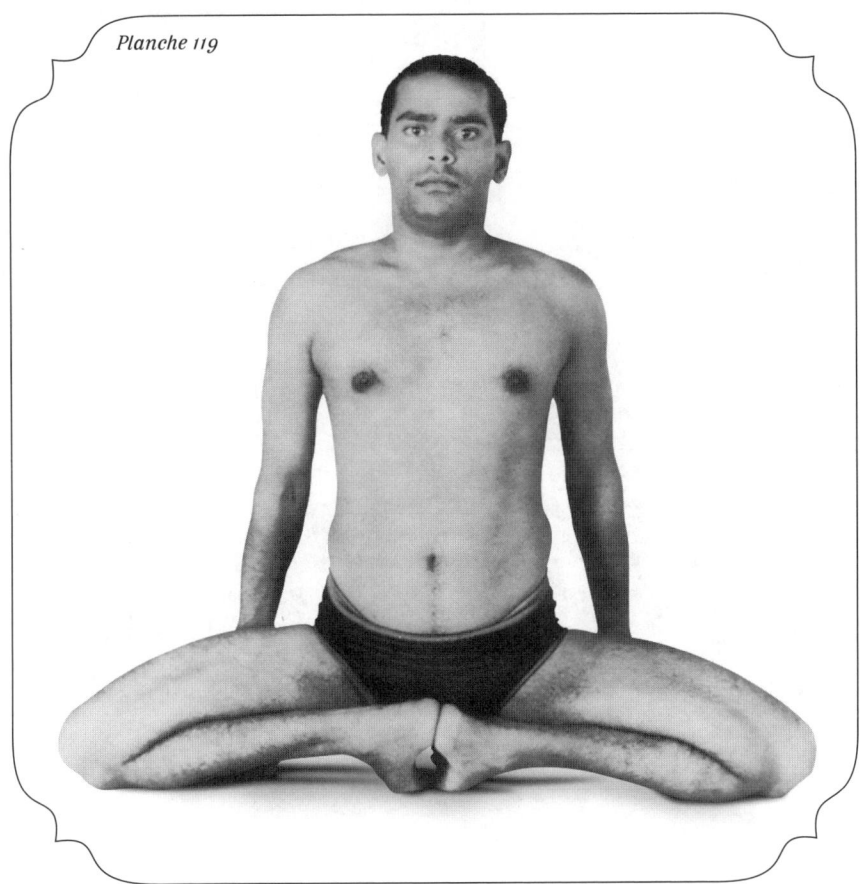

Planche 119

KHANDA PADASANA (torsion des chevilles)

Mettez-vous d'abord dans la posture *Shakti chalini.* Enlevez les mains des chevilles. Soulevez-vous un peu du sol et avancez-vous, les orteils touchant le sol. Puis asseyez-vous sur les pieds : les orteils pointent maintenant vers l'arrière et les talons vers l'avant. Les pieds joints, plantes l'une contre l'autre, sont pressés contre le *khanda*, c'est-à-dire le périnée ou espace entre les deux jambes.

Cette posture est très difficile et doit, par conséquent, être exécutée très prudemment, sous la direction d'un professeur.

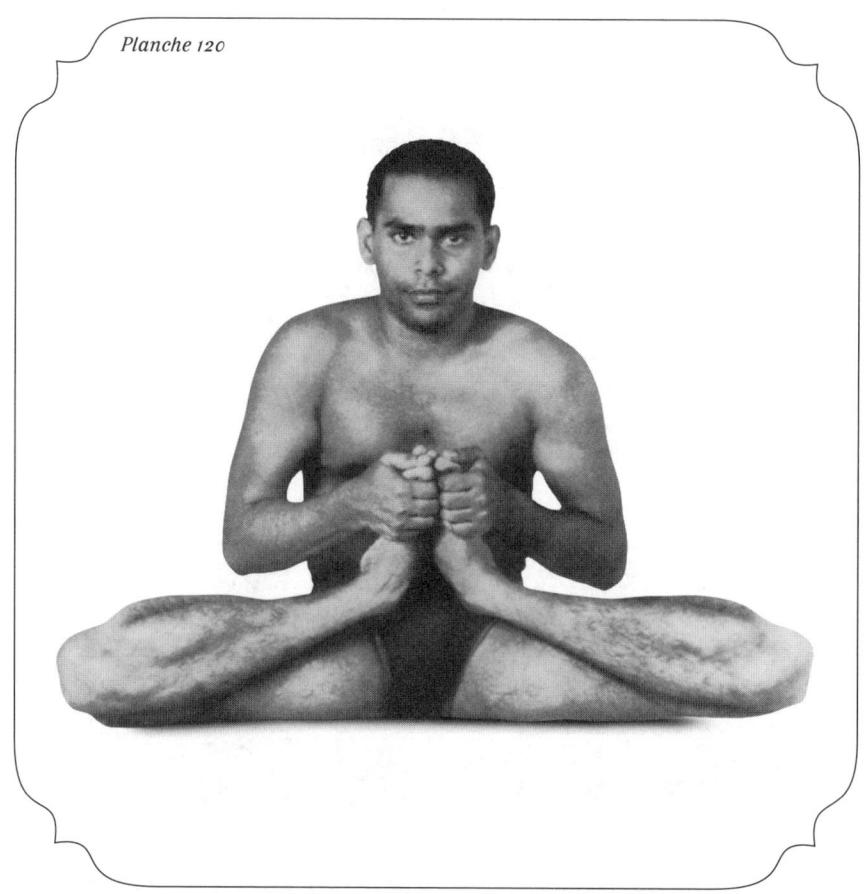

Planche 120

NABHI PADASANA (torsion des chevilles vers le haut)

Rapprochez vos chevilles, puis, à l'aide des mains, soulevez les talons vers le nombril. Ce mouvement des chevilles est le contraire de *khanda padasana*.

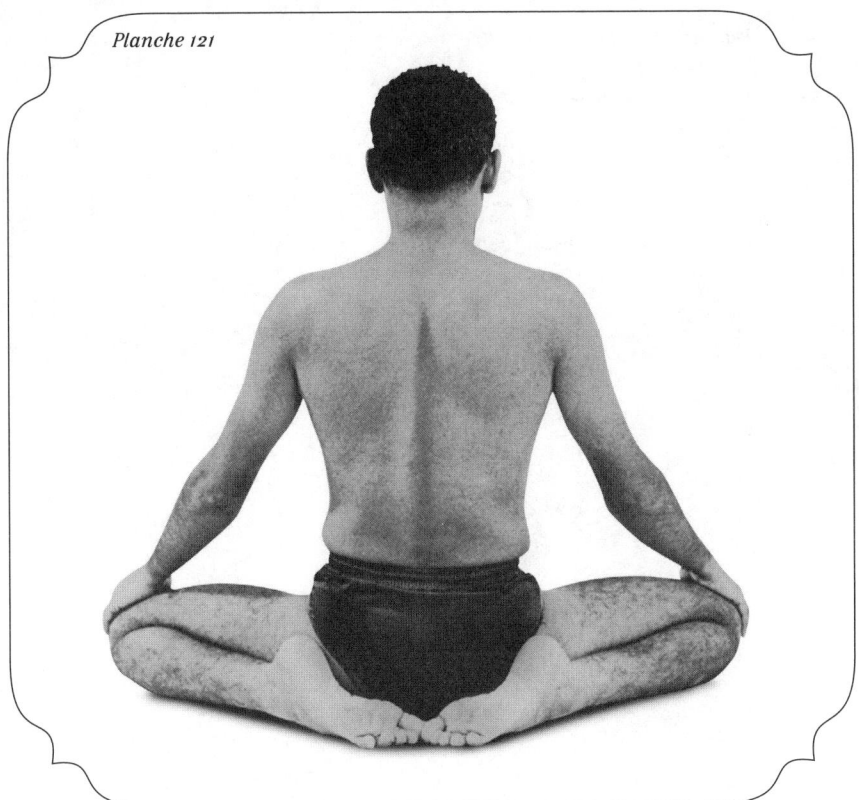

Planche 121

MANDUKASANA (posture de la grenouille)

Agenouillez-vous les pieds joints. Puis, séparez les genoux le plus possible. Asseyez-vous sur le sol, en mettant les gros orteils en contact. Posez les mains sur les genoux. Gardez la posture pendant deux à trois minutes en écartant peu à peu les genoux.

Cet exercice est excellent pour les articulations des chevilles et des genoux.

GOMUKHASANA (posture de la tête de vache)

Dans cet exercice la torsion des chevilles est particulière (regardez attentivement la photo). C'est le contraire de la posture de la grenouille, où les orteils pointent les uns vers les autres. Dans cette posture-ci, les talons se trouvent contre le corps, les orteils pointant dans la direction opposée, apportant ainsi une torsion supplémentaire aux articulations des genoux.

175

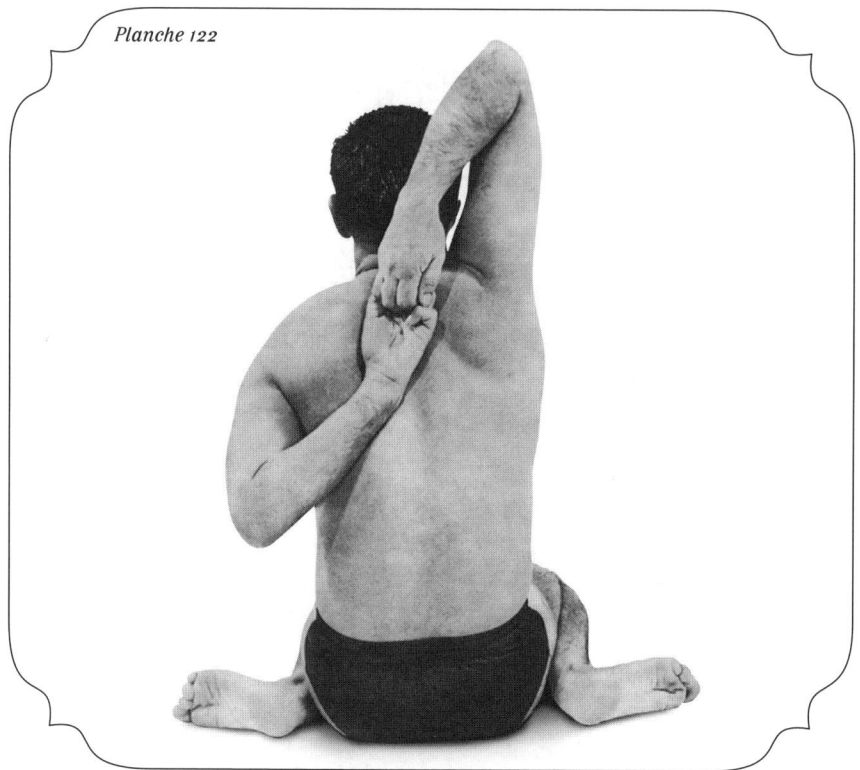

Planche 122

Lors de cet exercice, vous ressentirez une tension à deux endroits, dans l'articulation du genou et dans l'articulation de la cheville.

Soyez très prudent pour exécuter cette posture, vous pourriez provoquer des entorses au niveau de ces articulations.

Placez le poids du corps sur les mains en les poussant contre le sol, et, lentement, posez les fesses de façon à être en position assise. Deux ou trois semaines sont nécessaires avant de pouvoir s'asseoir confortablement.

Dès que vous maîtrisez cette posture, vous pouvez passer à l'étape suivante en utilisant les mains afin de fortifier les muscles des épaules et des bras. Levez le bras droit et placez-le derrière l'épaule. De la même façon, pliez le bras gauche derrière le dos, de façon à pouvoir joindre les deux mains. Puis inversez le mouvement.

Cette posture aide à prévenir les bursites et la formation de dépôts de calcium dans les articulations des épaules.

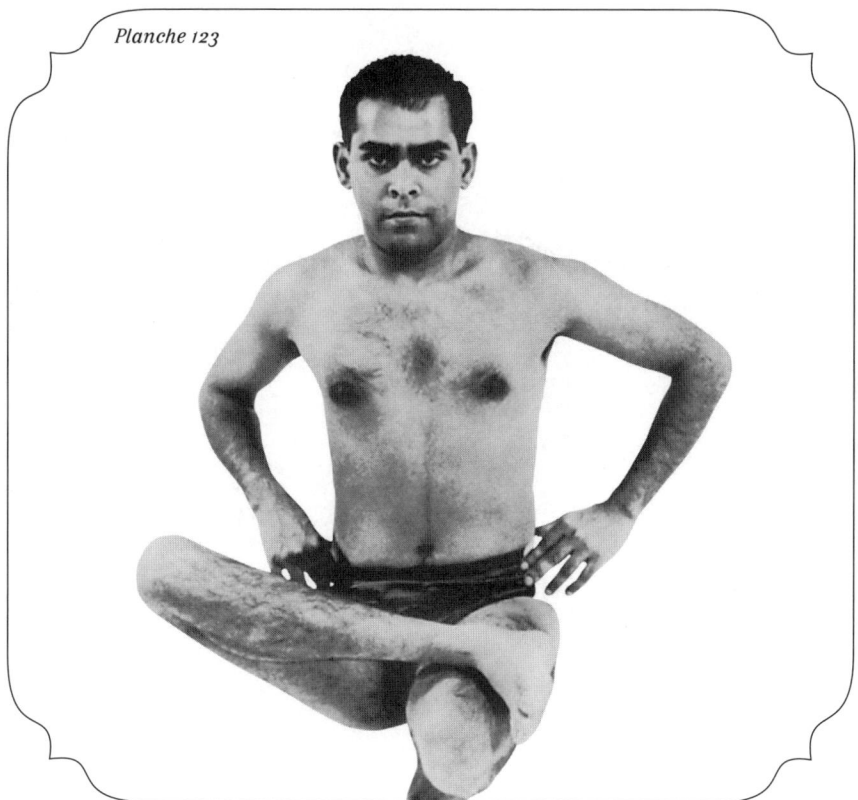

Planche 123

PADANDGUSTASANA (posture sur la pointe des pieds)

Agenouillez-vous. En vous aidant de vos mains, soulevez lentement les genoux du sol et appuyez-vous sur la pointe des pieds. Puis, portez complètement le poids du corps sur les orteils et tenez-vous en équilibre, sans l'aide des mains. Placez les mains soit sur les genoux, soit sur les hanches. Gardez la posture pendant deux à trois minutes, et augmentez graduellement jusqu'à cinq minutes. Après quelques jours d'exercice, vous devriez arriver à vous équilibrer seulement sur un pied. Si vous vous appuyez sur le pied droit, posez le pied gauche sur la cuisse droite. Gardez la posture pendant une demi-minute à deux minutes, puis changez de jambe.

Cet exercice est excellent pour les muscles des chevilles et les orteils fatigués (fatigue causée par des chaussures trop serrées). Il est également très utile pour les personnes qui ont les pieds plats.

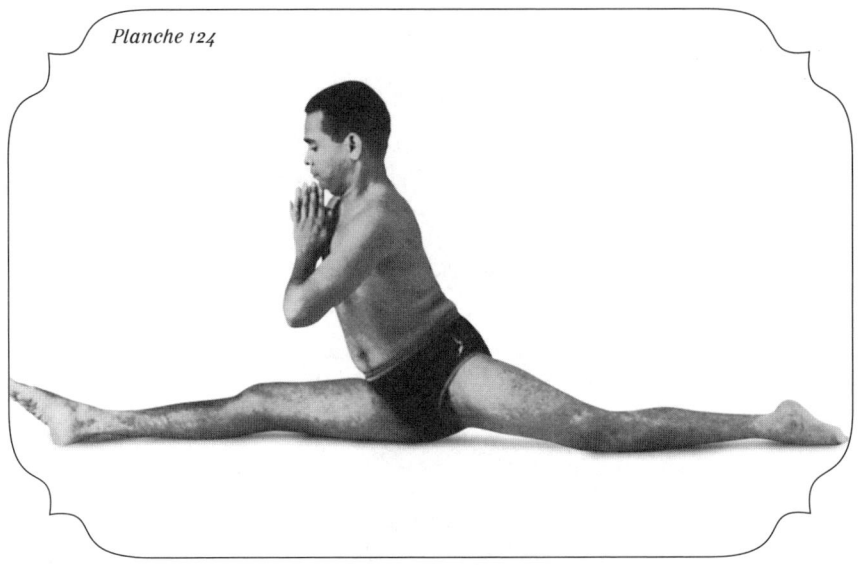

Planche 124

ANJANEYASANA (grand écart)

Allongez les jambes. Placez la jambe droite en arrière en gardant la gauche droite et tendue. Regardez dans la direction de la jambe gauche, en gardant les deux jambes tendues, perpendiculaires au corps.

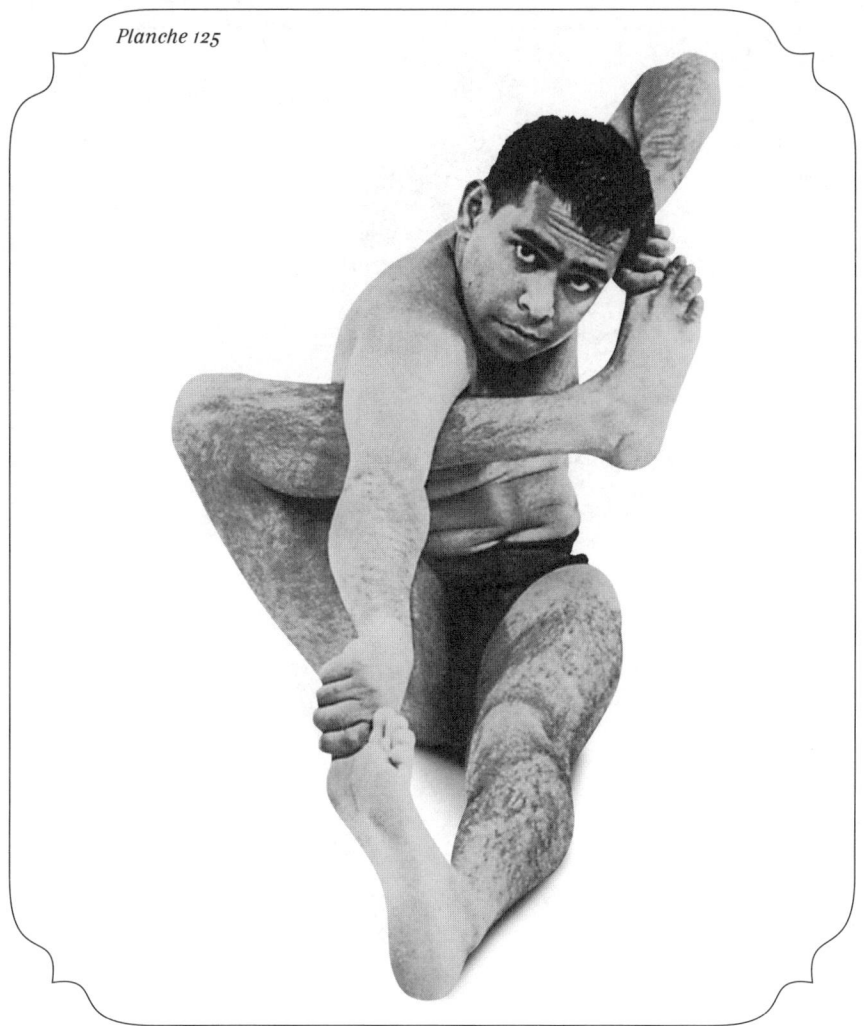

Planche 125

AKARNA DHANURASANA (posture du tir à l'arc) : **VARIATION 1**

Allongez les jambes, fléchissez le pied droit et placez-le sur la cuisse droite. Etirez la jambe gauche et attrapez le pied gauche avec la main droite. Quand vous tenez fermement le pied gauche, tirez le pied droit avec la main gauche jusqu'à ce que vous touchiez l'oreille gauche. Répétez trois fois de chaque côté.

Cet exercice assouplit les articulations des membres inférieurs et renforce les muscles abdominaux.

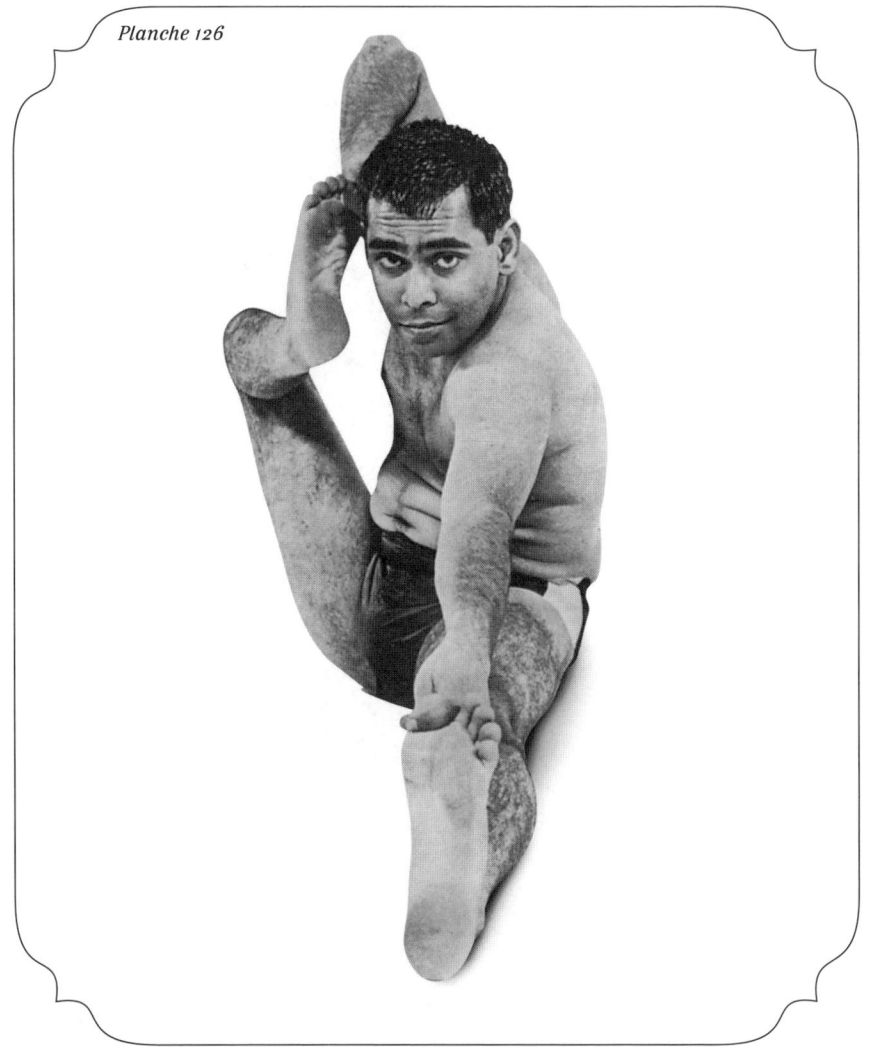

Planche 126

AKARNA DHANURASANA (posture du tir à l'arc) : **VARIATION 2**

Allongez les jambes et attrapez le pied droit avec la main droite et le pied gauche avec la main gauche. Puis tirez le pied droit en direction de l'oreille droite.

Cet exercice étire les muscles des jambes et assouplit les articulations des cuisses.

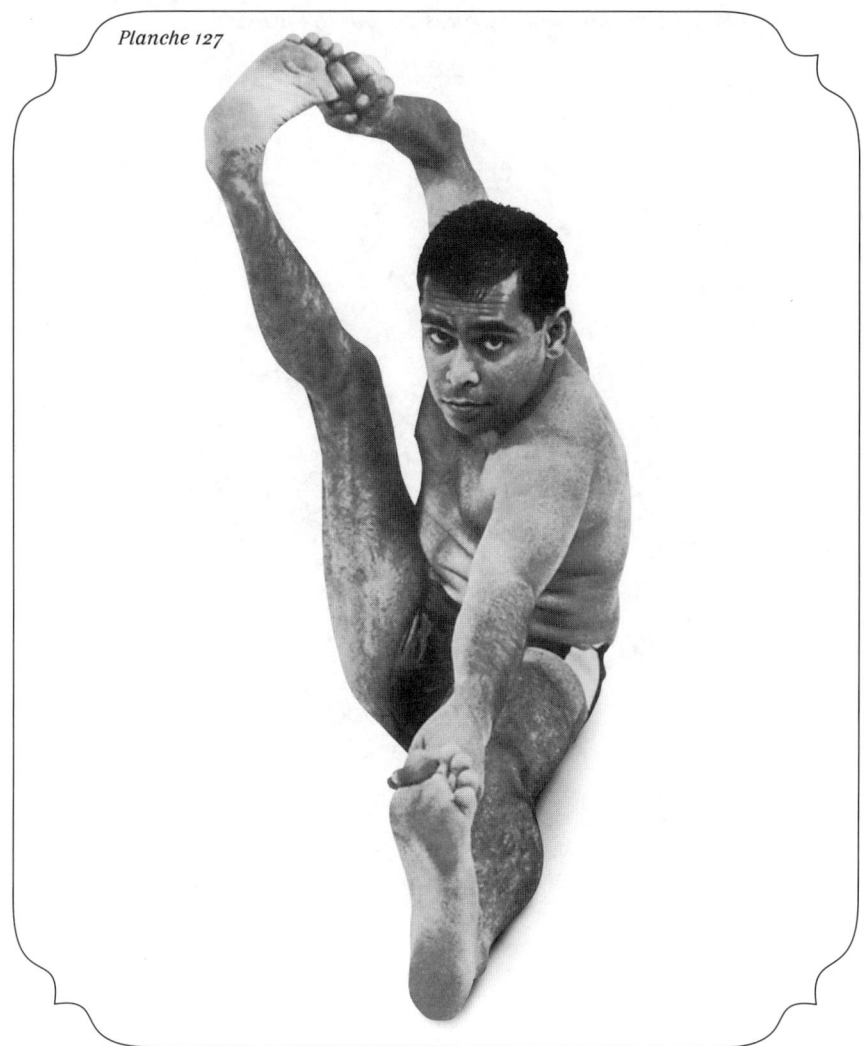

Planche 127

AKARNA DHANURASANA (posture du tir à l'arc) : **VARIATION 3**

Il n'existe qu'une légère différence entre les variations 2 et 3. Dans cette posture, au lieu de tirer le pied vers l'oreille gauche ou droite, on le tire directement au-dessus de la tête, afin d'obtenir un étirement maximum des muscles des cuisses.

Répétez cet exercice trois à quatre fois, alternativement.

Exercices yoguiques en position assise

Planche 128

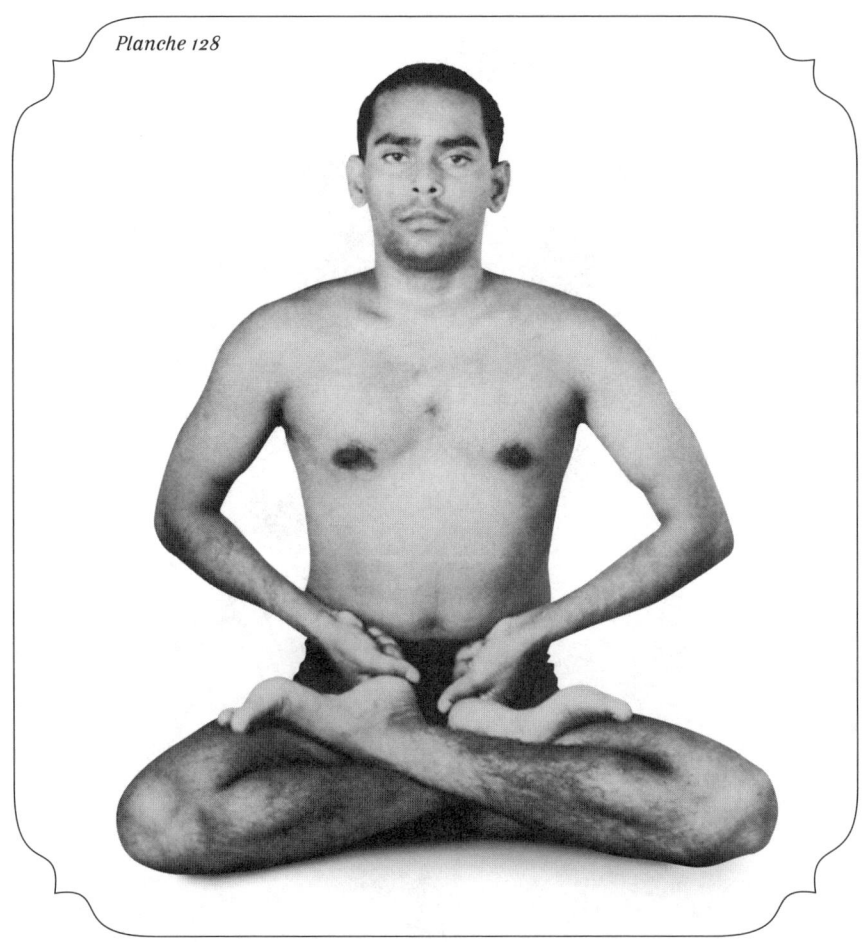

YOGA MUDRASANA (posture de lotus avec flexion en avant) : **VARIATION 1**

Asseyez-vous sur une couverture. Verrouillez les pieds comme dans la position du lotus. Fermez les mains et placez-les entre les talons et l'abdomen. Puis, expirez et penchez-vous lentement en avant, jusqu'à poser le front sur le sol. Gardez cette posture pendant dix secondes, puis revenez dans la position initiale et inspirez lentement.

Répétez cette posture six fois.

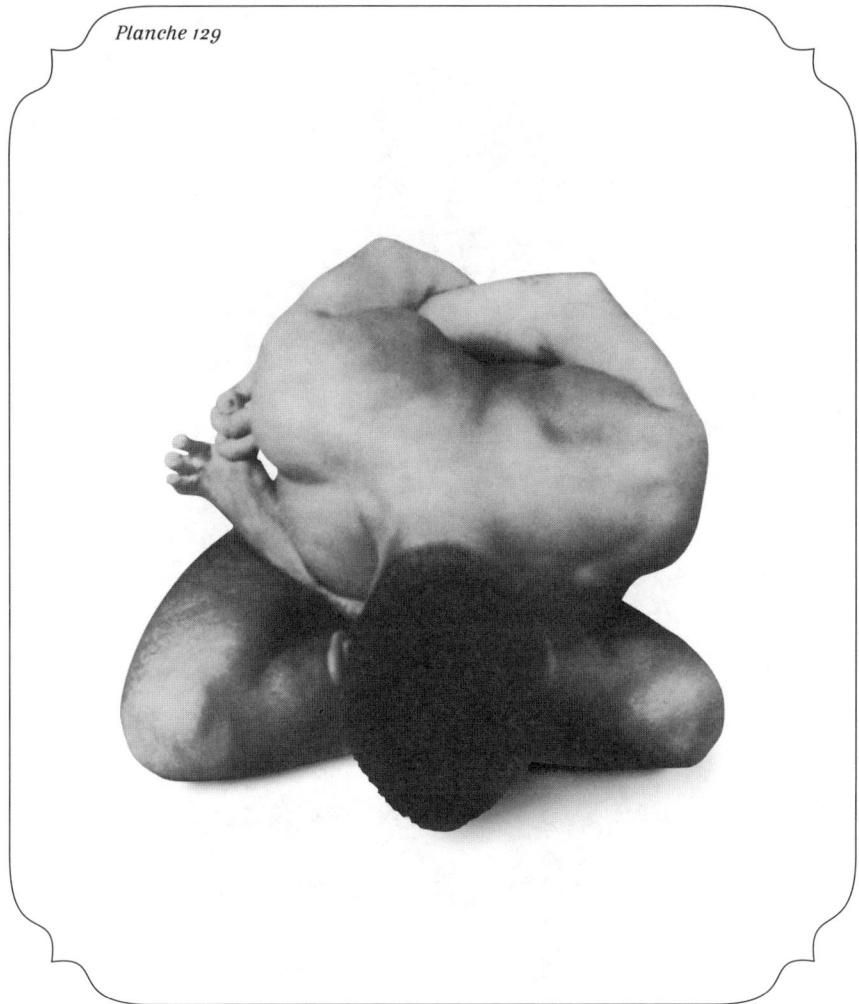

Planche 129

YOGA MUDRASANA (posture du lotus lié, avec flexion avant) : **VARIATION 2**

Lors de cet exercice difficile, chaque muscle du dos et de l'abdomen est sollicité. Les muscles abdominaux (grand droit, oblique interne, oblique externe) et les muscles du dos (trapèze, sous-épineux, deltoïde et grand rhomboïde) sont les muscles importants qui sont tonifiés par cette posture. La pression des mains fermées stimule davantage le pancréas, le foie et la rate que dans la première variation de *yoga mudra*.

Planche 130

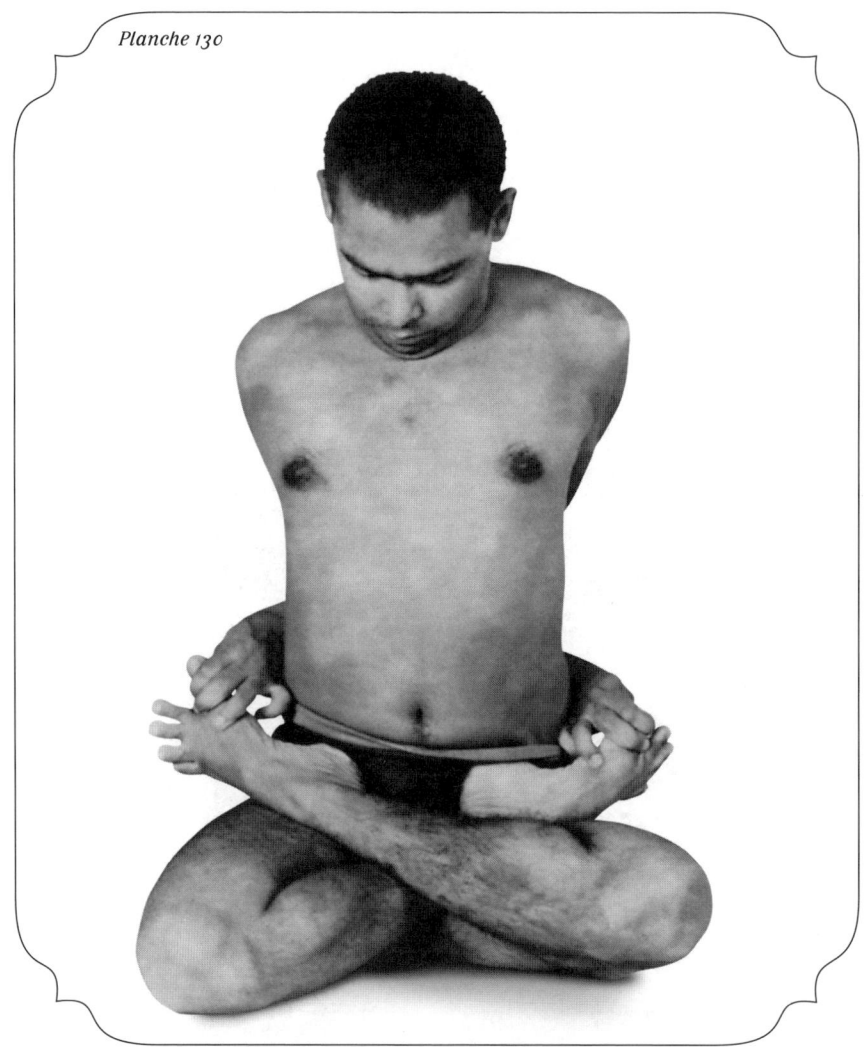

BANDHA PADMASANA (posture du lotus lié)

Mettez-vous dans la posture du lotus, placez le bras droit dans le dos et prenez le pied droit dans la main droite. De la même façon, attrapez le pied gauche avec la main gauche. Cette posture est un peu difficile pour les débutants. Elle développe la poitrine, étire les côtes, les muscles intercostaux et ceux des épaules.

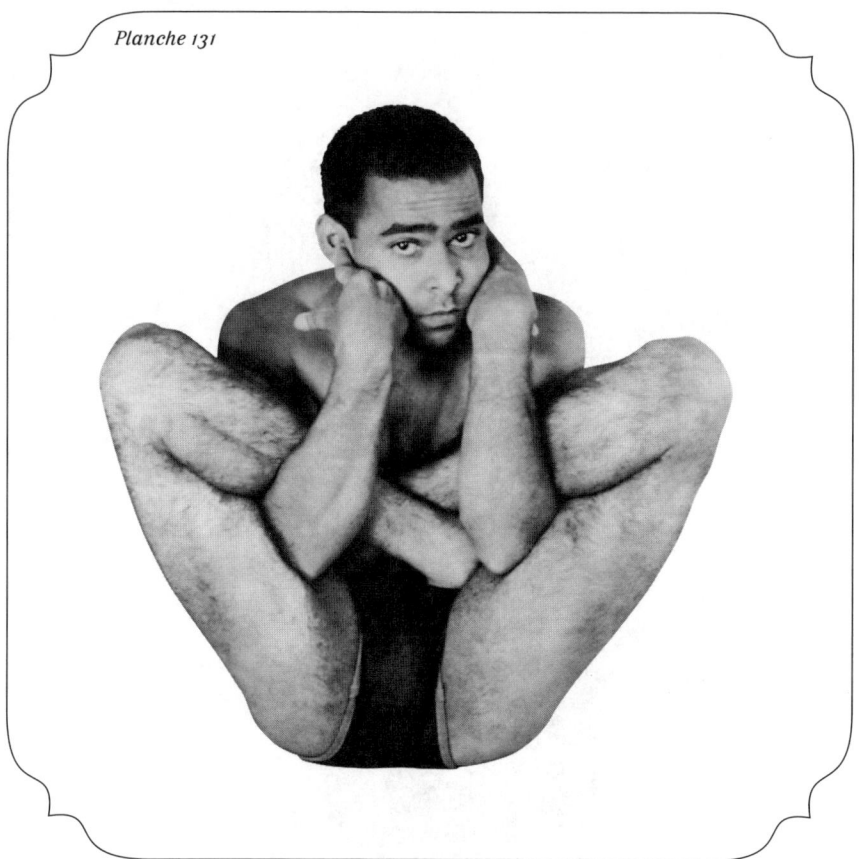

Planche 131

GARBHASANA (posture du fœtus, flexion)

Comme dans *kukutasana*, la posture du coq, passez les deux mains entre les mollets et les cuisses. Dégagez les deux coudes. Attrapez l'oreille droite avec la main droite et l'oreille gauche avec la main gauche. Le dernier stade doit être exécuté prudemment, parce qu'en voulant attraper les oreilles, on peut tomber en arrière. En s'exerçant, on arrive à s'équilibrer lentement sur les fesses et à maintenir la posture. La digestion est améliorée, l'appétit augmente, le mouvement des intestins est plus aisé, beaucoup de maladies intestinales peuvent être éliminées. Les mains et les jambes sont fortifiées. Les articulations des hanches ont une mobilité accrue et la circulation est améliorée dans la partie inférieure du corps.

Planche 132

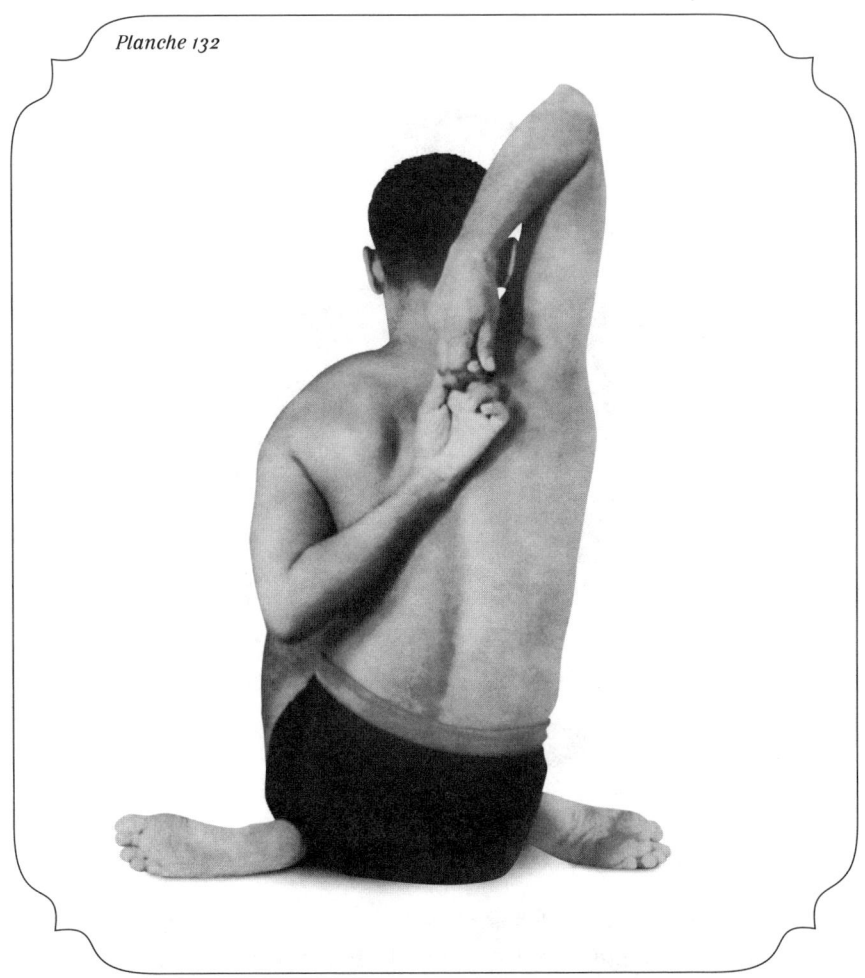

VIRASANA (posture du guerrier)

Allongez les jambes. Puis, repliez la jambe droite sous la cuisse gauche, en posant le pied droit près de la cuisse gauche. Placez la jambe gauche par-dessus la cuisse droite, le pied gauche près de la cuisse droite. Mettez le bras gauche derrière le dos et repliez le bras droit par dessus l'épaule. Puis entrecroisez les doigts des deux mains. Cet exercice étire les muscles des épaules et des bras.

Cette posture ressemble à *gomukhasana,* (la posture de la tête de vache), excepté en ce qui concerne la position des jambes.

186

Exercices yoguiques debout pour la colonne vertébrale et les muscles des jambes

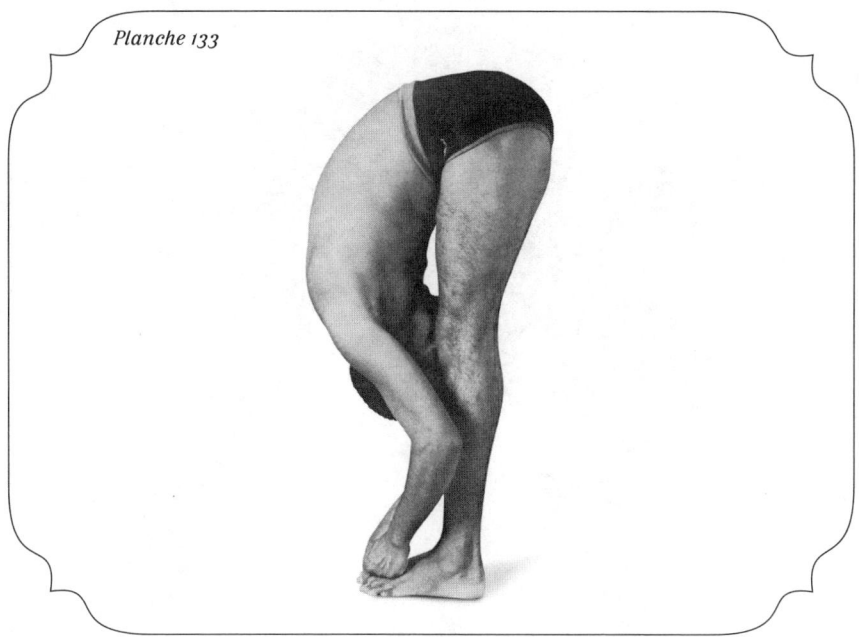

Planche 133

PADA HASTHASANA (posture des mains aux pieds ou pince debout) : **VARIATION 1**

Debout, le dos droit, levez les bras au-dessus de la tête, en inspirant profondément. Puis, expirez lentement et descendez vers l'avant, jusqu'à ce que les mains atteignent les orteils et que le nez touche les genoux. Quand vous levez les bras, ils doivent être en contact avec les oreilles et le rester, même pendant la flexion vers l'avant. Avec un peu de pratique, vous serez capable de mettre le visage entre les genoux et de placer les paumes à plat sur le sol. Gardez la posture pendant cinq secondes, puis revenez progressivement en position debout, inspirez alors lentement. Répétez cette posture quatre fois. La colonne deviendra souple et s'allongera et le tissu adipeux sur l'abdomen disparaîtra.

Cette *asana* convient aux femmes qui désirent réduire l'excès de graisse et acquérir une silhouette gracieuse.

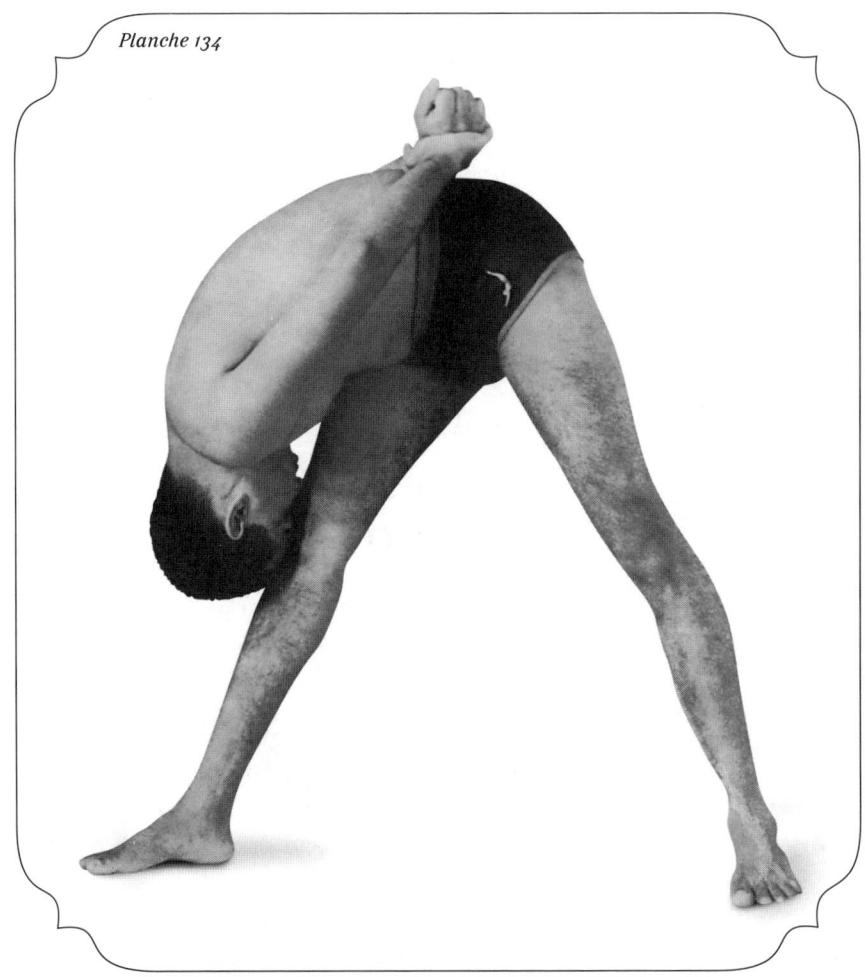

Planche 134

PADA HASTHASANA (posture des mains aux pieds ou pince debout) : **VARIATION 2**

Ecartez un peu les jambes. Mettez les mains dans le dos et saisissez la main droite avec la main gauche. Faites pivoter légèrement le haut du corps vers la droite et penchez-vous sur votre jambe droite Répétez le même exercice avec la jambe gauche en pivotant du côté gauche.

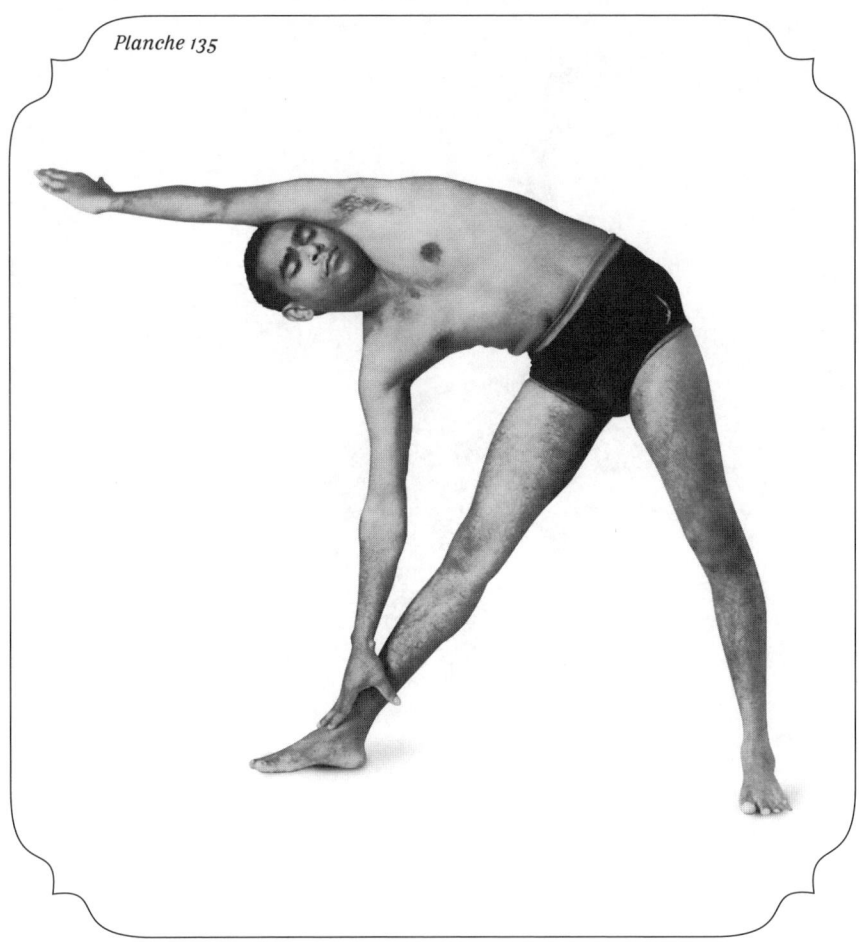

Planche 135

TRIKONASANA (posture du triangle) : **VARIATION 1**

En position debout, séparez les pieds d'un mètre environ. Levez les bras à la hauteur des épaules, les paumes vers le sol. Descendez latéralement sur le côté gauche et touchez les orteils gauches avec la main gauche. Gardez la posture pendant cinq secondes et revenez lentement en position debout. Ne pliez ni les jambes, ni les bras, que ce soit en descendant ou en remontant.

De la position debout, inclinez-vous vers la droite et touchez les orteils droits avec la main droite. Gardez la posture cinq secondes et revenez à la position debout. Répétez quatre fois.

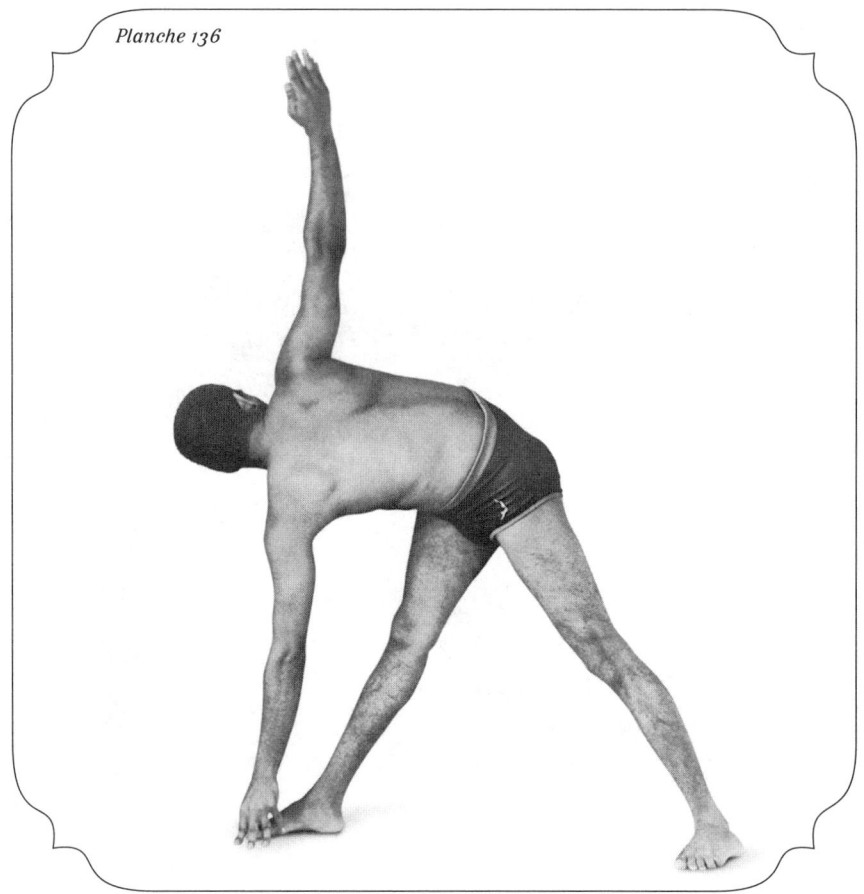

Planche 136

TRIKONASANA (posture du triangle) : **VARIATION 2**

Ecartez les jambes. Faites pivoter le haut du corps et regardez vers l'arrière. Penchez-vous lentement et touchez le pied droit avec la main gauche. La main droite doit rester tendue et former ainsi une ligne droite aboutissant à la main gauche.

La posture du triangle tonifie les nerfs vertébraux et les organes abdominaux, augmente le mouvement péristaltique des intestins et améliore l'appétit.

Le corps devient léger ; les muscles du tronc sont contractés, détendus et étirés. La colonne vertébrale est courbée latéralement des deux côtés, les muscles complètement étirés, permettant ainsi de lui conserver sa souplesse.

190

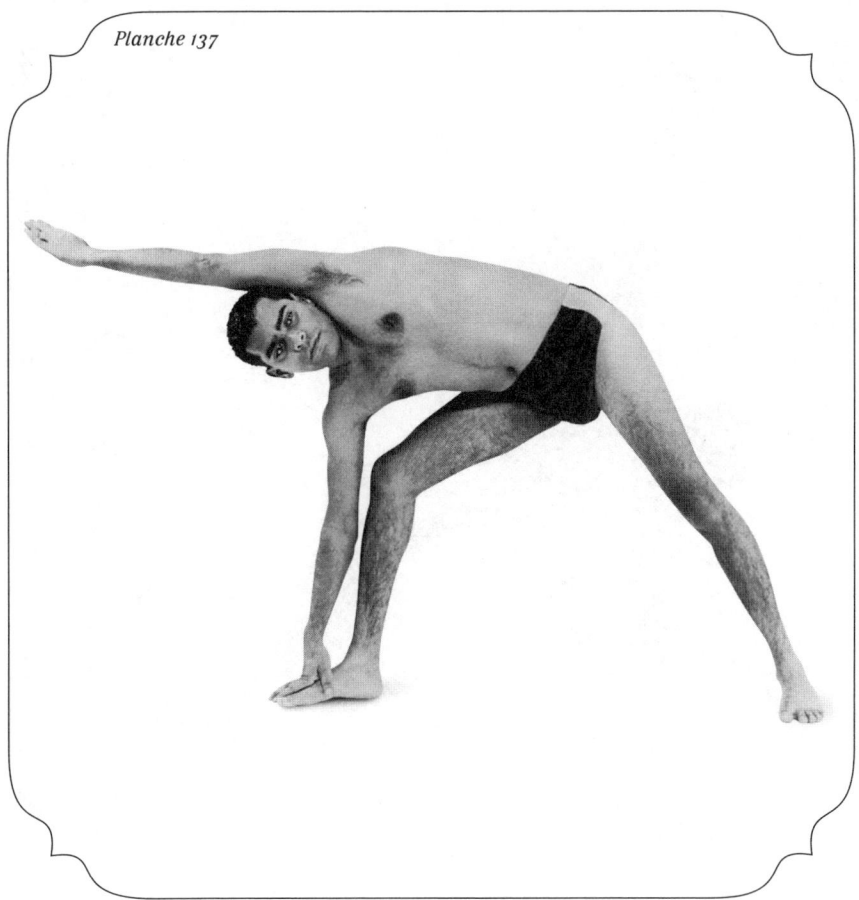

Planche 137

TRIKONASANA (posture du triangle) : **VARIATION 3**

En position debout, séparez les jambes d'un mètre environ. Puis, fléchissez légèrement le genou droit et inclinez tout le corps sur le côté, jusqu'à ce que vous touchiez le pied droit avec la main droite. Cet exercice est plus facile que le premier. Les débutants et les personnes âgées devraient commencer par exécuter celui-ci avant de faire les variations 1 et 2.

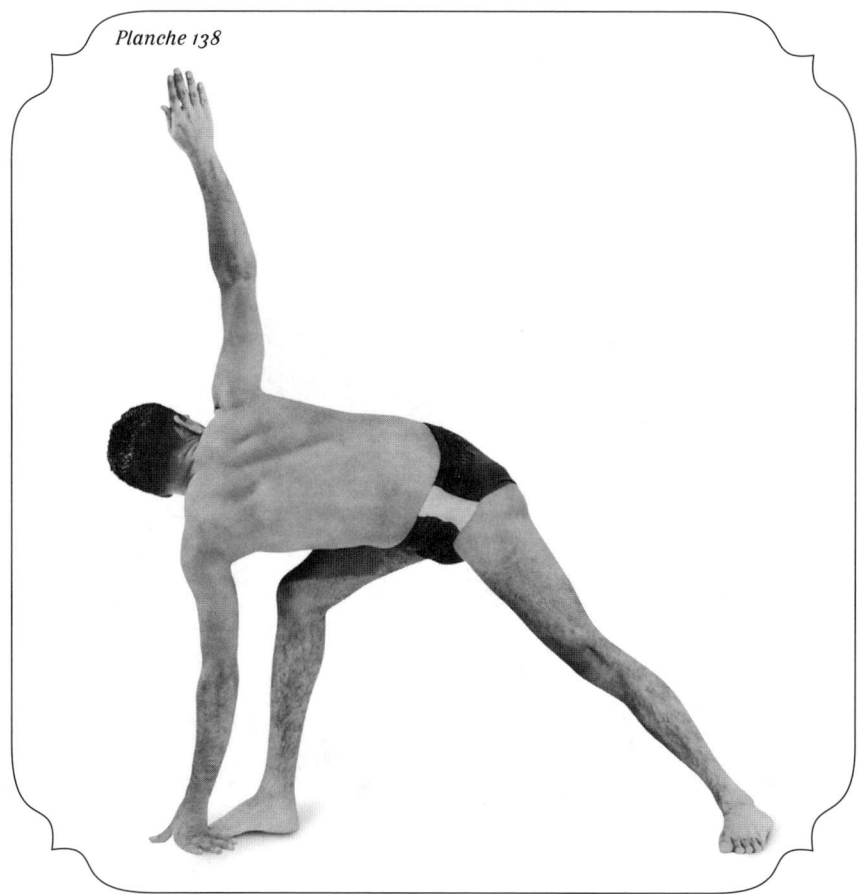

Planche 138

TRIKONASANA (posture du triangle) : **VARIATION 4**

La technique est la même que pour la variation 3, si ce n'est que vous exécutez une torsion de la colonne vertébrale et touchez le pied droit avec la main gauche.

Les muscles dorsaux subissent un double effet de torsion et de flexion.

192

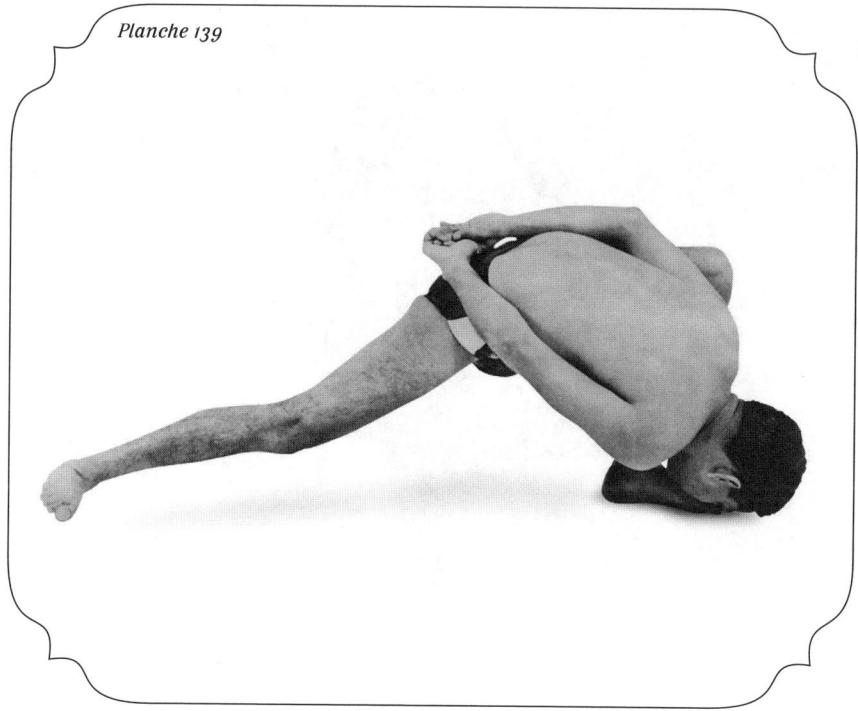

Planche 139

SIRANGUSTASANA (posture de la tête-aux orteils)

C'est une variation du triangle. En position debout, écartez les jambes le plus possible. Joignez les mains derrière le dos et courbez le corps vers le pied droit jusqu'à ce que le nez touche le pied. C'est un exercice pour étirer les muscles des cuisses et des mollets.

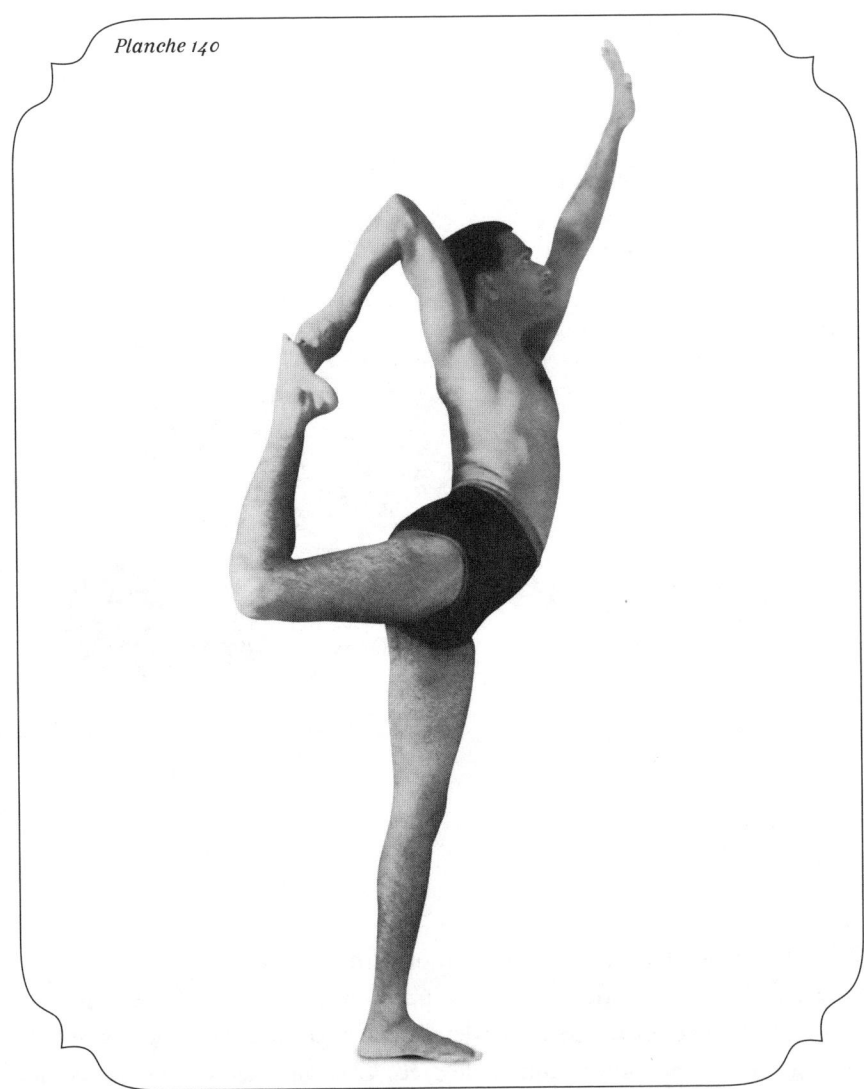

Planche 140

NATARAJASANA (posture du Seigneur *Nataraja*)

Mettez-vous debout. Pliez la jambe droite, attrapez le gros orteil et tirez la jambe vers la tête.

Cet exercice a un effet merveilleux sur les muscles des jambes et de la colonne vertébrale. Il étire différents ligaments.

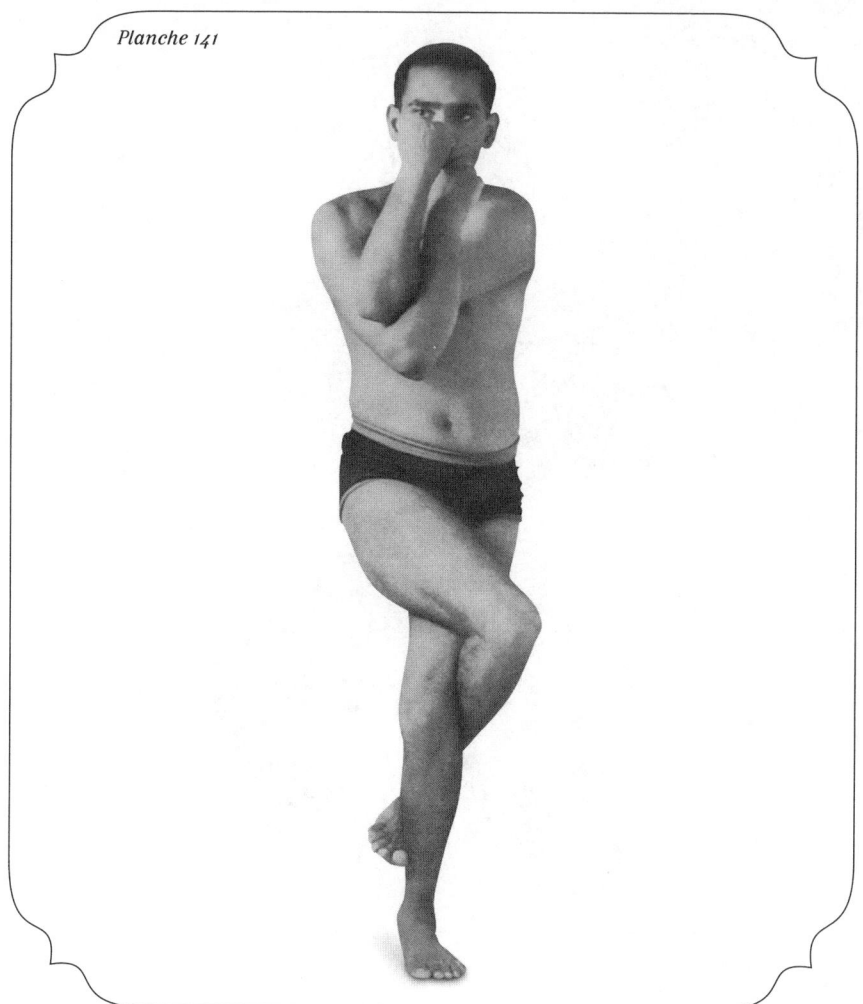

Planche 141

GARUDASANA (posture de l'aigle)

Mettez-vous debout. Soulevez la jambe droite et enroulez-la autour de la jambe gauche. Croisez les coudes sur la poitrine, le coude gauche sur le dessus, appuyez les bras l'un sur l'autre. Inversez la posture en vous appuyant sur la jambe droite.

Cette posture renforce les muscles des mollets et réduit l'excès de graisse sur les cuisses.

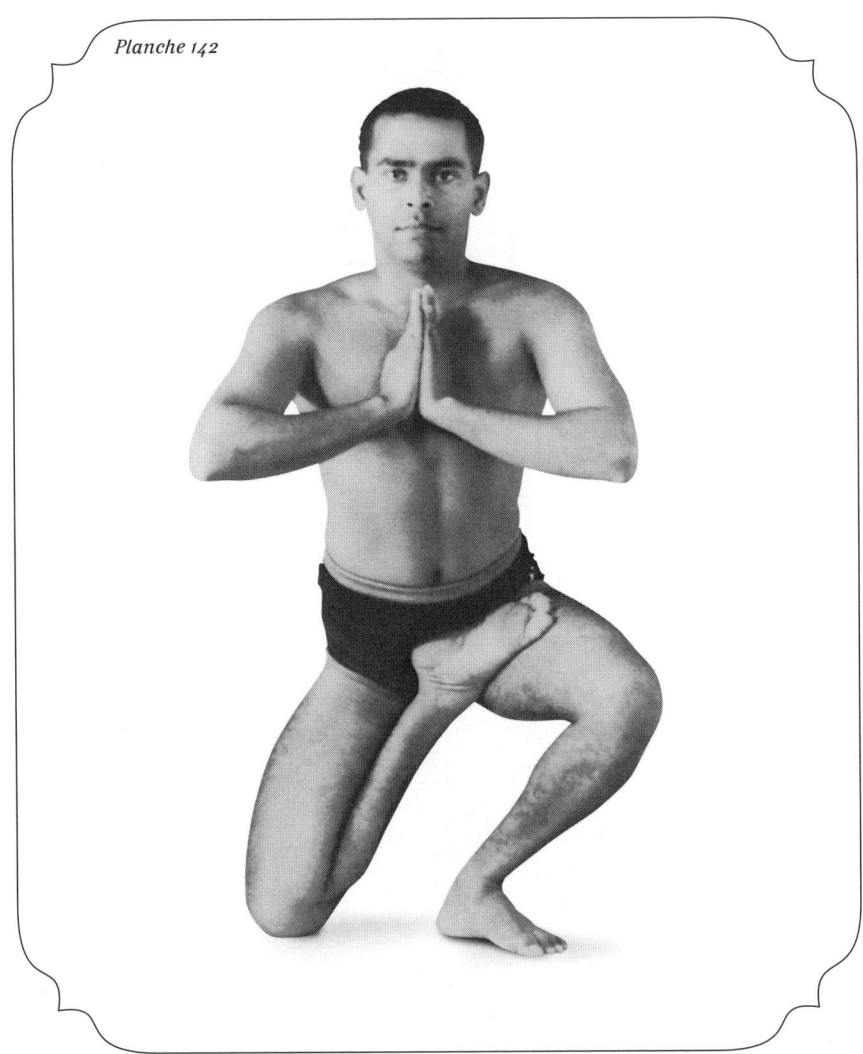

Planche 142

VATYANASANA (posture sur un genou et un pied)

Mettez-vous debout. Pliez la jambe droite et placez le pied au niveau de l'aine gauche. Puis, fléchissez lentement la jambe gauche et posez le genou droit au sol en vous appuyant sur le genou et le pied.

Cet exercice est excellent pour favoriser la souplesse de la partie inférieure du corps.

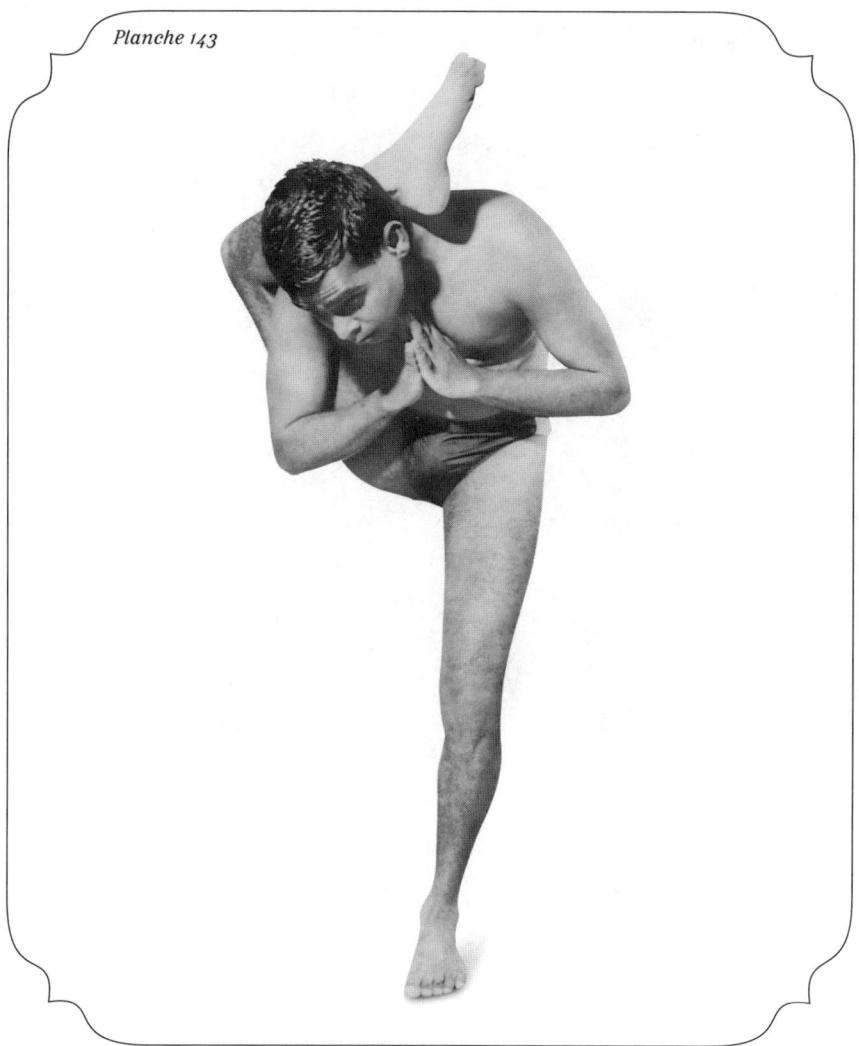

Planche 143

BEKASANA (posture de la grue)

Mettez-vous debout. A l'aide des mains, placez lentement le pied droit derrière la tête. Puis, tendez le genou gauche et maintenez le corps aussi droit que possible.

Joignez les mains et restez en équilibre sur un pied. Au début, il possible de s'appuyer contre un mur.

Planche 144

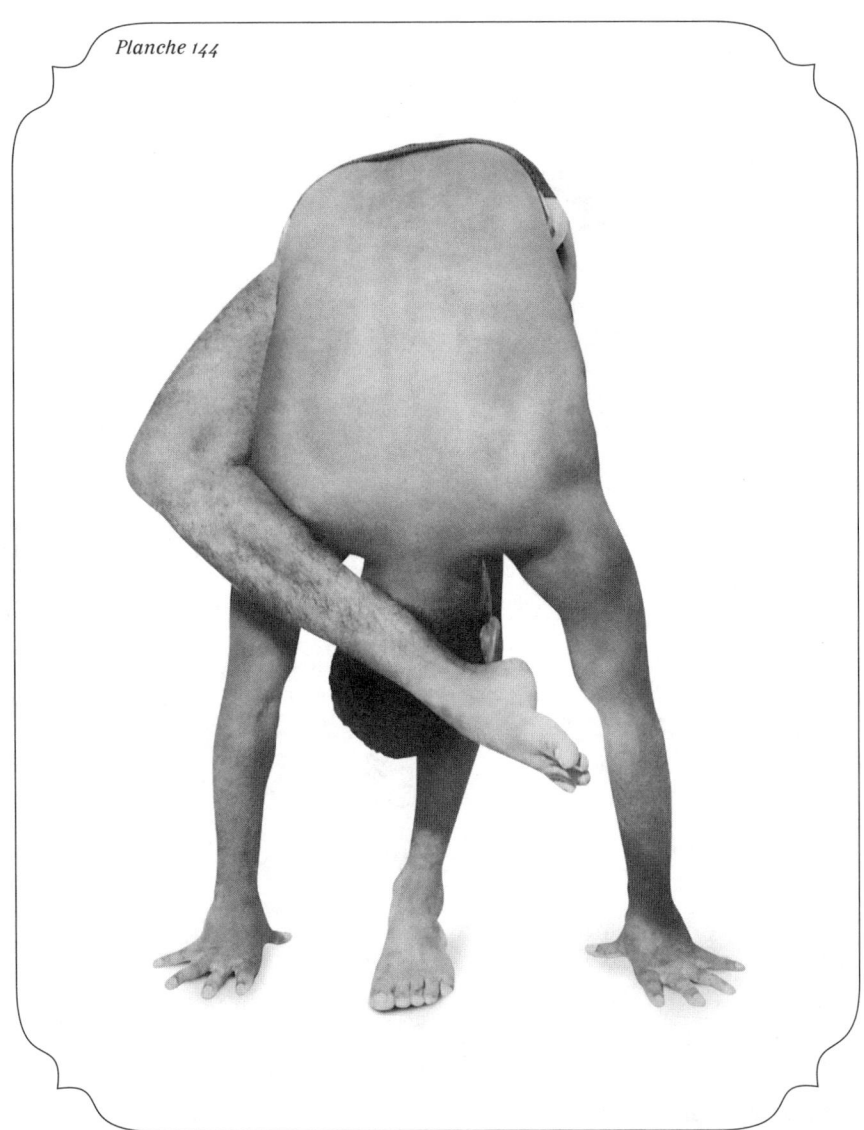

ΕΚΑ PADA HASTHASANA (posture des jambes et des mains)

Mettez-vous dans la posture de la grue (planche 143). Puis penchez-vous lentement en avant, en gardant le pied droit fermement derrière la tête jusqu'à ce que la tête touche le genou gauche.

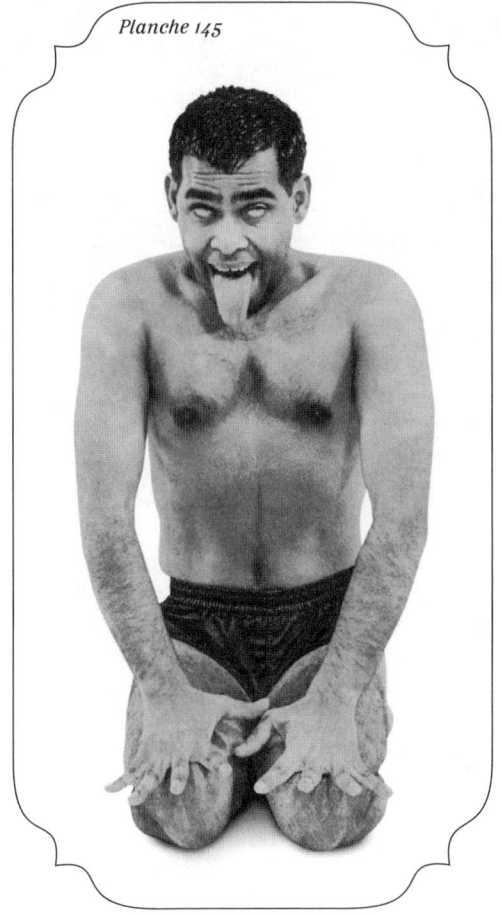

Planche 145

SIMHASANA
(posture du lion)

Cette posture évoque un lion en action, d'où son nom. Elle est particulièrement bénéfique pour la gorge et la langue. Il faut tirer la langue aussi loin que possible afin d'améliorer la circulation dans la gorge et à la base de la langue. Les yeux sont tournés vers le haut et tout le corps tendu comme un lion prêt à sauter sur sa proie.

Agenouillez-vous (*japra-sana*). Placez les paumes sur les genoux et appuyez doucement sur les mains. Tirez la langue aussi loin que possible en contractant les muscles de la gorge et en roulant les globes oculaires vers le haut. Pendant cette posture, expirez le plus fort possible. Répétez cet exercice quatre à six fois.

Important : toutes les postures difficiles doivent être exécutées sous la direction d'un professeur. Effectuées sans surveillance, les torsions des articulations et des muscles peuvent provoquer de très fortes douleurs; l'élève devra alors arrêter la pratique des exercices, même les plus simples, à cause de la douleur.

Il faut souligner également qu'un exercice ne doit jamais être exécuté au-delà des capacités de l'exécutant.

A la fin des exercices, détendez-vous pendant dix à quinze minutes.

6
SAVASANA

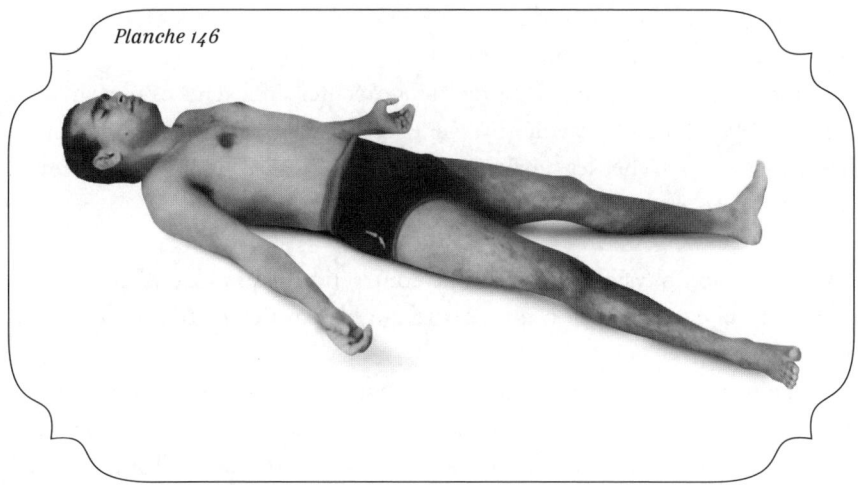

Planche 146

LA POSTURE DU CADAVRE ET LA RELAXATION

DANS un autre chapitre de ce livre, nous avons dit qu'une des cinq conditions indispensables pour garder une automobile en bon état est de refroidir le moteur quand il chauffe ; le même principe s'applique au corps humain.

Quand le corps et le mental sont constamment surmenés, leur efficacité dans l'accomplissement de leur travail naturel diminue.

La vie sociale moderne, la nourriture, le travail et même les soi-disants divertissements, comme la lutte et la boxe, rendent difficile la détente pour l'homme civilisé d'aujourd'hui. Non seulement il s'avère ardu pour lui de se relaxer, mais il a même oublié la façon naturelle de recharger son corps pendant ses moments de détente et de repos; en effet, pendant le repos, nombreux sont ceux qui consomment une grande quantité d'énergie physique et mentale.

La majeure partie de l'énergie produite par le corps est gaspillée inutilement. Pour une seule activité, d'énormes quantités d'énergie sont dépensées par une tension musculaire inutile.

Il ne sert à rien d'accroître l'énergie si elle doit être dilapidée sans nécessité, car le fait d'augmenter la production d'énergie, sans en contrôler les excédents, ne fera qu'amplifier ce gaspillage inutile.

Pour cette raison, avant d'apprendre à exécuter des exercices physiques et mentaux, il faut d'abord savoir observer et reconnaître la tension musculaire et être capable de relâcher les tensions musculaires inutiles. Tous les exercices de *yoga* sont basés sur ce principe.

Toute action physique entraîne une contraction des muscles. Parfois, vous pouvez observer une tension musculaire qui n'a pas lieu d'être, puisque vous êtes au repos.

Lorsque vous apprenez à conduire une voiture, vous éprouvez une énorme tension physique et mentale. Un conducteur débutant peut se sentir fatigué et éprouver des douleurs musculaires au bout d'un quart d'heure. Par contre, un conducteur expérimenté peut conduire pendant des centaines de kilomètres sans ressentir de fatigue, parce qu'il conduit en état de relaxation. Bien qu'une majorité d'entre nous sache conduire, peu sont parfaitement détendus en conduisant. Ce qui ne signifie pas qu'un conducteur détendu soit négligeant, au contraire, ses réflexes sont plus rapides que ceux de quelqu'un perpétuellement tendu. En même temps, il économise de l'énergie.

Il en est de même dans les domaines de l'art, de la peinture, de la musique, etc... Tous les génies, consciemment ou inconsciemment, sont détendus lorsqu'ils créent, d'où leur exceptionnelle efficacité dans leurs domaines respectifs.

Avant de pouvoir étudier la relaxation, il est indispensable de comprendre d'abord son opposé, la contraction.

Quand nous désirons accomplir une action, quatre étapes ont obligatoirement lieu, l'une après l'autre. Tout d'abord, une pensée émerge dans le mental, par exemple, prendre un livre sur une table. Cette vague de pensée est transmise au cerveau qui envoie une impulsion aux muscles sollicités pour cette tâche particulière, ainsi que de l'énergie pranique supplémentaire. Le *prana* voyage à travers les nerfs moteurs, atteint les muscles, les oblige à se contracter, et, finalement le livre se trouve entre vos mains.

Chaque action, consciente ou inconsciente, utilise une certaine quantité d'énergie pranique.

Lors d'une action consciente, le mental conscient envoie un message au subconscient, qui réagit immédiatement en envoyant le prana vers la partie du corps désignée.

Quand l'action est automatique, c'est-à-dire quand le mental conscient ne joue aucun rôle, le subconscient exécute entièrement la tâche, donnant l'ordre et achevant lui-même le travail.

Lorsque la quantité d'énergie pranique dépensée est supérieure à ce que le corps est capable de reconstituer, celui-ci s'affaiblit. C'est une des façons de dépenser de l'énergie.

On peut dépenser de l'énergie d'une autre façon, sans aucun mouvement musculaire, à cause des émotions, comme les soucis, le chagrin, l'anxiété, la colère et l'avidité. Personne n'est exempt d'émotions et rares sont ceux qui peuvent les contrôler, ou, du moins, leur fixer une limite.

Les émotions incontrôlées peuvent très rapidement épuiser le *prana* emmagasiné dans le corps. Quelques minutes de colère utilisent plus d'énergie qu'une journée de travail physique. Observez une personne en colère, voyez combien ses muscles sont tendus, remarquez sa respiration irrégulière, ses poings serrés et ses yeux injectés de sang. Y a-t-il une seule partie de son corps qui soit inactive à ce moment ? Son cœur bat vite, sa tension augmente, son système digestif est perturbé.

Une crise de colère subite produit une onde de choc dans le système nerveux. Imaginez l'énergie nécessaire pour remettre en ordre les différents muscles et organes qui ont pris part à ces émotions. Ce phénomène n'est pas limité à la colère, toute émotion a des répercussions fâcheuses sur le corps.

Nuls reconstituants, piqûres, vitamines ou régime équilibré ne peuvent résoudre définitivement les problèmes d'une personne angoissée ou tourmentée.

En dehors de la colère, des soucis et des chagrins, il existe encore un autre démon prêt à engloutir l'énergie : c'est la fatigue mentale ou tension.

On peut comparer la dépense en énergie pranique, résultant de la tension, au gaspillage de l'eau qui coule goutte à goutte, heure après heure, d'un robinet mal fermé. Ainsi, nous laissons notre *prana* s'écouler en un courant constant de tension, qui a pour résultat l'usure et l'épuisement de nos muscles et de nos organes internes.

Quand quelqu'un a un accès de colère, il a le désir de frapper celui qui en est la cause et tous ses muscles sont prêts à l'action. Mais la faculté supérieure qu'est le pouvoir de raisonnement, par lequel l'homme contrôle son instinct combatif, envoie une impulsion inhibitrice qui retient l'action.

Cette double action d'ordre et de contre-ordre se fait si rapidement qu'elle ne laisse pas au mental un temps de décision, ce qui entraîne un tremblement des muscles, sous l'effet de deux pensées opposées. Quand la colère s'est apaisée, les muscles ne reçoivent pas l'ordre de se détendre, ils restent donc en activité.

Lorsque nous ressentons des émotions moins fortes, le mental garde les nerfs constamment en action et nos muscles restent tendus à cause d'un état mental sans contrôle ni contrainte.

Une énorme quantité d'énergie est gaspillée, premièrement, par des activités superflues que nous n'essayons pas d'arrêter ou de contrôler, et deuxièmement, par la tension constante et inutile des muscles de notre organisme.

Même au repos, les muscles sont sous tension et dès que nous commençons à exécuter le moindre travail, tout un ensemble de muscles est mis en action comme si nous allions accomplir une tâche dure et épuisante.

Dans ces conditions, soulever un livre peut demander autant d'énergie que soulever une personne lourde, ou dactylographier quelques pages peut utiliser autant d'énergie que l'écriture d'un livre tout entier, et ce, parce que nous gaspillons continuellement de l'énergie musculaire.

Observez la façon de marcher de certaines personnes; les muscles de leurs épaules sont tendus. Même quand ils sont assis ou qu'ils écrivent, les muscles des épaules, des bras, des jambes et même de l'estomac sont inutilement contractés.

Pendant le sommeil également, les muscles sont tendus et continuent à dépenser de l'énergie, sans que nous nous en apercevions.

Au cours de notre vie, nous dépensons plus d'énergie à maintenir nos muscles prêts à l'action, qu'en exécutant des tâches utiles.

Afin de régulariser et d'équilibrer le travail physique et mental, il est néces-saire d'apprendre à économiser l'énergie produite par notre corps. C'est le but principal de l'étude de la relaxation.

Il est bon de rappeler que notre corps produit habituellement, en une jour-née, toutes les substances et l'énergie nécessaires pour le jour suivant. Mais il arrive souvent que ces substances et cette énergie soient épuisées en quelques minutes, quand la mauvaise humeur, la colère, l'irritation ou la souffrance, atteignent un certain degré d'intensité. Une colère violente et soudaine peut réduire pratiquement à néant toute l'énergie d'un homme.

Ce processus d'irruption et de répression des émotions violentes devient souvent une habitude, et le résultat en est vraiment désastreux, non seulement pour le corps, mais aussi pour le mental.

Pendant la relaxation, on ne consomme quasiment pas d'énergie ou de *prana*, bien qu'une petite quantité continue à circuler, afin de conserver le corps dans son état normal, le surplus étant emmagasiné et conservé.

Il ne faut pas confondre relaxation et paresse. L'enfant se détend naturel-lement ; mais, parfois, des adultes possèdent ce pouvoir de relaxation. Ces individus sont remarquables par leur endurance, leur force, leur vigueur et leur vitalité. C'était le cas de Napoléon qui avait la faculté de se détendre et de dormir à cheval même, au milieu d'incessants combats.

Nombreux sont les grands hommes d'état et les sages qui comptent sur ce pouvoir de relaxation pour accomplir l'énorme quantité de travail qu'ils assument. A notre époque, le *Mahatma Ghandi* et *Swami Sivananda,* en furent les exemples parfaits.

Observez un chat faisant le guet devant le trou d'une souris, dans une atti-tude gracieuse, naturelle, sans aucune contraction musculaire, et néanmoins prêt à l'action. Quoique exempt de toute tension au niveau des muscles, la détente du chat est une détente consciente qui peut se muer en action immédiate.

Pour obtenir une parfaite relaxation, trois méthodes sont employées par les *yogis* : physique, mentale et spirituelle. Aucune relaxation n'est complète sans atteindre la relaxation spirituelle que seuls connaissent les *yogis*.

1 - RELAXATION PHYSIQUE.

Nous savons tous que chaque action est le résultat d'une pensée, consciente ou non, originaire du mental. Les pensées prennent forme dans l'action et le corps y répond.

Lorsque nous voulons accomplir une action, une pensée naît dans le mental, est transmise au cerveau, simultanément le cerveau télégraphie le message à travers les nerfs, et les muscles se contractent.

De même qu'à la base de la tension musculaire, il y a une pensée, de même, à la base de la relaxation, il y a une vibration de la pensée; de même que nous envoyons un message pour contracter les muscles, de même, un autre message apportera la relaxation aux muscles fatigués.

Ce message de relaxation s'appelle autosuggestion (suggestion de détente des muscles et des organes internes).

Ne contrôlant pas les organes qui, eux, fonctionnent involontairement, (cœur, poumons, foie, cerveau, etc..), nous ne pouvons leur envoyer directement des pensées de relaxation. Ils ont cependant besoin de repos et de détente afin d'augmenter leur efficacité. Afin que ces organes puissent se relaxer, les yogis utilisent le subconscient, qui en contrôle les fonctions automatiques.

Dans un autre chapitre, nous avons traité du subconscient et de sa rapidité à exécuter les suggestions qui lui sont données consciemment. Pendant la relaxation, le mental conscient envoie un message à un organe donné, tel que le cœur ou le foie, ce message est reçu par le subconscient et l'ordre est exécuté immédiatement. On parvient ainsi à détendre les organes involontaires.

La relaxation physique commence au niveau des orteils ; l'autosuggestion passe par les différents muscles, en remontant progressivement, jusqu'aux yeux et aux oreilles. Puis, mentalement, on envoie des messages de détente aux reins, au foie, etc...

2 - RELAXATION MENTALE.

La tension constante exercée sur le mental par les soucis et l'anxiété inutiles, consomme plus d'énergie que la tension physique.

Dans les moments de tension mentale, il faut respirer doucement et régulièrement pendant quelques minutes, en se concentrant sur le souffle. Lentement,
le mental se calme et on peut ressentir une sensation de flottement, comme si
on devenait léger comme une plume, tout en éprouvant un sentiment fait de
paix et de joie.

3 - RELAXATION SPIRITUELLE.

Quelque soit la façon dont on essaie de détendre le mental, il est impossible
d'en éliminer toutes les tensions et tous les soucis sans pratiquer la relaxation
spirituelle.

Tant que l'homme s'identifie au corps et au mental, il est la proie des tracas,
des peines, de l'anxiété, de la peur et de la colère, qui, en retour, provoquent
des tensions.

Les *yogis* savent que l'être humain ne peut obtenir une relaxation complète,
s'il ne parvient pas à se soustraire à cette identification au corps, ni à se séparer
de la conscience de l'ego.

Donc, grâce à la relaxation mentale, il se détache et s'identifie à la pure
conscience, au soi qui est omniscient, omnipotent, qui est joie et sérénité, car
la source du pouvoir, de la connaissance, de la paix et de la force se trouve dans
l'âme et non dans le corps.

L'homme, qui est devenu la proie de toutes les émotions inférieures du
mental en s'identifiant au corps et au mental, n'a qu'une seule voie pour se
libérer de ce piège, en revendiquant sa véritable nature : »Je suis cette pure
conscience ou soi ».

Cette identification au soi complète le processus de relaxation.

La posture de relaxation est connue sous le nom de *savasana* ou posture
du cadavre. (Planche 146).

7
LE RÉGIME NATUREL
DE L'HOMME

Nous avons comparé le corps humain à une voiture, qui, pour fonctionner, nécessite du combustible.

Pour le corps physique, l'énergie est fournie par la nourriture, l'eau et l'air.

Dans ce chapitre, nous allons expliquer pourquoi l'être humain doit avoir une alimentation naturelle.

Le corps a besoin de nourriture pour deux raisons : tout d'abord, en tant que combustible pour fournir de l'énergie et pour réparer les tissus du corps. S'il n'y avait pas de combustible sous forme de nourriture, le corps se consommerait lui-même.

Une perte de tissu musculaire entraîne une perte de poids, car l'excès de poids se réduit proportionnellement à la quantité de nourriture refusée au corps.

Les quatre éléments suivants sont nécessaires à la réparation et la reconstruction du corps :

1. les protéines ou nourriture azotée

2. les hydrates de carbone

3. les graisses

4. les sels minéraux.

Ces éléments se trouvent en plus grande proportion dans les végétaux que dans les tissus animaux.

Les pois, les noix, les fèves, le lait et le fromage contiennent un grand pourcentage de matières azotées (protéines), tandis que les pommes de terre, le blé, l'avoine, le riz et les autres céréales, etc.., sont principalement composés d'hydrates de carbone (amidon et sucre).

Pratiquement tous les aliments protéinés, ainsi que les huiles végétales, contiennent des graisses, alors que les précieux éléments minéraux organiques (fer, potassium, calcium, sodium…) qui agissent comme éliminateurs, antiseptiques, purificateurs du sang et générateurs d'énergie électromagnétique, se trouvent principalement dans le règne végétal.

La principale source de minéraux organiques provient des fruits et des légumes. Ils nous aident également à maintenir une réserve alcaline dans le sang, ce qui est essentiel pour qu'il puisse continuer à transporter le dioxyde de carbone vers les poumons qui l'éliminent.

Les sources les plus importantes de vitamines dans l'alimentation sont les légumes. Ceux que l'on peut manger crus, comme les salades, les épinards, les choux et les tomates, contiennent les trois vitamines principales : A, B et C.

Les vitamines A et B ne sont que faiblement affectées par la cuisson à l'eau, mais elles peuvent être détruites par la friture.

La vitamine C, nécessaire à la formation des os et au maintien d'une dentition saine, se trouve uniquement dans les fruits, les légumes à feuilles vertes et, jusqu'à un certain point, dans le lait frais. Elle est rapidement détruite par l'eau, la chaleur, la dessiccation, la déshydratation, la mise en conserve familiale ou industrielle.

Le lait est un aliment complet en protéines.Par conséquent, un régime qui se compose de lait et de ses dérivés, de fruits frais (orange, citron, ananas…), de légumes verts (salades…) et de céréales complètes, est un régime idéal et riche en vitamines.

Les fruits et les légumes crus contiennent des substances antiscorbutiques, qui préviennent différentes maladies.

Par contre, la viande peut être altérée par des maladies redoutables comme la trichinose, les vers intestinaux, etc., qui sont transmises immédiatement à ceux qui la consomment.

Aujourd'hui, un grand nombre de médecins et de diététiciens, proscrivent à leurs patients la consommation de viande, non seulement pour éradiquer des maladies comme la goutte, les rhumatismes, etc.., mais aussi en prévention des maladies provoquées par l'acide urique.

C'est un fait reconnu que, chez les végétariens, les maladies guérissent plus vite et que le danger de contracter des fièvres élevées est considérablement amoindri.

D'éminents médecins français et anglais, ont prouvé qu'un grand nombre d'affections dont souffre la « race humaine civilisée, » est causé par les dépôts d'acide urique provenant des fibres musculaires des viandes consommées. Quand on introduit un surplus d'acide urique dans l'organisme, le corps doit éliminer non seulement celui qu'il fabrique, mais aussi la quantité ingérée sous forme de viande.

Prenons un exemple: 500 g de foie contiennent 1,14 g d'acide urique ; 500 g de beefsteak en comptent 0,84 g, or, la quantité quotidienne d'acide urique produite par le corps et éliminée par les reins, est seulement de 0,36 g.

Comme les reins et le foie ne sont pas capables de traiter la quantité supplémentaire absorbée dans la nourriture, l'acide urique non éliminé provoquera goutte, rhumatismes, maux de tête, épilepsie, convulsions, nervosité, etc. Il est donc évident que la guérison ne peut avoir lieu, si le malade continue à manger de la viande.

Celui qui consomme de la viande donne l'impression d'être vigoureux, mais il ne possède pas la résistance du végétarien. Un végétarien peut travailler des heures durant, dans des conditions éprouvantes, sans ressentir de fatigue, alors qu'un consommateur de viande n'est capable d'effectuer une grande quantité de travail que pendant un court laps de temps, après lequel il se sentira faible et affamé.

Une alimentation naturelle accroît la résistance contre les maladies et prolonge la vie.

L'homme le plus âgé de l'histoire de l'Angleterre, Thomas Parr, qui mourut en 1635, à l'âge de 152 ans et neuf mois, n'est pas mort de vieillesse. Il avait vécu exclusivement de lait, de fromage et de pain dur. Il se remaria à l'âge de 120 ans et mourut finalement, après avoir déménagé à Londres où, pour la première fois de sa vie, il mangea une nourriture riche et but du vin.

Le Dr William Harney fit une autopsie et déclara que le corps de M. Parr était en excellente condition ; il attribua sa mort à une » simple surabondance due à un train de vie manquant de modération ».

Un célèbre géologue, le professeur H.M. Ami de Montréal, a écrit, dans sa *Géographie de l'Amérique du Nord,* que le régime de la race humaine à l'époque préhistorique ne contenait aucune sorte de viande. Selon le professeur, l'homme ne devint mangeur de viande que contraint et forcé, lors de la destruction des grandes forêts de noix et de fruits sauvages par les glaciers qui couvrirent tout l'hémisphère Nord lors de la période glaciaire.

A l'origine, toute nourriture est produite par le règne végétal qui absorbe et emmagasine l'énergie solaire. L'énergie contenue dans la viande est ce qui reste, ce que l'animal n'a pas pu utiliser. Lorsque l'animal se nourrit de la viande d'un autre animal, il se nourrit d'aliments végétaux de second ordre, car la nourriture végétale est la source première de toute énergie animale.

Un fait intéressant, et qui mérite d'être souligné, est que l'homme consomme principalement la viande d'animaux se nourrissant exclusivement de végétaux, comme le bœuf, le porc, le mouton, la chèvre, la volaille.

Même chez les animaux sauvages, l'homme préfère la chair du daim, du lièvre, du sanglier, à celle du lion, du tigre ou du léopard, qui sont carnivores. Ce qui démontre que l'homme puise une énergie de second ordre dans la viande d'animaux se nourrissant de végétaux.

L'alimentation carnée que l'homme consomme habituellement est tout à fait déséquilibrée ; elle se caractérise par un excédent de protéines, ainsi qu'une absence presque totale de calcium et de vitamines qui favorisent la croissance et proviennent directement du règne végétal.

Extrait du sol, le calcium est transformé par les légumes en calcium organique ou calcium alimentaire et, grâce aux rayons du soleil, les feuilles vertes fabriquent des vitamines.

Un autre cas d'assimilation de l'énergie de second ordre est celui des Esquimaux qui mangent cru l'estomac gelé des rennes, afin d'en retirer les vitamines qu'il contient, telles que l'herbe et d'autres végétaux. Mais le régime des Esquimaux est conditionné par la nécessité et non par le choix.

De plus, la viande est, de tous les aliments, celui qui se décompose le plus vite, ce qui constitue un inconvénient supplémentaire. Même les œufs se putréfient, et si le lait et les légumes se décomposent ou fermentent, ce processus est moins nocif que la putréfaction de la viande.

Au cours de la putréfaction, une dangereuse toxine est libérée. Il est prouvé que les protéines animales se décomposent deux fois plus vite que celles des végétaux.

On peut trouver différents types de parasites animaux dans les intestins humains, tels que le lombric, le trématode, la douve du foie, le ténia du porc, du bœuf et du poisson.

Ils s'introduisent généralement dans le corps humain par la bouche, en ingérant de la nourriture contaminée par les œufs des parasites ou les parasites eux-mêmes. Puis, les œufs se transforment en vers adultes et continuent à vivre et à se reproduire dans les intestins.

Chez certaines espèces, les formes embryonnaires sont absorbées dans le flux sanguin et voyagent à travers le corps, se déposant parfois dans le foie, le cerveau, les poumons et les muscles, avant de retourner dans les intestins.

Les sources les plus communes de ces parasites sont le bœuf, le porc, le poisson et naturellement les eaux contaminées.

Les vers ne provoquent pas toujours des symptômes très typiques et, dans de nombreux cas, aucun signe n'apparaît pendant de longues périodes. Les manifestations les plus courantes sont des douleurs abdominales, l'évacuation irrégulière des selles, des démangeaisons au niveau du rectum, des vomissements, des maux de tête, la dépression mentale et la perte de l'appétit.

Dans certains cas, une grave anémie peut se manifester et les intestins peuvent contenir du sang et des mucosités, outre les parasites et leurs œufs.

En général, la cuisson ordinaire ne détruit pas ces parasites, car ils sont capables de résister à de très hautes températures.

Les tissus musculaires d'un animal vivant sont tendres, mais après la mort, ils se rigidifient à cause de la coagulation. La viande durcit et ne s'attendrit qu'une fois putréfiée. C'est pourquoi on laisse la viande « mûrir » un certain temps ou en d'autres termes, se décomposer.

Les expériences relatées par Farger et Walepole dans le *Journal de physiologie et pathologie*, démontrent que la viande, en état de putréfaction, contient beaucoup de substances toxiques, dont certaines sont causes d'hypertension. C'est pourquoi certains médecins interdisent la viande aux patients souffrant d'artériosclérose ou d'hypertension. Cette restriction est une protection, non seulement contre la putréfaction de la viande, mais aussi contre la putréfaction des restes de viande non digérés dans les intestins.

L'expérience suivante, faite sur deux groupes de lapins, démontre que la consommation excessive de viande est une des causes du durcissement des artères.

Le premier groupe fut nourri de pain et de viande. Le second groupe ne consommait pas de viande du tout. Les deux groupes vivaient dans le laboratoire dans les mêmes conditions.

Après plusieurs semaines, tous les lapins du premier groupe, qui avaient reçu une nourriture composée de 36% de protéines principalement animales, avaient de larges dépôts de calcium dans leurs vaisseaux sanguins.

Dans le second groupe, aucun lapin n'avait développé de maladie artérielle. En examinant les artères durcies des lapins du premier groupe, les experts trouvèrent qu'elles étaient identiques à celles d'humains souffrant d'artériosclérose.

Autre fait très important à signaler : le cancer est pratiquement inconnu dans les pays végétariens. Par contre, il augmente rapidement dans les pays où la consommation de viande s'accroît, en raison de la prospérité économique.

Mis à part les effets pernicieux de la viande sur le corps humain, nous devons examiner les objections éthiques quant au fait de tuer des animaux innocents.

Bien que la sphère vitale de l'animal soit plus limitée, les chevaux, les chiens et les vaches sont capables d'apprendre, de se souvenir, d'aimer, de haïr, de s'affliger, de se réjouir et de souffrir, exactement comme les êtres humains.

Toute créature est pourvue d'un instinct par la nature et sait comment se protéger. Quand les animaux se rendent compte que les êtres humains sont inoffensifs, ils oublient cet instinct naturel.

Au bord du Gange, à Hardwar, les pèlerins peuvent voir des centaines de gros poissons qui attendent d'être nourris par les visiteurs. Ces poissons savent instinctivement que les hommes sont inoffensifs, car la pêche dans ce centre de pèlerinage est strictement interdite. Pour pénétrer dans l'eau, il faut écarter les poissons mendiant de la nourriture. Par contre, dans d'autres parties du même fleuve, c'est à peine si on peut voir un poisson, encore moins en attraper.

Les stupéfiants tours d'adresse des phoques et des marsouins de Marine Land à Los Angeles démontrent une intelligence à peine croyable. Ils font des parties de basket-ball, klaxonnent, éteignent des feux et obéissent aux ordres de leur instructeur, comme s'ils comprenaient le langage humain.

Les animaux savent instinctivement quand ils sont destinés à l'abattoir. Il leur manque la parole, mais leurs yeux implorent pitié devant la cruauté de l'homme. Le bêlement du veau, le mugissement du taureau, le criaillement terrifié de l'oie et les cris de centaines d'autres animaux, sont les protestations de ces créatures impuissantes et innocentes, contre l'injuste et impitoyable destruction de la vie par des êtres soi-disant supérieurs et civilisés.

Nous n'avons pas le pouvoir de redonner la vie, et nous n'avons, en aucun cas, le droit de tuer.

Chaque action a sa réaction et toute action, bonne ou mauvaise, entraîne un fruit, bon ou mauvais. C'est une loi divine et aucune loi humaine ne peut l'abolir. Selon *La Bible*, lorsque la permission fut donnée aux hommes de mettre à mort les animaux afin de s'en nourrir, il fut aussi accordé aux animaux de tuer les êtres humains et de les manger « Et je chercherai ta vie, sous la patte de tout animal, je la chercherai. »

Beaucoup de religieux et de moines s'abstiennent de manger de la viande. Une secte de moines catholiques en Iowa s'abstient même de consommer du poisson et des œufs.

La science actuelle a vérifié l'exactitude du récit de la Bible sur les habitudes alimentaires des premiers habitants de la terre. Selon la *Genèse* I-29, Dieu a dit : « Je vous ai donné toutes les herbes portant semence… et tous les arbres dont le fruit porte semence, ce sera votre nourriture ».

Si la viande n'est pas la nourriture de l'homme, quelle est la nourriture qui lui permettra de se développer physiquement et mentalement ? Chaque régime exerce une influence sur le mental humain.

Selon la *Bhagavad Gita*, il y a trois sortes de nourriture :
1. sattvique (pure)
2. rajasique (stimulante)
3. tamasique (impure et pourrie).

Le lait, le beurre, les fruits, les légumes et les céréales entrent dans la catégorie des aliments bons ou sattviques.

Les épices, les substances échauffantes, la viande, le poisson, l'alcool, les œufs, qui stimulent le système nerveux font partie des aliments stimulants, donc rajasiques.

Les aliments putréfiés et trop mûrs sont tamasiques ou impurs.

La préférence de l'homme pour une de ces catégories d'aliments correspond à son évolution mentale. Les personnes évoluées, tant mentalement que spirituellement, préfèrent la nourriture pure. L'homme moyen, vivant dans le monde, préfère la nourriture rajasique ou stimulante et l'individu non évolué, impur ou tamasique, préfère la dernière catégorie d'aliments, pourris et putréfiés.

La nourriture sattvique apporte la pureté et le calme au mental, elle apaise et nourrit le corps.

La nourriture rajasique éveille des passions animales chez l'homme, elle est cause d'un état mental agité. Elle provoque aussi des perturbations sur les plans nerveux et circulatoire, telles que l'hypertension, le durcissement des artères et les maladies causées par l'acide urique, dont il a déjà été question.

Le troisième type de nourriture, tamasique ou impure, rend ceux qui la consomme lourds et paresseux. La capacité de penser diminue et l'individu descend presque au niveau animal. Il n'a ni idéaux élevés, ni but dans la vie. Sur le plan physique, il souffre de toutes sortes de maux chroniques.

Ainsi, selon son degré de pureté mentale, l'homme choisit instinctivement certains types de nourriture.

Dans tous les pays, nous pouvons voir des personnes passer brusquement d'une nourriture impure et stimulante à une nourriture pure, lorsqu'elles progressent dans la voie de la pureté mentale. Les plats qui autrefois satisfaisaient leurs palais et leurs esprits provoquent chez eux un sentiment de dégoût et leur laissent une mauvaise impression.

Il est intéressant de remarquer que les végétariens se tournent rarement vers des types de nourritures inférieures, alors que les non-végétariens sont de plus en plus attirés par la nourriture pure. L'homme cesse d'avoir envie de viande en progressant spirituellement.

Il n'est pas ni nécessaire, ni désirable, que les personnes pratiquant le *yoga* deviennent des maniaques qui pèsent, mesurent et analysent chaque bouchée. Il est préférable d'être aussi proche que possible d'une alimentation naturelle.

N'oubliez pas que la nature est merveilleusement sage, car elle représente la sagesse infinie de toute la création.

En règle générale, le régime des élèves de *yoga* doit se composer de noix, de fruits secs, de céréales et de beaucoup de fruits frais et de légumes, afin d'avoir les vitamines, les sels minéraux, les protéines et les hydrates de carbone qui leur sont nécessaires.

Non seulement, les *yogis* conseillent un régime sans chair animale, consistant en fruits, noix et pain au blé complet, mais ils insistent sur le fait qu'il faut mastiquer chaque bouchée lentement.

On peut d'ailleurs constater qu'après être revenu à l'habitude naturelle de la mastication correcte, les élèves n'ont plus la sensation d'un appétit anormal qui pousse à manger plus que de raison; ils ressentent alors une faim naturelle.

L'appétit naturel est l'instinct de la nature dans le règne animal pour protéger la vie sur terre, or l'instinct se trompe rarement.

Mais l'homme, en développant son pouvoir de raisonnement, a brouillé cet instinct naturel. De plus, bien qu'étant un être rationnel, il choisit rarement de substituer son pouvoir de raisonnement à son instinct perdu. En conséquence, il souffre de différents maux et fait aussi souffrir les autres. Par le retour à la nature, son instinct naturel refait surface et le guide, à condition qu'il ne succombe pas de nouveau à la tentation de mets et de boissons qui, s'ils paraissent appétissants, (et c'est chose courante de nos jours), sont la cause d'un appétit anormal et de nombreuses maladies.

Les *yogis* recommandent des jeûnes occasionnels, spécialement lors d'une maladie, afin de permettre à l'estomac de se reposer. L'énergie récupérée est ainsi utilisée pour que corps puisse lutter contre les toxines et poisons, causes de la maladie.

La nature préconise le jeûne afin de rétablir la santé, on le remarque même chez les animaux qui se couchent et cessent de manger tant qu'ils sont malades et ce, jusqu'à leur rétablissement, ils reprennent alors une alimentation normale.

Les jus de légumes et de fruits crus et frais sont très bons pour ceux qui souffrent de maux chroniques. Mais ne croyez pas que les jus de légumes crus soient des médicaments pouvant guérir les maladies ; c'est la nourriture vitale par excellence, pour que le corps se régénère et se reconstruise. Les fruits et les légumes crus stockent l'énergie de la nature et nourrissent les cellules affamées du corps.

Lorsqu'on prend la décision de jeûner pendant une ou deux semaines, en ne prenant que des jus frais, on peut en boire plusieurs litres par jour. Parfois, le jeûne à base de jus crus peut amener des malaises, généralement dûs au déplacement des toxines accumulées dans l'organisme que la nature s'empresse d'éliminer, mais l'énergie et la vigueur reviennent rapidement lorsqu'elles ont été expulsées.

Je voudrais mentionner une expérience très intéressante qui m'est arrivée, à une époque où je souffrais de douleurs et de courbatures, dues à des toxines alourdissant mon organisme.

Lors de ma première visite aux États-Unis, j'étais l'hôte d'un couple dévoué, à Oakland en Californie. Ils étaient si désireux de me faire connaître l'hospitalité américaine, qu'ils me proposaient le meilleur de tout ce qu'ils pouvaient offrir : fruits, jus, pain complet, en un mot, tout ce qu'un yogi préfère.

Mais, après quelques jours, j'ai commencé à ressentir des douleurs dans les muscles des cuisses et dans les articulations des genoux. Je ne me rappelais pas avoir eu de pareilles douleurs de ma vie, mais elles étaient bien là ; pourtant je vivais comme à l'accoutumée, prêtant une grande attention à mon régime alimentaire.

Selon la théorie yoguique, la douleur est un avertissement de la nature, signe d'une accumulation de poison due à la nourriture. Aussi, j'examinais scrupuleusement mon régime pour voir ce qui n'allait pas.

Je remarquais un petit changement : je buvais un verre de jus d'ananas en conserve au déjeuner. Je voulus savoir si le jus d'ananas était la cause des douleurs et j'évitais d'en boire pendant deux jours. Miraculeusement, la douleur disparut.

Pour compléter ce test, j'en bus de nouveau un verre et le lendemain, les douleurs revinrent pour m'avertir que j'introduisais de mauvais aliments dans mon organisme.

Cette expérience ne prouve-t-elle pas que la nature est sage et que la douleur est une bénédiction déguisée ? Mais l'homme moderne, l'homme civilisé, n'accorde aucune attention aux avertissements de la nature. Il utilise les drogues meurtrières modernes pour éliminer la douleur, et accumule en plus le poison contenu dans ces médicaments.

Il est certain que l'organisme, même le plus parfait, ne peut exercer ses fonctions si on ingurgite sans cesse des aliments et des boissons qui ne sont pas naturels, sans parler de la consommation constante de cachets, fidèles compagnons de l'homme moderne.

Pour obtenir des résultats rapides, les personnes qui pratiquent sérieusement le *yoga* doivent s'abstenir de consommer des substances acides ou piquantes, du sel, de la moutarde, des mets amers, des fritures.

Ils doivent supprimer les longues marches, les bains dans l'eau froide le matin, l'abattage des animaux et la consommation de leur chair.

La cruauté envers les animaux et les êtres humains, l'orgueil et l'animosité sont également à proscrire.

Les longues marches fatiguent et consomment de grandes quantités d'énergie dont l'élève a besoin pour la concentration et le service de l'humanité.

Le bain froid du matin est totalement déconseillé aux élèves pratiquant le *yoga* à plein temps, (*asanas* et *pranayama* trois fois par jour), afin de ne pas refroidir le corps échauffé par les exercices.

Mieux vaut prévenir que guérir, utilisez la nourriture comme médicament en la consommant autant que possible à l'état naturel.

Les fruits et les légumes frais, les noix, le blé complet, le lait et ses dérivés, doivent être consommés dans leur état naturel, pour nourrir le corps et prévenir les maladies.

Évitez les aliments de l'industrie alimentaire, raffinés et préemballés. Mangez du pain complet, préparé sans ingrédients synthétiques.

Afin de ne pas être malade, supprimez de vos mets quotidiens le sucre blanc, les produits à base de farine blanche, les boissons sucrées, les desserts et les pâtisseries. Ce n'est pas difficile, même si vous prenez tous vos repas au restaurant.

Mangez des aliments biologiques, si cela vous est possible. Les *yogis* ont une vie naturelle et consomment une nourriture naturelle.

Prévenir la maladie ne dépend pas seulement de la nourriture. Même en suivant un régime naturel, vous n'arriverez peut-être pas à un état de santé parfait, parce que vous êtes quotidiennement soumis aux poisons et aux influences malsaines de votre environnement : la pollution de l'air que vous respirez, les insecticides, les produits chimiques de l'eau, la chaleur sèche en hiver, l'air conditionné en été, l'usage des produits ménagers comme les savons, les détergents, les liquides de nettoyage, etc.

Au cours des cinquante ou soixante dernières années, depuis que la chimie nous aide à vivre plus confortablement en nous proposant toutes sortes de préparations chimiques, les conditions de notre alimentation ont dégénéré, en partie à cause du processus de raffinement des aliments, et aussi à cause de la destruction des vitamines par ces produits chimiques.

Ainsi, inhaler la fumée du tabac détruit la vitamine C du corps ; l'usage des savons et des détergents provoque souvent l'alcalinisation de la peau, lui faisant perdre son acidité naturelle et provoquant sa desquamation.

La prévention des maladies n'est possible que si nous suivons ces cinq règles yoguiques, primordiales pour la santé :

    1. Exercices appropriés pour stimuler la circulation
    2. Respiration correcte pour absorber plus d'oxygène
    3. Relaxation appropriée du corps et du mental
    4. Alimentation saine et naturelle
    5. Pensée positive et concentration mentale

LES VITAMINES

Les vitamines sont des substances de nature très complexe, chacune d'elles accomplit une tâche bien déterminée, en rapport avec le fonctionnement correct d'un organe ou d'un groupe d'organes du corps humain.

Les vitamines contrôlent l'usage des sels minéraux du corps. Si l'apport en sels minéraux est insuffisant, le travail des vitamines diminue d'autant.

Sans vitamines, le corps humain peut absorber et utiliser les minéraux jusqu'à un certain point, mais sans sels minéraux, les vitamines ont moins d'utilité.

Par conséquent, un équilibre correct entre sels minéraux et vitamines est nécessaire au bon fonctionnement des glandes endocrines et à la production d'hormones.

Vitamine A

Elle est soluble dans les graisses et les huiles, et insoluble dans l'eau ; insensible aux alcalins et aux acides dilués, elle reste stable sans diminution de son activité, même à une température de 200°C, pourvu qu'elle soit à l'abri de l'air; par contre, elle est instable en présence de l'air, même à température ambiante.

Elle est stockée en partie dans les tissus gras sous-cutanés, les reins et le foie, cependant les réserves doivent être reconstituées quotidiennement et en quantités déterminées.

La conjonction de la vitamine A avec la vitamine D, dans la proportion de 7 à 1, est bénéfique pour le corps.

La vitamine A aide à maintenir l'hydratation de la peau, augmente la résistance du corps face aux infections des voies urinaires et à celles de l'appareil respiratoire (rhumes et toux) ; elle est indispensable à une croissance harmonieuse et à une bonne vue.

Une carence en vitamine A provoque le dessèchement de la peau qui devient rêche et écailleuse, une faible résistance aux infections, la formation de calculs biliaires et rénaux, une déficience dentaire, une mauvaise digestion, des troubles des sinus, des rhumes, des abcès dans les oreilles et une mauvaise vision nocturne.

L'abricot, l'asperge, le chou, la carotte, le céleri, le pissenlit, l'endive, la laitue, l'orange, le persil, la prune, l'épinard, la tomate, le navet, le cresson, sont une bonne source de vitamine A.

Vitamine B1

Cette vitamine n'est pas sensible aux acides dilués mais elle est détruite par les alcalins et les sulfites. Elle est soluble dans l'eau, et non dans l'huile.

La vitamine B1 cristallisée est obtenue à partir du son du riz décortiqué.

Elle est instable aux rayons ultra-violets. Cette vitamine est détruite partiellement dans une solution légèrement acide, portée à ébullition ; elle l'est totalement si elle est chauffée dans une solution alcaline. La pasteurisation amène une destruction partielle et la cuisson normale la détruit intégralement.

Elle est stockée en petite quantité dans le foie et elle doit être absorbée quotidiennement. On doit en ingérer des quantités plus importantes si les hydrates de carbone augmentent dans le régime.

Elle a un effet remarquable sur l'appétit ; elle est également importante pour l'absorption et la digestion de la nourriture et pour la croissance, elle augmente la résistance aux infections et est indispensable au bon fonctionnement des tissus nerveux.

L'âge, l'exercice, la fièvre et la prise de poids augmentent les besoins en vitamine B1.

La carence en vitamine B1 provoque le ralentissement des battements du cœur, le manque d'appétit, la nervosité, les désordres intestinaux et gastriques, l'insuffisance de la lactation, la diminution du mouvement péristaltique, la dégénérescence des nerfs, l'hypertrophie des glandes surrénales et du pancréas, et le béribéri (maladie des nerfs périphériques).

On trouve la vitamine B1 dans l'asperge, le chou, la carotte, le persil, le céleri, la noix de coco, le pissenlit, le pamplemousse, le citron, l'ananas, la grenade, le radis, les feuilles de navet, le cresson.

Vitamine B2

Soluble dans l'eau et agissant comme un agent oxydant, cette vitamine n'est sensible ni à l'acide dilué, ni à l'air, par contre, les alcalins la détruisent totalement. Elle résiste à la chaleur, sauf en présence d'oxygène.

Elle est rapidement stockée dans le corps, en plus grande quantité que la vitamine B1. Cependant, les réserves en vitamine B2 s'épuisent dès qu'augmente la consommation de graisses et de minéraux. Les aliments fibreux ont tendance à la stocker.

Elle est nécessaire pour avoir une peau saine, une bonne vue et pour le fonctionnement correct du système gastro-intestinal. Cette vitamine joue un rôle dans l'assimilation du fer et dans le métabolisme des protéines.

Une carence en vitamine B2 retarde la croissance, diminue la résistance et la vigueur, provoque des désordres digestifs, diminue la respiration des tissus (les échanges gazeux entre les tissus et le sang), cause la chute des cheveux, la cataracte, l'ulcération de la langue, etc.

La pomme, l'abricot, le chou, la carotte, la noix de coco, le pissenlit, le pamplemousse, la prune, l'épinard, les feuilles de navet, le cresson sont de bonnes sources de vitamine B2.

Vitamine C

Elle est insoluble dans l'huile et soluble dans l'eau. Elle est moins sensible aux solutions acides qu'aux solutions alcalines. Elle est stable à la chaleur, sauf en présence d'oxygène.

La cuisson à la vapeur a peu d'impact sur elle, mais la cuisson ordinaire la détruit. La pasteurisation et la cuisson dans des récipients en cuivre la dégrade beaucoup. Elle n'est pas affectée par la conservation par le froid, à condition d'être à l'abri de l'air.

Les fruits secs perdent leurs vitamines C, sauf s'ils sont séchés sous vide.

Bien qu'elle soit stockée en petites quantités dans le foie, les parois des intestins et dans le cortex surrénalien, il est nécessaire de la renouveler quotidiennement.

Elle contribue à la constitution des os et des dents, aide à améliorer la résistance aux infections et aux toxines bactériennes et maintient les vaisseaux sanguins en bonne santé. La vitamine C permet la distribution et la diffusion du calcium, du sang vers les tissus.

La carence en vitamine C peut être cause de faiblesse physique, d'essouf-flement, d'accélération des rythmes cardiaque et respiratoire, d'une propen-sion aux maladies cardio-vasculaires, de maux de tête et de dents, de faiblesse des articulations, d'ulcères gastriques et duodénaux, de déséquilibre dans le fonctionnement des surrénales, du scorbut ; elle rend difficile la soudure des os fracturés.

Le concombre, le pamplemousse, l'orange, la papaye, le persil, l'ananas, le radis, la rhubarbe, l'épinard, la tomate, le navet, le cresson, le chou, la carotte, l'asperge, sont de bonnes sources de vitamine C.

Vitamine D

Elle est insoluble dans l'eau, mais soluble dans les graisses et les huiles. Elle n'est pas sensible aux solutions acides ou alcalines, ni à l'air.

La vitamine D est stockée dans la peau sous la forme d'ergostérol, qui se transforme en vitamine D2 sous l'action du soleil ou d'une irradiation aux rayons ultra violets.

Un excès de vitamine D provoque un abattement général, de la diarrhée, de graves effets toxiques et des dépôts anormaux de calcium sur les parois des artères, dans le foie, les poumons, les reins et l'estomac.

La vitamine D contrôle le taux de calcium dans le sang et, de ce fait, gouverne l'action musculaire et régularise l'absorption et le métabolisme du calcium et du phosphore, éléments nécessaires à la formation des os.

La carence en vitamine D peut entraîner la fragilité des os, le rachitisme, les jambes arquées, le grossissement des coudes et des poignets, la malforma-tion du bassin et de la poitrine, l'incapacité à fixer et stocker le calcium et le phosphore ; la tétanie qui se manifeste par des torsions des chevilles et des poignets, des crampes et des contractions musculaires, provient d'une anomalie du métabolisme du calcium.

La vitamine D ne se trouve ni dans les légumes, ni dans les fruits, ni dans les céréales. Les végétariens la trouveront dans le beurre, quoiqu'il existe de nombreuses sources de vitamine D artificielle et concentrée, parmi lesquelles l'ergostérol irradié et beaucoup d'aliments irradiés. Le viosterol est de l'ergosté-rol activé, il constitue une source de vitamine D sans vitamine A, contrairement à l'huile de foie de morue.

Vitamine E

Elle est soluble dans l'huile, mais insoluble dans l'eau. Cette vitamine n'est pas sensible aux alcalins et aux acides, quoique l'ozone ou le chlore la détruisent. La stérilisation, le séchage, la cuisson ne l'affectent pas. La lumière naturelle ne l'altère pas, mais les rayons ultra-violets la détruisent graduellement.

Elle est stockée dans les muscles et la graisse, s'épuise rapidement et doit donc être renouvelée régulièrement.

Selon des enquêtes, la carence en vitamine E peut provoquer la stérilité pour les deux sexes, la perte des cheveux, l'avortement, etc.

Le céleri, la laitue, le persil, l'épinard, les feuilles de navet, le cresson contiennent des quantités appréciables de vitamine E. La source la plus importante est le germe de blé.

LES SELS MINÉRAUX

Les autorités médicales admettent généralement que la composition élémentaire d'un corps humain de 50 kg est : oxygène 32,5 kg / carbone 9 kg/ hydrogène 5 kg / azote 1,5 kg / calcium 750 g / phosphore 500 g /potassium 175 g / soufre 125 g / sodium 75 g / chlore 75 g / magnésium 25 g / fer 2 g / manganèse 1,5 g / iode 0,02 g, plus aluminium, cuivre, fluor, silicone et zinc en quantités minimes.

Les recherches ont démontré que parmi les éléments mentionnés, le calcium, le chlore, le cuivre, l'iode, le fer, le magnésium, le manganèse, le phosphore, le potassium, le sodium et le soufre sont absolument essentiels.

Le corps doit avoir une quantité bien définie de ces éléments, en plus des vitamines.

Le Calcium : Ca (alcalin)

Le calcium permet d'avoir des os et des dents solides, il joue un rôle dans la coagulation du sang, dans le métabolisme de la vitamine D et régularise le travail des muscles cardiaques. Il contribue au métabolisme général des sels minéraux et corrige les perturbations de l'équilibre acido-basique.

Il est indispensable pour réduire la fatigue, accroître la résistance et l'acuité mentale.

Les personnes se nourrissant de viande, de pain et de pommes de terre sont généralement carencées en calcium.

Selon les experts en nutrition, tout le calcium du corps est remplacé en six ans ; pour maintenir un équilibre correct, un apport supplémentaire en calcium est indispensable dans l'alimentation quotidienne.

Si la nourriture ingérée est pauvre en calcium, le corps retire la quantité dont il a besoin dans les dents et les os.

A peu près 90% du calcium du corps humain se trouve dans les structures osseuses.

Les sources importantes de calcium sont : le fromage, le lait, la mûre, le chou, la carotte, le céleri, la canneberge, l'endive, la figue, le pamplemousse, la laitue, le citron, l'orange, la rhubarbe, le persil, l'épinard, le navet et le cresson.

Besoins journaliers pour un adulte: 0,6 g ; pour un enfant: 0,09 g.

Le phosphore : P (générateur d'acide)

Il est indispensable à chaque cellule vivante du corps et aide à maintenir la légère alcalinité du sang, sous la forme de phosphates. Combinés au calcium, les phosphates favorisent la constitution d'une ossature et d'une dentition saines. Il maintient aussi les cheveux, la peau et les ongles en bon état.

Un appport adéquat en vitamines A, C et D est nécessaire.

Les lécithines (composés du phosphore) sont largement réparties à travers les tissus et les liquides du corps, ainsi que dans la matière blanche du système nerveux. On les trouve également dans la matière grise du cerveau, dans la proportion de 17%, et il est possible qu'elles soient en relation avec les activités intellectuelles supérieures.

Approximativement 90% du phosphore du corps humain se trouve dans le squelette ; il faut à peu près trois ans pour remplacer tout le phosphore du corps.

Les sources importantes de phosphore sont : l'amande, le chou de Bruxelles, le maïs, les pois chiches, les lentilles, les pois, la farine de seigle, le blé et le riz complets, le germe de blé, le soja, le pissenlit, les noix, l'épinard, le raisin, la pomme, l'abricot, la mûre, la noix de coco, l'airelle, la prune, l'orange, le concombre, la tomate et la pastèque.

Besoins quotidiens : pour un adulte 1,2 g ; pour un enfant 1,5 g.

Le fer : Fe (alcalin)

Il fabrique les globules rouges et joue un rôle très important dans l'absorption et le transport de l'oxygène du sang vers les différents organes du corps.

Une carence en fer provoque l'anémie.

Pour bien assimiler le fer, le régime doit fournir une certaine quantité de chlorophylle et un peu de cuivre.

Les experts en nutrition pensent que, pour un poids donné, une femme a besoin de trois ou quatre fois plus de fer qu'un homme, à cause de ses fonctions biologiques spécifiques, telles que menstruation, grossesse et allaitement.

Le fer est aussi indispensable à la formation des enzymes de la respiration, peroxydases, catalases, etc…, ces enzymes étant nécessaires à la santé de chaque cellule du corps.

Les légumes secs, le blé complet, la farine d'avoine, le fromage, le pruneau, la figue, la datte, l'orange, le raisin, la banane, le cresson, le navet, la tomate, la carotte, le chou, les haricots verts, sont les sources courantes en fer.

Besoins quotidiens pour un adulte : 12 à 15 mg, pour un enfant : 5 à 8 mg pour 1000 calories.

Le cuivre : Cu (générateur d'acide)

Un peu de cuivre est indispensable pour assimiler le fer contenu dans le régime alimentaire, mais la quantité exacte n'a pas encore été établie.

Les fruits secs, les légumes à feuilles et les fruits frais contiennent du cuivre.

L'iode : I (générateur d'acide)

L'iode est essentiel au bon fonctionnement de la glande thyroïde et sa carence est la cause du goitre. Il aide aussi à équilibrer le développement du système glandulaire général.

Les algues sont d'excellentes sources d'iode, ainsi que l'asperge, le chou, la carotte, la canneberge, le concombre, la salade verte, l'ananas, la prune, le radis, l'épinard, la tomate, le cresson.

Le potassium : K (alcalin)

Le potassium est la base minérale de tous les tissus musculaires, c'est lui qui donne aux muscles leur souplesse. Lors des processus constructifs et synthétiques du corps, il joue un rôle très important dans la formation du glycogène. Le foie qui produit principalement le glycogène, contient deux fois plus de potassium que de sodium.

Le potassium est nécessaire à chacune des cellules du corps, et à tout ce qui est vivant.

Pratiquement tous les fruits et légumes sont riches en potassium.

Le sodium : Na (alcalin)

Le sodium joue un rôle important dans la formation des sucs digestifs, de la salive, de la bile et des sucs pancréatiques, et est nécessaire à l'élimination du dioxyde de carbone.

Selon certains spécialistes, une carence en sodium dans le sang serait une des causes du diabète.

Quoique le chlorure de sodium soit important pour le corps, il est préférable de l'ingérer sous sa forme naturelle, plutôt que de consommer beaucoup de sel à table.

Le pain complet, le pain de seigle, le petit-lait, le fromage blanc, la banane, le céleri, la betterave, le pissenlit, la salade verte, l'épinard et le cresson sont riches en chlorure de sodium naturel.

Le magnésium : Mg (alcalin)

Il renforce les dents et les os et donne force et solidité aux tissus osseux.

Environ 70% du magnésium du corps se trouve dans les os et il constitue un composant important au niveau musculaire. Il favorise la formation des cellules, particulièrement celles des tissus pulmonaires et du système nerveux, et aide à la formation de l'albumine du sang.

Une consommation suffisante de magnésium prévient la constipation, l'excès d'acidité, la mauvaise circulation. Il est également nécessaire à la croissance et à la reproduction des cellules.

Le magnésium se trouve en quantité satisfaisante dans la majorité des aliments.

Les sources habituelles se trouvent dans l'amande, la noix de cajou, la cacahuète, le pois de lima, le blé et le riz complets, l'avoine, la datte, le raisin, l'épinard et la plupart des fruits et des légumes.

Le soufre : S (générateur d'acide)

Il se trouve dans tous les tissus du corps, c'est un composant de l'hémoglobine du sang.

Il maintient la résistance du corps et possède un effet antiseptique et purificateur sur le canal alimentaire. Il tend aussi à stimuler la sécrétion biliaire, à purifier le sang, à améliorer l'état de la chevelure, à prévenir l'accumulation des impuretés toxiques.

La plupart des aliments qui contiennent du soufre, contiennent également du phosphore, mais dans des proportions très différentes.

Selon les experts en nutrition, beaucoup de maladies, généralement attribuées à l'accumulation d'acide urique dans l'organisme, sont causées fréquemment par la consommation d'aliments trop riches en phosphore et trop pauvres en soufre.

Les aliments typiques de ce groupe sont les céréales, le lait, les noix, le fromage et les œufs.

Ils doivent toujours être équilibrés par des légumes et des fruits riches en soufre pour compenser les sels d'acide phosphorique. Pratiquement tous les fruits et légumes sont une bonne source de soufre.

Le chlore : Cl (générateur d'acide)

Le chlore est un agent de nettoyage général du corps humain, il aide à expulser les déchets, à nettoyer le sang, tend à réduire l'excès de graisse et maintient la souplesse des articulations.

Il joue également un rôle important dans la formation des sucs digestifs, particulièrement du suc gastrique.

La plupart des fruits et légumes sont des sources de chlore.

Quoique les sels minéraux et les vitamines, mentionnés ci-dessus, se trouvent aussi dans la chair animale et dans d'autres aliments, il n'en a pas été fait mention dans ce livre, en particulier parce que l'élève de *yoga* a besoin d'une nourriture équilibrée, pure et non toxique, pour le développement du corps et du mental, afin d'atteindre la plus haute perfection spirituelle.

8
LE PRANAYAMA
OU LA RESPIRATION YOGUIQUE

LE *yoga* a été divisé schématiquement en quatre parties :
1. le *karma yoga* (la voie de l'action)
2. le *bhakti yoga* (la voie de la dévotion)
3. le *raja yoga* (la science du contrôle mental)
4. le *jnana yoga* (la voie de la connaissance).

Le but commun de ces *yogas* est la réalisation de *Brahman* ou absolu, même si les moyens employés diffèrent.

Le *karma yoga* (la voie de l'action) élimine « *mala* » ou les impuretés de la pensée, comme l'égoïsme, et développe la générosité.

Le *bhakti yoga* (la voie de la dévotion) détruit *vikshepa* ou l'agitation de l'esprit et permet au cœur de s'épanouir.

Le *raja yoga* calme le mental et le rend apte à la concentration.

Le *jnana yoga* lève le voile de l'ignorance (*avarana*), développe la volonté et la raison, et apporte la connaissance de soi.

Même si, apparemment, ces *yogas* sont différents les uns des autres, en réalité ils ne sont pas opposés.

Tout comme Mr.Dupont et Mr. Durand ne portent pas un costume identique, un même chemin ne convient pas à tout le monde. Mais les grands Maîtres, comme *Sri Swami Sivananda*, conseillent aux élèves de choisir l'un des *yogas* comme voie principale et les autres comme voies auxiliaires pour progresser rapidement.

Le *raja yoga* a été divisé, à son tour, en trois subdivisions appelées :

- *mantra yoga*

- *kundalini yoga*

- *hatha yoga*.

Ce sont des modes de pratique différents grâce auxquels *citta vritti* (les modifications du mental) est mis sous contrôle, permettant de réaliser l'absolu au moyen de diverses approches.

Chacune de ces branches du *raja yoga* comprend ces huit divisions (*astanga*) :

1. *Yama* : purification interne par l'entraînement moral, préparatoire au yoga.
2. *Niyama* : propreté, contentement, ascèse, étude et adoration de Dieu
3. *Asanas* : postures
4. *Pranayama* : contrôle de la respiration
5. *Pratyahara* : introspection
6. *Dharana* : concentration
7. *Dhyana* : méditation
8. *Samadhi* : état de conscience supérieur.

Ces huit branches peuvent se diviser en cinq méthodes extérieures concernant principalement le corps et le *prana* (air vital), et en trois méthodes intérieures, agissant sur le développement du mental.

Le *hatha yoga* s'intéresse en premier lieu au corps physique, qui est le véhicule de l'existence et de l'activité de l'âme.

La pureté du mental ne peut exister sans la pureté du corps, dans lequel il fonctionne et par lequel il se modifie.

A travers la pratique des *asanas* et du *pranayama*, le mental devient capable de se concentrer sur un point permettant une progression rapide dans le domaine de la concentration et de la méditation.Car le mental est instable par nature et, à tout moment, est affecté par ce qu'il perçoit par l'intermédiaire des sens, ce qu'il voit, ce qu'il entend etc.

Pour contrôler le mental, le *hatha yoga* prescrit divers *pranayamas* ou exercices respiratoires.

Avant d'entrer dans les détails du *pranayama*, vous pouvez faire cette expérience simple qui vous démontrera pourquoi le *hatha yoga* attache tant d'importance au *pranayama* ou contrôle de la respiration.

Placez un réveil à 25 ou 30 cm de vous. Puis, concentrez-vous sur le tic-tac, chassant toutes les autres pensées de votre mental. Cela peut vous paraître difficile mais avec un effort un peu plus soutenu, vous réussirez, du moins pendant quelques secondes.

Répétez cette expérience jusqu'à ce que vous parveniez à garder le mental sous contrôle, sans aucune distraction, pendant quelques secondes. Après cette expérience, lisez l'explication qui suit.

Observons ce qui vous est arrivé pendant que vous entendiez le tic-tac du réveil. La majorité d'entre vous a complètement retenu le souffle ; les autres, qui ont moins de concentration, ont respiré très lentement.

Il est ainsi prouvé que, quand le mental est concentré, la respiration devient très lente et peut même s'arrêter pendant un certain temps.

Le sage Patanjali, dans ses *Aphorismes sur le Yoga*, définit le *yoga* comme la suspension de la modification du principe pensant, ce qui ne peut être accompli sans le contrôle du *prana* ou respiration, intimement lié au mental.

Cette connection est démontrée par notre expérience quotidienne de la vie. Quand nous sommes absorbés par de profondes pensées ou par la méditation, le rythme de notre respiration ralentit.

La suspension de l'activité mentale augmente proportionnellement à la lenteur de la respiration. En cas d'asphyxie, l'activité mentale s'arrête complètement, jusqu'à ce que la respiration se rétablisse. De même, quand le mental est affligé par la peine ou la colère, la respiration devient irrégulière et hachée, en opposition avec la respiration lente et régulière d'un mental calme.

Ces considérations prouvent que le mental et le *prana*, ou respiration vitale, sont interdépendants, l'un ne pouvant agir indépendamment de l'autre.

Il est dit dans la *Siva Gita* que le véhicule du mental est le prana et que, par conséquent, le mental fonctionne quand le *prana* est en action

Le grand sage Vasishta, dans le *Yoga Vasishta*, décrit ainsi la relation entre le mental et le *prana* :

« O Rama! Afin de mouvoir le char qu'est le corps physique, Dieu a créé le mental et le *prana* (respiration vitale), sans lesquels le corps ne peut fonctionner. Quand le *prana* disparaît, le mécanisme du corps s'arrête, et, quand le mental fonctionne, le *prana* ou respiration vitale fonctionne également. La relation entre le mental et le *prana* est comme celle qui existe entre le conducteur et le char. L'un fait mouvoir l'autre. Ainsi, le sage doit apprendre à régulariser le *prana* ou respiration vitale, s'il désire suspendre l'activité incessante du mental et se concentrer. La régularisation de la respiration engendre le bonheur total, tant matériel que spirituel, depuis la conquête de royaumes jusqu'à la Béatitude Suprême. Par conséquent, ô Rama, étudie la science de la respiration. »

Le mot *hatha* est composé des syllabes *ha* et *tha* : soleil et lune : c'est-à-dire le *prana vayu* (l'air vital positif), et l'*apana vayu* (l'air vital négatif).

Dans le corps de l'être humain, le *prana* (l'air vital) fait partie intégrante de la respiration universelle.

La régularisation de la respiration harmonisée aide le *yogi* à obtenir la maîtrise et la paix du mental.De la même façon, en contrôlant le mental, le *prana* est aussi contrôlé.

Le *prana* n'est pas en rapport avec la seule respiration. La respiration est simplement un des nombreux exercices par lesquels nous arrivons au *pranayama* véritable. La respiration est une manifestation d'une force vitale appelée *prana*. En régularisant la respiration physique, le *prana* est contrôlé ; ce processus de contrôle du *prana* subtil se nomme *pranayama*.

On retrouve cette énergie vitale dans toutes les formes de vie, du minéral à l'homme. Le *prana* se trouve dans tout ce qui est vivant. Ce *prana* n'est pas conscience ou esprit, mais simplement une forme d'énergie que l'âme utilise pour ses manifestations matérielles et astrales.

Le corps tout entier est contrôlé et régularisé par la force du *prana*. Il contrôle chaque cellule du corps.

Le *prana* est présent dans toutes les formes de la matière, pourtant, il n'est pas matière. Il est l'énergie ou la force qui anime la matière.

Le *prana* est dans l'air mais il n'est pas l'oxygène, ni aucun de ses composants chimiques.

Il est dans la nourriture, dans l'eau, et dans les rayons du soleil, mais il n'est ni vitamine, ni chaleur, ni rayon de lumière. La nourriture, l'eau, l'air, etc… sont seulement les moyens de transport du *prana*.

Nous absorbons le prana à travers la nourriture que nous mangeons, l'eau que nous buvons et l'air que nous respirons.

La vie, animale et végétale, respire cette énergie avec l'air et elle pénètre également là où l'air ne peut s'introduire.

Le *prana* est également connu en tant qu'énergie universelle. C'est le *prana* qui se manifeste dans la gravitation, l'électricité, dans les actions du corps, dans les courants nerveux et dans la force de la pensée. De la pensée jusqu'à la force physique la plus basse, tout est donc manifestation du *prana*.

La connaissance et le contrôle du *prana* qui se manifeste dans les êtres humains se nomme *pranayama* ; il ouvre la porte à des pouvoirs presque illimités.

L'unique but du *pranayama* étant le contrôle du *prana*, tout l'entraînement et les exercices de *yoga* enseignés dans le *hatha yoga* tendent uniquement à cette fin. Cette petite vague de *prana*, qui représente toute l'énergie physique et mentale, se contrôle aisément par la régularisation de la respiration physique.

Dans tous les pays, des personnes peuvent, consciemment ou non, contrôler le *prana*. En Occident, il y a des spirites, des guérisseurs par l'esprit, des guérisseurs par la foi, des adeptes de la « Science Chrétienne » et des hypnotiseurs qui ont un certain contrôle sur le *prana*, qu'ils en soient conscients ou pas. Ces guérisseurs de diverses sectes ont découvert par hasard l'énergie pranique et savent s'en servir, sans en connaître la nature.

Les *yogis* utilisent consciemment ce *prana* pour éveiller la force spirituelle qui dort dans l'homme.

La pensée est la manifestation la plus élevée et la plus raffinée de l'action du *prana* chez l'être humain. Par l'apprentissage du maniement de cette force subtile qu'est le *prana*, le *yogi* peut conduire le mental vers un plan de conscience plus élevé et agir à partir de ce plan.

La manifestation la plus grossière du *prana* dans le corps humain est le mouvement des poumons. Si le mouvement des poumons s'arrête, toutes les autres manifestations d'énergie, tous les mouvements du corps s'arrêtent automatiquement.

Pour parvenir à contrôler le *prana* subtil, le *yogi* utilise divers exercices respiratoires. Le mouvement des poumons agit comme le volant qui met en marche les autres forces du corps. Donc, *pranayama* signifie contrôle du mouvement des poumons, par lequel le *prana* subtil est contrôlé.

Quand cette étape est franchie, toutes les autres manifestations grossières du *prana* dans le corps, passent peu à peu sous le contrôle du yogi. Lorsqu'on parvient à envoyer le prana dans les différentes parties du corps, on obtient la totale maîtrise de ce corps.

Toutes les maladies peuvent être éradiquées à la racine en contrôlant et en régularisant le *prana*, qui porte en lui la connaissance secrète de la guérison.

Si notre corps est fort et en bonne santé, avec beaucoup d'énergie pranique, nous aurons une tendance naturelle à insuffler santé et vitalité à notre entourage, parce que l'énergie pranique de notre corps sera, pour ainsi dire, transférée vers d'autres corps, tout comme l'eau coule du haut vers le bas.

Ainsi, lorsqu'un homme essaie de guérir un malade, il peut y parvenir en transférant son propre prana dans le corps du patient : pour réussir, il est indispensable qu'il sache consciemment recharger son corps en énergie pranique, à l'aide du *pranayama*. Ce procédé de guérison peut aussi être utilisé à distance. Le *prana* peut vraiment être transmis à une grande distance, bien que les authentiques guérisseurs soient rares.

Le prana peut être emmagasiné dans le corps, surtout dans le plexus solaire, tout comme dans un accumulateur. Ce prana est constamment inspiré avec l'air que nous respirons.

Bien qu'il se trouve dans tous les éléments, la plus grande partie du *prana* dont nous chargeons notre corps se trouve, à l'état libre, dans l'atmosphère.

Lorsque nous respirons normalement, nous n'absorbons que très peu de *prana*, mais quand nous nous concentrons et régularisons consciemment notre souffle, nous pouvons en emmagasiner une plus grande quantité dans nos centres nerveux et notre cerveau.

Certains pouvoirs des *yogis* d'un niveau avancé sont dus au contrôle de ce *prana* emmagasiné. Le principal accumulateur de *prana* est le plexus solaire, dans la région ombilicale, et le cerveau lui-même reçoit de cette source l'énergie nécessaire à son fonctionnement.

Celui qui possède une énergie pranique abondante dégage une vitalité et une force que peuvent ressentir ceux qui sont en contact avec lui.

Un *yogi* obtient des pouvoirs psychiques par la pratique du *pranayama*, mais, s'il est un véritable yogi, il n'en fera jamais étalage. En faisant la démonstration de ces pouvoirs, non seulement on les perd, mais on subit un terrible choc en retour.

L'homme pur, qui a contrôlé l'énergie pranique, a le pouvoir de l'amener à un certain état de vibration qui peut être transmis aux autres, leur apportant une vibration similaire. Les vrais *yogis* utilisent ce genre de pouvoirs exclusivement pour de bonnes causes. La guérison par le magnétisme, la guérison par la foi, sont ainsi obtenues sans aucun motif égoïste. De tels grands hommes n'acceptent même pas de remerciements pour les services rendus.

Nous utilisons volontairement ou involontairement le pouvoir du *prana* dans nos diverses actions quotidiennes.

Quand vous rendez visite à un ami qui souffre du corps et de la tête, inconsciemment, vous placez souvent votre main sur son front ou vous caressez doucement son corps. A ce moment-là, vous tentez inconsciemment de transférer votre énergie pranique, de la paume de votre main vers votre ami malade.

Voyons ce qui arrive quand vous tombez et que vous vous cognez accidentellement le genou. La première chose que vous faites est de retenir le souffle, puis vous saisissez votre genou dans les paumes de vos mains. C'est un mouvement instinctif. Mais, en réalité, en retenant le souffle, vous pouvez acquérir un supplément d'énergie pranique, que vous transmettez inconsciemment à votre genou à travers vos mains.

Quand vous voulez soulever un objet lourd, là encore, vous retenez automatiquement votre respiration parce que le fait de soulever quelque chose demande davantage d'énergie, et vous pouvez l'obtenir en retenant le souffle.

Donc, ceci prouve que la respiration a un grand rôle à jouer dans le contrôle et la régularisation des mouvements praniques dans le corps.

Nous savons tous que certaines personnes ont un pouvoir d'élocution qui touche leurs auditeurs, alors que d'autres, même si elles s'expriment bien, n'ont aucun impact sur le mental. Dans le premier cas, la parole est chargée de *prana* et dans le second, il s'agit d'un discours purement intellectuel.

Les grands prophètes et les saints, par un parfait contrôle du *prana* qui leur conférait un extraordinaire pouvoir de volonté, attiraient à eux des milliers de personnes et les amenaient à penser comme eux. Ils pouvaient produire une énorme quantité de *prana,* et les vibrations de leurs pensées étaient chargées de l'énergie pranique qui leur donnait le pouvoir d'influencer le monde.

Tout pouvoir de volonté provient du contrôle du *prana.*

Toutes les fonctions du *prana* doivent être apprises lentement et graduellement, sous la direction d'un professeur réellement désintéressé. Avec un entraînement approprié, il est possible de ressentir dans quelles parties du corps le *prana* se trouve en plus ou moins grande quantité. Cette sensation devient si affinée, que, non seulement le mental sait à quel endroit le *prana* est insuffisant, mais il a également le pouvoir d'y suppléer. C'est une des différentes fonctions du *pranayama* ou respiration yoguique.

Parfois, la réserve de *prana* se déplace dans une partie du corps, laissant les autres zones partiellement démunies, ce qui provoque diverses maladies, mentales et physiques. Grâce à la respiration régularisée, le *prana* excédentaire, accumulé dans une partie du corps, est transféré vers d'autres secteurs pour y apporter force et énergie.

Si nous contemplons le vaste océan, nous voyons des vagues, grandes et petites, naître puis se transformer en d'innombrables bulles. Mais l'arrière-plan de ces vagues et de ces bulles est le même vaste océan. Toutes, de la plus petite bulle à la plus grande vague, sont reliées à l'océan, même si elles diffèrent en apparence.

De même, chaque être humain, chaque animal, chaque plante, est relié à l'océan infini d'énergie ou *prana*. En réalité, partout où existent la vie et le mouvement, il y a, en arrière-plan, le réservoir d'énergie pranique.

Le yogi qui pratique la méthode du pranayama, est capable d'absorber de l'énergie issue de cette masse infinie. Il utilise cette énergie pour son développement spirituel, et peut atteindre rapidement la plus haute perfection.

Le *pranayama* enseigne aux hommes comment intensifier le pouvoir d'assimilation de cette énergie et, par conséquent, comment atteindre la perfection promptement au lieu de progresser lentement, comme le commun des mortels.

Tous les grands saints, prophètes et *yogis*, au cours d'une seule vie, ont vécu l'évolution de l'espèce, raccourcissant le long cycle que nécessite une espèce entière pour arriver à la perfection. Par le pouvoir de la concentration, ils peuvent absorber et assimiler une énorme quantité d'énergie, issue de cette réserve inépuisable, grâce à laquelle ils peuvent intensifier le processus d'évolution dans un court laps de temps.

Pour des personnes ordinaires, un tel pouvoir de concentration est impossible, mais le *yoga* est là pour leur enseigner la science du *pranayama*, afin qu'ils puissent l'acquérir, en même temps que l'énergie.

La respiration yoguique est la partie du *pranayama* qui tente de contrôler la manifestation du *prana* dans le corps physique.

Lorsque l'élève progresse dans la voie de la spiritualité, on lui enseigne à contrôler le *prana,* manifesté sous forme de pouvoir mental, ce qu'il peut faire uniquement grâce des méthodes psychiques.

Ce procédé pour contrôler le *prana* par la concentration mentale, est appelé *raja yoga*. Par conséquent, le *hatha yoga* et le *raja yoga* sont comme le côté pile et le côté face d'une même pièce de monnaie.

Pour la majorité des êtres humains, il est extrêmement difficile d'atteindre la perfection par le seul *raja yoga* ; dans leur cas, la pratique de la respiration du *hatha yoga* apporte des résultats rapides, ils sont capables de comprendre la loi du *prana* sur le mental et de s'engager rapidement dans la voie du *raja yoga* (processus du contrôle du mental).

Nombreux sont ceux qui croient que le *hatha yoga* consiste simplement en des exercices physiques. Mais, en réalité, il n'y a pas de différence entre le *hatha yoga* et le *raja yoga*.

Dans le *Hatha Yoga Pradipika*, le traité qui fait autorité en matière de *yoga*, le grand auteur Swatma Rama met l'emphase sur la nécessité du *hatha yoga* « ... pour ceux qui errent dans les ténèbres des sectes contradictoires, incapables de suivre le *raja yoga*, le très compatissant yogi Swatma Rama offre la lumière du *hatha yoga* » (I-3). L'auteur ajoute qu'il est impossible d'arriver au *raja yoga* par d'autres moyens que ceux de *hatha vidya*.

Le chemin qui mène vers les plus hautes voies est aisé et lisse, une fois acquise la maîtrise du corps et du mental grâce aux *asanas* et au *pranayama,* prescrits dans le *hatha yoga*.

Mais, au départ, le sol est dur à fouler et rares sont ceux qui ont la patience de persévérer après des défaillances successives. Ils lisent des récits racontant de magnifiques et prodigieux résultats, obtenus simplement par des procédés physiques des plus faciles, et ils pratiquent avec enthousiasme pendant quelques mois. Lorsqu'ils découvrent qu'ils ne voient même pas l'ombre des glorieux pouvoirs qu'on leur a fait miroiter, dépités, ils abandonnent toute pratique et deviennent parfois les ennemis les plus virulents du *yoga*.

Ils ne comprennent pas, (pas plus que leurs pseudo-professeurs égocentriques qui font de la magie en public, avalant du verre et s'allongeant sur des clous), un fait important: ces immenses pouvoirs sont obtenus par la pratique du *pranayama*, à condition qu'il soit pratiqué par quelqu'un qui a cultivé les qualités morales et spirituelles, prescrites dans les cours de *yoga*.

Dans le récit suivant du *Yoga Vasishta*, ce point est très bien démontré :

« Un *yogi* se retira dans la jungle et pratiqua le *pranayama* (la respiration yoguique) pendant plusieurs années, mais sans acquérir les pouvoirs prédits.

Il se rendit alors chez un professeur et lui demanda de lui enseigner le *yoga*.

Le sage lui demanda de demeurer avec lui. Les deux premières années, le sage répondit à toutes les sollicitations ardentes de son élève par un seul mot : « Attends ». Graduellement, l'élève *yogi* s'habitua à la situation et oublia désormais de déranger son maître pour lui demander des instructions.

Après douze années, le sage appela son élève et lui demanda de répéter mentalement la syllabe *OM* (« AUM »). Quand l'élève se mit prononcer la première lettre A, le processus d'expiration de l'air des poumons s'établit naturellement. Quand il eût prononcé la deuxième lettre U (OU), le processus d'inspiration s'instaura naturellement. Après la troisième lettre (M), le processus de rétention se mit en place.

De même qu'une étincelle enflamme tout un champ d'herbes et, qu'en quelques minutes, tout est incendié, de la même façon, la prononciation du mot sacré, *OM*, activa les facultés spirituelles latentes de l'élève, qui, en peu de temps, dépassa les premiers degrés du *pranayama*, de la concentration et de la méditation, pour atteindre un état de conscience supérieure ».

Cette histoire illustre le fait que le sage a patiemment attendu l'éveil naturel des tendances spirituelles de son élève et la purification de sa nature, obtenus par sa seule présence et grâce à l'environnement dans lequel il se trouvait. Il a choisi le moment adéquat pour l'initier, attendant plusieurs années que l'élève se soit purifié par des exercices préliminaires, par le *pranayama*, la prière et sa longue fréquentation du sage.

Si la purification du mental, partie essentielle du *yoga*, était comprise et testée selon la méthode prescrite, il y aurait moins de d'échecs.

IMPORTANCE DU PRANAYAMA ET DE SES RÈGLES

Le *pranayama* est une des pratiques les plus importantes de tous les types de *yoga*. Par la pratique du *pranayama*, le *yogi* peut contrôler le système nerveux et ainsi obtenir graduellement le contrôle du *prana*, (énergie vitale), et du mental.

Respirer, c'est vivre, et vivre c'est respirer. Tout être vivant dépend de la respiration et son arrêt signifie l'arrêt de la vie. Du premier cri du bébé au dernier râle du mourant, il n'y a rien d'autre qu'une série de respirations.

Les *yogis* comptent la durée de la vie, non par le nombre d'années, mais par le nombre de respirations.

Nous épuisons littéralement notre force de vie, notre énergie pranique par nos pensées, nos désirs, nos actions, etc. En effet, chaque pensée, chaque acte de volonté, chaque mouvement des muscles, entame cette force de vie, que nous devons constamment remplacer, principalement grâce à la seule respiration.

De même que l'oxygène est transporté par le sang dans toutes les parties du corps qu'il reconstruit et restaure, de même, le *prana* est transporté vers toutes les parties du système nerveux.

Sachant que les *yogis* puisent dans l'air la plus grande partie de leur énergie, nous pouvons comprendre aisément l'importance d'une bonne respiration.

Quiconque pratique la respiration régulièrement et de façon systématique, peut sentir dans son propre son corps les bienfaits du *prana*.

Quand on inspire, on absorbe du *prana* et on en stocke dans divers centres nerveux, surtout dans le plexus solaire. Plus on absorbe de *prana*, plus on a de vitalité.

Dans la pratique du *pranayama*, le mental joue un grand rôle et il est important d'observer consciemment tout ce qui se passe au niveau de la respiration.

En Occident, il y a de nombreuses écoles enseignant la manière correcte de respirer pour être en bonne santé.

Même les femmes enceintes apprennent certains exercices de respiration qui ressemblent à la respiration yoguique, pour accoucher naturellement et sans douleur. Au cours de la naissance de l'enfant, à chaque contraction, la mère respire rapidement puis retient son souffle.Cette façon de respirer soulage la douleur et l'enfant naît d'une façon naturelle, tandis que la mère est consciente de chaque étape de la naissance.

Les *yogis* déclarent qu'une respiration correcte associée à un régime naturel régénérerait la race et que les maladies modernes de l'homme civilisé, telles que l'hypertension, les maladies cardiaques, l'asthme, la tuberculose, etc., ne seraient plus que des termes médicaux dans le dictionnaire.

Outre les bénéfices physiques qu'apporte la respiration, l'enseignement yoguique montre que, grâce au *pranayama*, le pouvoir de volonté de l'homme, sa maîtrise de soi, sa puissance de concentration, ses qualités morales et même son évolution spirituelle, peuvent être augmentées.

EFFETS DU PRANA SUR LE SYSTÈME NERVEUX

Il existe deux courants nerveux, un de chaque côté de la colonne vertébrale et un canal creux qu'on appelle *sushumna*, le long de la moelle épinière. A la base de ce canal est le siège de la *kundalini* ou pouvoir du serpent.

Quand la puissance lovée de la *kundalini* s'éveille, grâce à divers *pranayamas* et grâce à la concentration, elle s'efforce de se frayer un passage à travers ce canal.

Au fur et à mesure qu'elle s'élève, des plexus nerveux les plus bas vers les plus élevés, le mental s'ouvre progressivement et le *yogi* obtient de nombreux pouvoirs et visions.

Quand la *kundalini* atteint l'ultime et plus haut centre situé dans le cerveau, *sahasrara chakra* (le lotus aux mille pétales), le *yogi* se détache complètement de son corps et de son mental et son âme est libérée de toutes les limitations qu'imposent le temps et l'espace.

Alors, le *yogi* prend conscience de son existence éternelle et il expérimente la béatitude de l'état de conscience supérieure.

Les *yogis*, à l'aide du *pranayama*, ouvrent le canal de la *sushumna* dans la moelle épinière, canal fermé à son extrémité inférieure, située près du plexus sacré. Les six plexus, qui ont leurs centres dans la moelle épinière, correspondent aux six *chakras* de *sushumna*.

Il est important de retenir qu'en physiologie, les courants nerveux exercent deux types d'actions – l'une, afférente ou sensorielle qui conduit les sensations au cerveau et l'autre efférente ou motrice qui les conduit du cerveau vers le corps.

Un autre point à garder en mémoire est que le centre qui régularise la respiration exerce également un certain contrôle sur les courants nerveux.

Il y a dix *nadis* (conduits subtils nerveux) par lesquels les courants nerveux ou *prana* se déplacent.

De ces dix *nadis*, les principaux sont : *ida*, *pingala* et *sushumna*.

Pour les *yogis*, le plus important des trois est *sushumna*, qui est localisé dans la colonne vertébrale. *Sushumna* joue un grand rôle dans le *pranayama*.

Par certaines pratiques de *pranayama* et de concentration, les *yogis* enlèvent consciemment le *prana* d'*ida* et *pingala* pour le transférer dans *sushumna*, qui devient alors actif. Quand les *nadis ida* et *pingala* sont dévitalisés par le fonctionnement de *sushumna nadi*, le jour et la nuit n'existent plus pour le *yogi*. Lorsque *sushumna* est activé, le yogi peut dépasser les limites du temps et de l'espace.

Nous allons voir maintenant pourquoi le *pranayama* a été enseigné dans le but de faire fonctionner *sushumna nadi*.

Le cerveau reçoit toutes les sensations par les fibres nerveuses ; de la même façon, tous les messages du cerveau sont télégraphiés par le seul système nerveux.

Les *nadis ida* et *pingala* des *yogis* correspondent à la colonne de fibres sensorielles et motrices de la moelle épinière par lesquelles circulent les courants afférents et efférents.

Dans le système yoguique, le mental peut envoyer des influx nerveux sans l'aide d'*ida* et de *pingala*.

Nous comprenons facilement comment le mental peut envoyer et recevoir ces influx nerveux sans l'aide d'*ida* et de *pingala*, si nous faisons la comparaison avec le système télégraphique et le système de radio sans fil. Avec le système télégraphique, le message est envoyé par des fils, contrairement à l'autre système (radio sans fil) où ils ne sont d'aucune utilité. Les *yogis* utilisent la méthode sans fil pour envoyer des courants nerveux.

Maintenant, se pose la question : quelle est l'utilité de cette méthode et comment la réalise-t-on ? La réponse est, qu'en agissant ainsi, nous pouvons nous débarrasser de l'esclavage de la matière.

Ce n'est que lorsque *sushumna nadi,* dans la colonne vertébrale, est activé par le *pranayama* et par d'autres procédés prescrits dans le *hatha yoga,* que nous pouvons nous débarrasser de l'esclavage de la matière. Par de tels procédés, un *yogi* rend actif *sushumna nadi.* Ainsi, la connaissance de sa relation au monde objectif est suspendue et il prend conscience que son soi est omniprésent dans l'univers, avec lequel il est un.

Pour le commun des hommes, *sushumna* est fermé à son extrémité inférieure et aucun influx nerveux ne peut y passer. Ce canal de *sushumna* peut être ouvert par le *pranayama.*

Quand ce canal est ouvert et actif, le *prana* agit sur le pouvoir de la *kundalini,* lovée en *muladhara chakra* ; il devient ensuite possible de faire consciemment monter la *kundalini* par *sushumna nadi.*

Lorsque la puissance enroulée se déploie intégralement et monte de centre en centre, le *yogi* perçoit les différentes couches du mental dans leur forme affinée ou grossière.

Il est possible, par la puissance d'une intense méditation et du *pranayama,* de faire s'élever cette énorme masse d'énergie le long de *sushumna* jusqu'au dernier centre, dans le cerveau, *sahasrara chakra* ; la connaissance et les sensations sont alors supérieures au savoir acquis au moyen des sens ordinaires.

Cette perception directe du soi, sans l'aide des sens ordinaires, se nomme illumination ou perception de l'état de supra-conscience, état où le mental et la matière ne limitent plus le soi.

Ainsi, l'éveil de la *kundalini,* par le *pranayama* et par d'autres méthodes de *hatha yoga,* est un des moyens par lesquels on peut parvenir à la réalisation du soi ou pure conscience.

Cette *kundalini shakti* peut aussi être éveillée par la dévotion et l'amour de Dieu, par la méditation intense sur la *kundalini shakti,* par le pouvoir de la volonté d'analyse des *jnana yogis* ou philosophes du *Vedanta.*

A l'origine de tout pouvoir surnaturel de sagesse ou de connaissance, il y a une manifestation, même partielle, de kundalini.

Toutes les formes d'adoration, de l'homme primitif jusqu'à l'homme civilisé, ont un même but, l'éveil de ce pouvoir, et nombreux sont les adorateurs, qui, par ignorance des effets de certaines pratiques, ont, pour un temps très court, éveillé une partie de cette kundalini shakti.

Par conséquent, le yogi déclare à la face du monde que cette suprême et universelle mère nature, que les hommes adorent sous des noms et des croyances diverses, à travers la peur et les tribulations, est le pouvoir vivant qui est enroulé dans chaque être humain sous la forme de la kundalini shakti, dispensatrice de l'immortalité et de la joie éternelle.

LES CINQ PRANAS PRINCIPAUX
OU LES CINQ TYPES DE FORCE VITALE

Avant que l'élève n'entreprenne la pratique du *pranayama* pour éveiller la *kundalini*, il doit avoir une bonne compréhension des cinq *pranas* majeurs ou cinq types de force vitale, ainsi que de leurs fonctions.

Même si le *prana* n'est qu'un, il assume cinq formes, selon les fonctions qu'il accomplit ; ce sont : *prana, apana, samana, udana, vyana*.

1. *Prana* : le siège de *prana* est le cœur, sa fonction est la respiration, sa couleur est celle d'une pierre rouge.
2. *Apana* : le siège d'*apana* est l'anus, sa fonction l'excrétion, sa couleur est un mélange de blanc et de rouge
3. *Samana* : le siège de *samana* est la région du nombril, sa fonction la digestion, sa couleur varie entre le blanc laiteux et le cristal.
4. *Udana* : le siège d'*udana* est la gorge, sa fonction la déglutition (l'action d'avaler), ainsi que le sommeil, sa couleur est d'un blanc pur.
5. *Vyana* est omniprésent et circule dans tout le corps. *Vyana* assure la circulation sanguine et sa couleur rappelle celle de l'argile, ou celle d'un rayon de lumière.

D'après la philosophie yoguique, tout ce qui survient dans le corps et dans l'univers, visible et invisible, est régi par le même *prana* qui se manifeste sous diverses formes.

Les activités du corps humain sont automatiquement contrôlées par le *prana*, et quand ce *prana* cosmique est en activité dans le corps, il s'appelle *pancha pranas* ou les cinq forces vitales, selon sa nature et sa fonction.

Ces cinq *pranas* fonctionnent à travers les cinq centres nerveux auxiliaires, dans le cerveau et la moelle épinière.

Prana, de la partie cervicale du système nerveux autonome, dirige le mécanisme verbal et le système vocal, les muscles respiratoires et les mouvements de l'œsophage.

Apana prana, à partir de la partie lombaire du système nerveux, contrôle principalement l'action autonome des organes excréteurs, tels que les reins, la vessie, l'appareil génital, le côlon et le rectum.

Samana prana, contrôle les sécrétions des organes digestifs tels que l'estomac, le foie, le pancréas et l'intestin, à partir de la section sympathique du système autonome de la région thoracique.

Udana prana, fonctionne au-dessus du larynx et contrôle toutes les fonctions autonomes qui appartiennent aux divisions céphaliques du système nerveux autonome. C'est aussi la force psychique qui, à la mort, sépare le corps astral du corps physique.

Vyana prana circule dans le corps tout entier. Ce *prana* contrôle les mouvements volontaires et involontaires de tous les muscles du corps et le mouvement des articulations et des structures qui les entourent. Il aide aussi à garder le corps droit en produisant des réflexes inconscients le long de la moelle épinière.

En plus des cinq *pranas* principaux, il existe cinq *upa pranas* ou cinq forces vitales mineures : *naga*, *kurma*, *krikkara*, *devadatha* et *dhananjaya*.

- *Naga vayu* contrôle l'éructation et permet l'éveil de la conscience.
- *Kurma* s'occupe des paupières (abaissement des paupières avant le sommeil) et est responsable de la vision.
- *Krikkara* produit l'éternuement, la faim et la soif.
- *Devadatha* fait naître le bâillement.
- *Dhananjaya* circule dans tout le corps physique et ne s'en sépare pas, même après la mort.

Chacun de ces cinq *pranas* est régi par cinq *vayus* ou impulsions nerveuses. Ces cinq *vayus* portent le même nom que les cinq *pranas* : 1/ *prana vayu*, 2/ *apana vayu*, 3/ *udana vayu*, 4/ *vyana vayu*, et 5/ *samana vayu*.

Le mot *vayu* dans la littérature yoguique est employé pour décrire un courant nerveux particulier ou une impulsion, qui est une des propriétés du nerf.

Ces *vayus*, ou courants nerveux sont, soit reçus, soit engendrés, par les *pranas* situés dans différents plexus de la partie sympathique du système autonome.

Chaque plexus est un centre nerveux indépendant qui peut recevoir ou produire une impulsion nerveuse.

Pendant les exercices de *pranayama*, *prana vayu* est généré par l'inspiration et *apana vayu* par l'expiration.

Prana vayu est une impulsion afférente qui est envoyée au cerveau ou aux centres nerveux, et *apana vayu* est une impulsion efférente qui est émise par le cerveau et les centres nerveux.

Pendant la rétention du souffle au cours du *pranayama*, le *yogi* unit *prana vayu* et *apana vayu* (impulsions nerveuses afférentes et efférentes) au *muladhara chakra* (plexus pelvien). Quand les deux impulsions sont réunies dans ce centre nerveux, (le plus bas, siège de la kundalini), il agit comme un générateur envoyant d'immenses quantités d'énergie pranique pour stimuler le pouvoir enroulé de la *kundalini* endormie.

Quand la *kundalini* s'active, elle tente de monter par le canal de *sushumna*. C'est le premier éveil de la *kundalini shakti*, diverses réactions peuvent alors se produire dans le corps.

Au début, le canal *sushumna,* (dans la colonne vertébrale), n'est pas bien ouvert et la montée de la *kundalini* se révèle difficile.

J'aimerais évoquer certaines impressions ressenties lorsque je débutais dans la pratique des exercices de *pranayama*, ce qui pourra aider les élèves avancés dans leurs exercices de respiration.

La première réaction, particulièrement lors de *bhastrika*, était une agréable sensation de chaleur au niveau du plexus pelvien (*muladhara*). Ceci est dû à la vibration initiale causée par la réunion partielle des impulsions nerveuses du *prana* et de l'*apana*.

Pendant plusieurs jours, alors que je pratiquais les exercices de *pranayama*, j'ai ressenti cette sensation de chaleur. Puis, un jour, lors de la rétention du souffle, la chaleur dans le bas de la colonne vertébrale devint très intense, tout en restant très agréable. Cette expérience se prolongea quelques jours.

Comme la chaleur augmentait dans le bas de la colonne vertébrale, je ressentis une sensation particulière, comme un tourbillon dans une rivière. Ce bouillonnement est dû à la réaction de la *kundalini shakti*. Lentement, progressivement, je sentis, avec une grande intensité, le pouvoir enroulé de la *kundalini* qui s'élevait. Tout d'abord, quand il commença à monter dans la colonne vertébrale par *sushumna nadi*, il paraissait agir comme un fil à haute tension, envoyant du courant pranique dans chaque cellule du corps, par l'intermédiaire du système nerveux.

Au début, mon corps tremblait et frissonnait quand *sushumna* était actif. Parfois, la réaction était tellement intense que mon corps était éjecté de mon siège. Mais tout le temps, durant la période de rétention, je connus une joie particulière qui ne peut être exprimée par des mots.

Pendant plusieurs mois, tandis que je continuais les exercices de *pranayama,* tout en suivant un régime alimentaire approprié, le *prana* commença à monter dans *sushumna*, provoquant diverses sensations accompagnées d'une joie profonde, tandis que les tremblements et les frissons diminuaient de plus en plus, pour, finalement, cesser complètement.

Le tremblement du corps était dû au fait que le *prana* montait brusquement dans *sushumna nadi* et s'y frayait un chemin, alors qu'il n'était pas totalement purifié. J'ai dû faire de longues pratiques de respirations purificatrices, avant que *sushumna* ne devienne complètement ouvert et actif.

Au début, quand mon corps tremblait, je ne parvenais pas à le contrôler consciemment, ce qui était dû, en partie, aux impuretés de *sushumna*, mais aussi, au fait que je n'utilisais pas correctement les verrouillages, ou *bandhas* (*mula bandha* ou contraction de l'anus et *jalandhara bandha* ou verrouillage du menton), qui seront expliquées à la fin de ce chapitre.

Quand ces verrouillages sont convenablement exécutés pendant la rétention et quand *sushumna* est nettoyée de ses impuretés, il devient possible d'envoyer volontairement le *prana* dans *sushumna*, sinon c'est irréalisable.

J'ai mis plusieurs mois avant d'acquérir ce contrôle.

La purification des *nadis*, (canaux nerveux physiques et astraux), est essentielle pour acquérir l'expérience psychique et peut nécessiter plusieurs années de pratique.

On appelle cet exercice de purification des *nadis*, *anuloma viloma pranayama ou* respiration alternée.

Ces expériences sont convaincantes et peuvent être accomplies par tous ceux qui pratiquent le *pranayama* avec sincérité, tout en suivant un régime alimentaire approprié, et sous la direction d'un professeur.

Le *pranayama* est important pour contrôler le corps et le mental.

LEÇONS PRATIQUES DE RESPIRATION YOGUIQUE OU PRANAYAMA

Nous allons étudier maintenant les exercices de *pranayama*. La première leçon de *pranayama* consiste à apprendre comment contrôler le mouvement des poumons, afin de pouvoir ressentir les mouvements plus subtils qui se produisent dans le corps, ce que le *yogi* affirme être possible par la maîtrise de la circulation du prana dans les poumons.

Avant d'en arriver aux exercices de respiration, examinons rapidement la mécanique à la base des mouvements respiratoires.

La respiration s'effectue par des mouvements élastiques des poumons et une mobilité latérale et inférieure de la cavité thoracique.

Le tronc est divisé en deux parties : la cavité thoracique et la cavité abdominale.

La cavité thoracique est occupée principalement par les poumons et le cœur, et est délimitée par la colonne vertébrale, les côtes, le sternum, et, dans la partie inférieure des poumons, par le diaphragme.

Il y a vingt-quatre côtes, douze de chaque côté de la colonne vertébrale. Il existe deux sortes de côtes, les vraies côtes et les fausses côtes ou côtes flottantes. Les sept paires de côtes supérieures sont les vraies côtes, directement attachées au sternum et les cinq paires inférieures sont les côtes flottantes.

La cavité thoracique est séparée de la cavité abdominale par une paroi musculaire appelée diaphragme, qui joue un rôle important dans la respiration.

Lors de l'inspiration, les côtes sont soulevées par les muscles intercostaux, et le diaphragme descend vers la cavité abdominale.

Le mouvement des côtes, des muscles intercostaux et l'abaissement du diaphragme, font se dilater les deux poumons élastiques. Les muscles respiratoires provoquent une augmentation de la capacité pulmonaire, un vide se crée dans les poumons et l'air du dehors y pénètre.

La science du *pranayama* commence avec un bon contrôle du diaphragme et des muscles respiratoires qui apportent aux poumons une expansion maximale, afin qu'ils absorbent le plus possible l'énergie vitale de l'air.

Vous pouvez faire les tests suivants, qui vous démontreront que certains types de respiration apportent aux poumons une quantité d'air maximum pour un minimum d'efforts.

Test n° 1 :

Asseyez-vous, dos droit, la colonne vertébrale, le cou et la tête dans l'alignement. Détendez les muscles abdominaux. Ne gonflez pas la poitrine et ne vous penchez pas en avant. Si vous possédez une montre avec une trotteuse, comptez le nombre de secondes.

Prenez une grande inspiration en laissant le diaphragme descendre, sans gonfler la poitrine ni lever les épaules.

On peut savoir si le diaphragme s'abaisse correctement ou non en regardant le mouvement de l'abdomen : quand le diaphragme se contracte et que son centre en forme de dôme s'aplatit, il s'exerce une poussée sur le contenu de l'abdomen qui se dilate ; à ce moment, les côtes et les muscles intercostaux sont au repos. Si, au contraire, l'abdomen est contracté, le diaphragme ne peut évidemment pas s'abaisser.

Donc, le point principal est le mouvement abdominal et on peut facilement remarquer qu'à l'inspiration, le diaphragme en forme de dôme s'aplatit, augmentant la capacité de la cage thoracique du haut vers le bas.

Pratiquez cette respiration plusieurs fois et après, comparez le résultat avec les deux tests suivants.

Comptez le nombre de secondes d'inspiration dans chacun des trois exercices, et remarquez lequel apporte un maximum d'air dans les poumons.

Test n°2 :

Asseyez-vous dos droit. Ne bougez pas le diaphragme. Respirez normalement sans soulever l'abdomen, car, alors, le diaphragme fonctionnera naturellement comme dans l'essai précédent.

Gonflez la poitrine et prenez une grande inspiration ; les poumons sont partiellement dilatés par les muscles intercostaux et le diaphragme est dans une position neutre, la respiration étant totalement accomplie par les muscles respiratoires liés aux côtes.

Répétez cette respiration plusieurs fois et remarquez la différence entre les deux tests.

Notez la longueur du temps d'inspiration et la quantité d'air inspiré. Si vous voulez différencier ces deux méthodes de respiration plus clairement, répétez les tests alternativement. Voyez lequel des deux apporte le plus d'air aux poumons.

Il est évident que la respiration yoguique est la bonne méthode.

Nous allons voir en quoi consiste la respiration yoguique, après avoir constaté les résultats de la troisième respiration.

Test n°3 :

Nous savons maintenant différencier la première et la deuxième respiration ; voyons quelle est la différence entre la deuxième et la troisième.

Asseyez-vous comme précédemment.

Contractez votre abdomen et remontez-le vers la cavité thoracique.

Prenez une grande inspiration en soulevant les épaules et les clavicules alors que l'abdomen est contracté.

Répétez plusieurs fois l'exercice.

Comparez avec la respiration n° 2 et voyez quelle est celle qui apporte le plus d'air.

Après avoir fait le test n° 3, essayez de découvrir la principale différence entre ces trois types de respiration, déterminez laquelle apporte un maximum d'air aux poumons pour un minimum d'effort.

Analysez vous-même le résultat des tests:
   - la première méthode de respiration apporte plus d'air que la deuxième et la troisième.

- la deuxième méthode est inférieure à la première et apporte moins d'air que la première, tout en étant supérieure à la troisième.
- la troisième méthode est la plus mauvaise, les épaules et les clavicules sont soulevées et l'abdomen contracté lors de l'inspiration.

La troisième respiration, qui gaspille un maximum d'énergie pour n'obtenir que très peu d'air, est pratiquée par de nombreuses personnes. On observe, chez ceux qui respirent de cette façon, des maladies des organes vocaux et du système respiratoire.

J'en ai fait l'essai moi-même sur certains de mes élèves qui se plaignaient d'avoir de l'asthme. Presque tous respiraient en soulevant les épaules et les clavicules, et leur poitrine se gonflait très peu. J'ai remarqué qu'il n'y avait aucun mouvement du diaphragme vers le bas. Beaucoup d'entre eux ont surmonté leur asthme aigu en corrigeant leurs habitudes respiratoires et leur régime alimentaire.

Dans le test n° 1, on utilise la respiration profonde, dans le n° 2 la respiration thoracique et dans le n° 3 la respiration haute ou claviculaire.

Pendant l'inspiration, le diaphragme prend toute son importance. Cette partie de la respiration, où le diaphragme assume un rôle majeur, est la respiration profonde ou basse (test n°1).

Le diaphragme est un grand muscle qui sépare la cavité thoracique de la cavité abdominale. Il est en forme de dôme qui, au repos, présente une surface concave par rapport à l'abdomen.

Quand nous utilisons le diaphragme pour la respiration basse, il exerce une poussée sur les organes abdominaux, qui fait gonfler l'abdomen. Naturellement, dans ce type de respiration, les poumons ont plus de liberté que dans les deux autres méthodes.

Bien que cette forme de respiration abdominale soit la meilleure, ce n'est pas un exercice respiratoire complet, selon le système yoguique La raison en est que chacune de ces méthodes de respiration remplit seulement une partie des poumons : avec la respiration basse, le bas et le milieu des poumons, avec la respiration thoracique, le milieu et une partie du haut, enfin, avec la respiration haute, la partie supérieure des poumons.

La première leçon, dans le système de respiration yoguique, enseigne qu'il faut utiliser simultanément les trois méthodes de respiration, en partant de la basse, passant par le milieu et enfin finissant par la haute.

Lors de ce type d'inspiration, on utilise le système respiratoire au complet et aucune partie des poumons ne manque d'air frais.

Ce genre de respiration est la respiration yoguique où l'organe de respiration tout entier est sollicité.

PROPORTIONS A OBSERVER DANS LE PRANAYAMA

La respiration yoguique accorde une grande attention à l'expiration : la proportion entre l'inspiration et l'expiration est de 1-2. Si l'inspiration dure une seconde, l'expiration sera de deux secondes.

Si l'expiration dure plus longtemps que l'inspiration, c'est afin d'obtenir un contrôle maximum des poumons pour que le vieil air vicié resté dans les poches d'air puisse être éliminé.

Il est indispensable de parler des poumons, afin de comprendre réellement pourquoi les *yogis* accentuent l'expiration plutôt que l'inspiration. Tant que les poches d'air sont remplies d'air vicié, aucune puissance d'inspiration ne peut y apporter l'air frais de l'atmosphère.

En respirant normalement, nous n'éliminons qu'un très faible volume d'air du sommet des poumons, laissant leur base pratiquement inactive.

Les poumons sont spongieux, poreux et leurs tissus sont très élastiques. Ils sont constitués d'innombrables poches d'air. Le poumon droit à trois lobes et le gauche en a deux. Chaque poumon a un sommet et une base : la base est proche du diaphragme et le sommet est proche du cou.

Lorsque nous respirons, nous faisons pénétrer l'air par le nez ; après avoir parcouru le nez, le pharynx et le larynx, l'air se dirige dans la trachée-artère qui se divise en d'innombrables petits tubes appelés bronchioles.

Les bronchioles se terminent en minuscules subdivisions, dans les nombreux petits sacs d'air des poumons. Chacun de ces sacs contient une partie de l'air inspiré et l'oxygène traverse les parois des capillaires pulmonaires.

Le sang se charge en oxygène et rejette le gaz carbonique produit par les déchets amassés dans tout l'organisme par le sang. Au contact du sang, les poches d'air sont alors vidées de l'oxygène pur et remplies de gaz carbonique apporté par le sang.

Tant que cet air vicié n'est pas éliminé, l'air frais de l'atmosphère ne peut parvenir jusqu'aux poches d'air, quelque soit la puissance de l'inspiration.

Dans la respiration ordinaire, nous n'expulsons que très peu d'air de la partie supérieure des poumons, la base demeure presque inactive, remplie d'air stagnant. Certaines personnes n'utilisent que la base du poumon pour respirer, laissant le sommet inactif.

D'après les rapports médicaux, la tuberculose est surtout causée par une baisse de vitalité que l'on peut attribuer à l'insuffisance de la quantité d'air inspiré.

Une mauvaise expiration (action de vider les poumons) laisse inactive une grande partie des poumons, préparant ainsi un terrain favorable pour les bacilles qui attaquent les tissus affaiblis. Les tissus en bonne santé résistent à l'attaque, et la seule et unique manière d'avoir des tissus pulmonaires sains est de bien expirer tout l'air vicié, afin de pouvoir remplir les poumons d'air frais.

C'est une des raisons pour lesquelles la respiration yoguique prescrit une expiration longue, lente et profonde, afin que le maximum d'air stagnant puisse être éliminé, et soit remplacé par de l'air frais. Plus l'air vicié est éliminé, plus l'air frais de l'atmosphère pénètre dans les poumons, les poches d'air ne pouvant pas rester vides.

Par conséquent, dans la pratique de la respiration yoguique, la première leçon commence avec l'inspiration et l'expiration dans la proportion 1-2 : quatre secondes d'inspiration, huit secondes d'expiration (le double de temps).

Graduellement, on augmente la proportion sous la direction d'un professeur, et, le moment venu, il est possible d'atteindre des proportions plus élevées.

Quand les élèves ont bien assimilé l'inspiration et l'expiration, ils passent à l'étape suivante : la rétention.

Selon le système de respiration yoguique, la proportion entre l'inspiration et la rétention est de 1-4. La rétention est quatre fois plus longue que l'inspiration, et l'expiration toujours deux fois plus longue que l'inspiration. Donc, la proportion inspiration, rétention et expiration est de 1-4-2.

Pour débuter, le programme minimum est :
- quatre secondes d'inspiration
- seize secondes de rétention
- huit secondes d'expiration.

Graduellement on augmente à cinq, vingt et dix, puis huit, trente-deux et seize.

Il est surprenant de voir que certaines personnes peuvent retenir leur souffle assez longtemps, alors qu'elles sont épuisées par une expiration lente et prolongée. C'est la preuve qu'elles ne respirent pas bien. D'autres, au contraire, peuvent inspirer profondément mais trouvent difficile d'expirer le double du temps d'inspiration.

Pour obtenir un bénéfice maximum dans la pratique du *pranayama* (respiration yoguique), on conseille toujours aux élèves de commencer l'inspiration et l'expiration sous la direction d'un professeur expérimenté, qui connaît les difficultés, étant lui-même passé par les différentes étapes.

Il est fortement conseillé de faire tous les exercices de respiration sous la direction d'un professeur de *yoga*. Les vraies qualités d'un professeur de *yoga* sont la spiritualité, la bonté et l'ouverture d'esprit. De plus, il doit être dénué d'égoïsme lorsqu'il enseigne et ne jamais faire commerce de sa profession.

C'est seulement sous la direction de tels professeurs qu'il est possible de progresser réellement dans le pranayama et les pratiques spirituelles. De plus, un véritable professeur n'enseignera pas uniquement la respiration physique.

PRATIQUE DE LA RESPIRATION YOGUIQUE
POUR LA PURIFICATION DES NADIS
(NERFS SUBTILS ET PHYSIQUES)

Je voudrais débuter le chapitre sur la purification par quelques citations d'autorités yoguiques reconnues, qui ont été choisis pour guides par diverses écoles de *yoga* en Inde :

« Le *yogi* qui s'est perfectionné dans les *asanas* (postures yoguiques) devrait pratiquer le *pranayama* d'après les instructions de son professeur spirituel, en gardant ses sens sous contrôle et en observant un régime alimentaire nutritif et modéré.

Quand la respiration s'égare, c'est-à-dire, qu'elle est irrégulière, le mental est lui aussi instable, mais si elle est calme, le mental le sera également et les *yogis* auront une longue vie; par conséquent il convient de pratiquer la rétention du souffle.

On dit qu'un homme vit tant qu'il respire ; quand cesse la respiration on dit qu'il est mort. On devrait donc pratiquer le *pranayama*.

Quand les *nadis* sont remplis d'impuretés, le souffle ne va pas dans le *nadi* du milieu, *sushumna*, et il n'est pas possible d'atteindre l'état d'esprit supérieur.

Quand tous les *nadis,* qui étaient pleins d'impuretés, sont purifiés, alors seulement le *yogi* peut pratiquer le pranayama avec succès. »
Hatha Yoga Pradipika (II, 1 à 6).

Les strophes précédentes montrent clairement l'importance de la purification des *nadis*. Si les *nadis* ne sont pas purifiés, il n'y aura aucun réel succès dans la pratique du *pranayama*.

La purification complète de tous les *nadis*, ne s'obtient qu'après une longue période de pratique du *pranayama*, dont la durée diffère selon les individus. Généralement, il faut au moins un à deux ans.

Il y a deux façons de purifier les *nadis* :
    1. *samanu* (processus mental)
    2. *nirmanu* (nettoyage physique, ou *kriyas*, décrits ailleurs dans ce livre).

SAMANU
(PROCÉDÉ MENTAL DE NETTOYAGE DES NADIS)

1. Asseyez-vous dans la posture du lotus ou en *siddhasana*, la posture de l'adepte.

Méditez sur la syllabe-racine (*bijaksara*) de l'air (*vayu*), *yam*, qui a la couleur de la fumée.

Inspirez par la narine gauche en répétant seize fois la syllabe-racine *yam*.

Retenez le souffle en répétant *yam* soixante-quatre fois. C'est la rétention.

Puis, expirez très lentement par la narine droite en répétant *yam* trente-deux fois.

2. Inspirez ensuite par la narine droite, en répétant seize fois *ram*, la syllabe-racine du feu, (*bija* d'*agni*) au centre du nombril.

Retenez le souffle en répétant *ram* soixante-quatre fois.

Puis expirez lentement par la narine gauche en répétant *ram* mentalement trente-deux fois.

3. Fixez votre regard sur l'extrémité du nez.

Inspirez par la narine gauche en répétant seize fois *tam*, la syllabe-racine de la lune.

Retenez le souffle en répétant *tam* soixante-quatre fois.

Maintenant, imaginez que le nectar qui s'écoule de la lune se répand dans tous les vaisseaux du corps et les purifie.

Puis, expirez lentement par la narine droite en répétant trente-deux fois *lam*, syllabe-racine du principe terrestre (*bija* du *prithivi*).

Ce nettoyage n'est destiné qu'aux élèves avancés qui ont été initiés par leur professeur. Les débutants ne doivent pas l'entreprendre avant d'avoir longtemps pratiqué les exercices de respiration qui suivent.

ANULOMA VILOMA PRANAYAMA
(OU EXERCICE DE RESPIRATION ALTERNÉE)

Lors des leçons précédentes, nous avons vu l'importance du *pranayama*. Cette science de la respiration est fondée sur le contrôle du *prana* ou énergie vitale.

La respiration alternée, appelée *anuloma viloma*, est le premier exercice important pour tout élève de *yoga*. Son intérêt tient au fait que le souffle alterne entre les deux narines, ce qu'il est facile d'observer en plaçant la paume près des narines : une des narines sera toujours partiellement bouchée et le va-et-vient de l'air se fait principalement par une narine.

Chez une personne en bonne santé, le souffle alterne à peu près toutes les cent dix minutes ; ce cycle normal de respiration alternée ne peut s'obtenir qu'après avoir perfectionné le *pranayama*, en commençant par cet exercice de respiration.

Pour la plupart des personnes, cette alternance d'une narine à l'autre est très variable, à cause de mauvaises habitudes de vie, d'un régime alimentaire inadapté, de la maladie ou du manque d'exercice.

Toutes ces habitudes néfastes ont une répercussion sur le souffle, le faisant dévier de son cours normal.

D'après le *yoga*, le souffle dans la narine droite est dit chaud et celui de la narine gauche est dit frais. Aussi a-t-on nommé symboliquement le *nadi* droit, souffle solaire ou *pingala* et le *nadi* gauche, souffle lunaire ou *ida*. L'énergie qui circule par *pingala nadi*, ou souffle solaire, produit dans le corps une chaleur qui est catabolique, efférente et accélère le fonctionnement des organes du corps. Au contraire l'énergie du souffle lunaire, *ida nadi*, est rafraîchissante, anabolique, afférente et inhibe le fonctionnement des organes du corps.

Si le souffle prédomine dans une narine plus de deux heures d'affilée, c'est le symptôme d'un dérangement causé par l'excès de chaleur ou de froid.

Ainsi, lorsque *pingala* est plus actif, la chaleur du corps augmente et il s'ensuit des troubles mentaux et nerveux. Si *ida* est plus actif, l'activité du métabolisme du corps diminue, produisant froid, léthargie, et suspension de l'activité mentale.

Cet exercice de respiration alternée a principalement pour but de mainte-nir en équilibre les processus cataboliques et anaboliques dans le corps et de purifier les *nadis*.

Selon les *yogis*, si le souffle passe par la même narine pendant plus de vingt-quatre heures, c'est un signe de maladie imminente. Plus le souffle passe longtemps par la même narine, plus la maladie est grave. Ceci est dû au fait que les ganglions d'un centre nerveux donné sont surmenés par le mouvement anormal du souffle qui y circule trop longtemps.

EXERCICE RESPIRATOIRE N° 1, UNE SEULE NARINE

Asseyez-vous dans une des postures de méditation et maintenez la colonne vertébrale, le cou et la tête dans l'alignement.

Bouchez la narine droite avec le pouce.

Inspirez lentement par la narine gauche en répétant *OM* mentalement cinq fois.

Expirez par la même narine, en répétant *OM* dix fois. L'expiration est tou-jours deux fois plus longue que l'inspiration. La proportion est de 1-2.

Répétez cet exercice quinze à vingt fois avec la narine gauche, en gardant la proportion de cinq secondes à l'inspiration et dix secondes à l'expiration.

Maintenant, bouchez la narine gauche avec l'annulaire et l'auriculaire droits et inspirez par la narine droite.

Comptez cinq fois *OM* en inspirant.

Expirez par la même narine en comptant dix fois *OM*.

Vous avez fait un cycle. Répétez-le quinze à vingt fois.

Ne faites aucun bruit en inspirant. Appliquez les règles fondamentales de la respiration complète (bas, milieu et haut des poumons) en inspirant. En expirant, essayez de faire sortir le plus d'air vicié possible des poumons.

Pratiquez l'exercice n° 1 pendant quinze jours et augmentez lentement la durée à six secondes d'inspiration et douze secondes d'expiration.

N'essayez pas de passer à des proportions plus élevées, avant de pouvoir exécuter les plus basses aisément. C'est la règle principale de tous les exercices respiratoires : ne jamais chercher à aller au-delà de ses possibilités. Laissez-vous guider par un professeur expérimenté qui pratique lui-même le *yoga* et non par quelqu'un qui enseigne le *yoga* après l'avoir appris dans un livre, chose courante de nos jours.

Lors de l'exercice n° 1, il n'y a pas de rétention. Le but de ces inspirations et expirations par une seule narine est de corriger une mauvaise habitude de respiration. A moins de pouvoir exécuter la respiration complète (bas, milieu et haut des poumons) parfaitement et automatiquement, il n'est pas judicieux d'essayer le *pranayama* avancé.

Pratiquez l'exercice n° 1 pendant au moins un mois, même si vous vous sentez capables d'en allonger la durée. Si les fondations sont bonnes, vous pouvez construire une bâtisse solide ; de même, si vous pratiquez longtemps les leçons basiques, il vous sera très facile d'entreprendre les exercices avancés.

EXERCICE RESPIRATOIRE N° 2, EXERCICE DE RESPIRATION ALTERNÉE

Après avoir pratiqué pendant un mois l'exercice n° 1, vous pouvez passer à la respiration alternée. Il n'est plus nécessaire de pratiquer l'exercice n° 1, la respiration par une seule narine.

Bouchez la narine droite avec le pouce droit et inspirez par la narine gauche.

Fermez immédiatement la narine gauche avec l'annulaire et l'auriculaire droits.

Enlevez votre pouce de la narine droite et expirez par cette narine. C'est la moitié d'un cycle.

Puis, sans vous arrêter, inspirez par la narine droite.

Fermez la narine droite avec votre pouce droit et expirez par la gauche comme précédemment.

Vous avez fait un cycle.

La proportion d'inspiration et d'expiration est de 1-2 comme dans l'exercice n° 1, ou six secondes d'inspiration et douze secondes d'expiration. Les mêmes règles générales s'appliquent à l'exercice n° 2.

Faites de quinze à vingt séries.

Lorsque vous pourrez, sans difficulté, inspirer pendant six secondes et expirer pendant douze secondes, augmentez à sept et quatorze secondes puis, à huit et seize secondes. Cette progression doit se faire lentement.

Il est bien de pratiquer cet exercice deux à trois mois avant d'augmenter à huit et seize secondes. Pendant cette période, vous verrez d'énormes changements dans votre corps et votre esprit. La respiration deviendra parfaite, surtout au niveau du mouvement du diaphragme ; le corps semblera très léger et les yeux seront brillants. L'apparition de ces signes montre que les nadis se purifient.

EXERCICE RESPIRATOIRE N° 3, RESPIRATION ALTERNÉE COMPLÈTE

Avant de commencer, méditez quelques minutes sur le mot OM qui représente la source de toute lumière et de toute connaissance.

Dans ce troisième exercice, nous incluons la rétention ou le fait de retenir le souffle. C'est la seule différence entre le deuxième et le troisième exercice.

La bonne proportion entre l'inspiration et la rétention est de 1-4. Mais il est conseillé aux débutants de suivre une proportion de 1-2 pendant quelques mois avant la proportion de 1-4.

La durée minimale au début est de quatre secondes d'inspiration, huit secondes de rétention et huit secondes d'expiration. Au bout d'un mois, augmentez à 5-10-10, puis graduellement jusqu'à 8-16-16.

En Sanskrit, l'inspiration se nomme *puraka*, la rétention *kumbaka* et l'expiration *recaka*.

Inspirez par la narine gauche en comptant mentalement OM quatre fois.

Retenez l'air en comptant OM huit fois.

Expirez par la narine droite en comptant OM huit fois.

Sans vous arrêter, inspirez par la narine droite, retenez le souffle et expirez par la narine gauche, tout en maintenant la proportion de 4-8-8.

C'est une série complète. Pratiquez de quinze à vingt séries par jour.

Quand vous retenez le souffle, vous devez fermer la narine droite avec le pouce droit et la narine gauche avec l'annulaire et l'auriculaire droits. Ne vous servez pas de l'index pour fermer la narine parce que le courant magnétique de ce doigt est pollué.

Quand vous êtes capable de faire 8-16-16 aisément, changez la proportion en 1-4-2. Commencez avec quatre secondes d'inspiration, seize secondes de rétention et huit secondes d'expiration. Augmentez graduellement jusqu'à 8-32-16. Huit à douze mois de pratique sont nécessaires avant d'y arriver. Ne soyez pas pressé.

Quand les *nadis* sont purifiés, certains signes apparaissent. Lors de la première étape, le corps transpire. Puis, on sent un frémissement dans le corps. Dans la dernière étape, le *prana* s'élève dans *sushumna nadi* jusqu'au centre le plus haut, *sahasrara chakra*.

Dans le *Hatha Yoga Pradipika*, on donne le conseil suivant, quand le corps transpire durant le *pranayama* : « Frottez bien le corps avec la transpiration qu'il dégage. Vous obtiendrez une constitution solide et légère ». Cette pratique adoucit aussi la peau.

Aucun autre exercice ne purifie les *nadis* autant que la respiration alternée. En fait, c'est le seul *pranayama* qui purifie. Les autres *pranayamas*, principalement *bhastrika, ujjayi* et *suryabheda* servent à éveiller la *kundalini* après la purification des *nadis*.

Bhastrika et *ujjayi,* qui seront expliqués bientôt, permettent d'obtenir un résultat optimal uniquement lorsque les *nadis* sont purifiés. On conseille donc aux élèves de ne pas s'aventurer dans des exercices de respiration plus avancés avant d'avoir pratiqué suffisamment longtemps la respiration alternée.

KAPALABHATHI,
(RESPIRATION ABDOMINALE OU DIAPHRAGMATIQUE)

En sanskrit, *kapala* veut dire crâne et *bhathi* signifie qui brille. Le terme de *kapalabhathi* se réfère donc à un exercice qui fait briller le crâne, le crâne étant considéré ici comme le passage nasal par lequel l'air entre et sort.

Bien que ce soit un exercice respiratoire, il est considéré comme un exercice de nettoyage et est classé parmi les *shad kriyas* ou les six exercices de nettoyage (les cinq autres sont expliqués au chapitre 3).

On le pratique avant de commencer le pranayama, afin de nettoyer les voies nasales et d'éliminer la congestion des bronches.

On ne doit débuter cet exercice qu'après avoir pratiqué la respiration alternée, (l'exercice n°2), pendant un ou deux mois, car il s'avère souvent difficile de mouvoir le diaphragme correctement en respirant, y parvenir peut demander un certain temps.

Pendant *kapalabhathi,* on a souvent tendance à faire bouger le diaphragme dans le sens opposé à ce qui est naturel. On peut le remarquer en observant le mouvement des muscles abdominaux. Ceux qui ne respirent pas correctement contractent les muscles abdominaux et soulèvent les épaules en inspirant, ce qui est le contraire de la respiration correcte. Donc, tant que le diaphragme ne suit pas son mouvement naturel, on ne doit pas pratiquer *kapalabhathi*.

Quelques cycles de *kapalabhathi* exécutés vigoureusement feront vibrer tous les tissus du corps. Avec le temps, il sera de plus en plus difficile de contrôler la posture, au fur et à mesure que l'exercice sera exécuté avec plus de force. Il est donc conseillé d'exécuter, si possible, *kapalabhathi* et *bhastrika* dans la posture du lotus, le verrouillage des pieds permettant une bonne assise au cours de la pratique.

Dans cet exercice, l'expiration joue un rôle prédominant. L'inspiration est douce, lente et plus longue que l'expiration, alors que dans les autres exercices de respiration, sauf *bhastrika*, l'expiration dure plus longtemps que l'inspiration.

L'expiration doit être faite avec force et rapidité en contractant les muscles abdominaux, avec une poussée vers l'arrière. Cette contraction énergique des muscles abdominaux agit sur le diaphragme qui remonte dans la cavité thoracique, imprime aux poumons une pression vigoureuse et expulse l'air.

Puis, instantanément, vient le relâchement des muscles abdominaux qui permet au diaphragme de s'abaisser dans la cavité abdominale en entraînant les poumons, l'air peut ainsi y pénétrer.

Dans *kapalabhathi*, l'inspiration et l'expiration sont réalisées grâce à l'action des muscles abdominaux et du diaphragme. Inspiration et expiration se succèdent rapidement par la contraction subite et énergique des muscles abdominaux, suivie de leur relâchement.

L'expiration dure à peu près 1/4 du temps de l'inspiration, elle est rapide, forte et courte tandis que l'inspiration est passive, lente et de plus longue durée. Inspiration passive et expiration vigoureuse s'enchaînent, jusqu'à ce qu'un cycle soit accompli.

Au début, un cycle doit comprendre quinze à vingt expirations. Il est recommandé aux débutants de faire trois cycles de quinze expirations chacun, avant la pratique du *pranayama* qui se fait deux fois par jour, le matin et le soir.

Sous la direction d'un professeur, vous pourrez ajouter dix expirations par cycle chaque semaine, jusqu'à atteindre cent-vingt expirations. Entre les cycles, prenez quelques respirations normales en vous reposant.

Selon la condition physique des élèves, le professeur peut conseiller d'augmenter le nombre des séries. Mais il ne faut, à aucun prix, aller au-delà de ses possibilités.

Lorsqu'on pratique *kapalabhathi*, l'attention doit être portée sur les muscles abdominaux, concentrée sur le plexus solaire, au niveau du nombril, où est emmagasinée l'énergie vitale. Cette concentration doit être maintenue tout au long de la pratique, afin que l'énergie pranique devienne active dans *sushumna nadi*, ce qui peut être ressenti comme une vibration dans la colonne vertébrale, en particulier dans les centres nerveux.

Cet exercice nettoie le système respiratoire et les voies nasales, et fait disparaître les spasmes au niveau des bronches ; l'asthme est soulagé, et, à la longue, guéri. La partie supérieure des poumons est correctement oxygénée, le dioxyde de carbone est éliminé et l'oxygène absorbé par l'organisme. C'est le meilleur exercice pour accroître l'oxygénation de l'organisme.

Il est indispensable de bien maîtriser *kapalabhathi* avant d'apprendre *bhastrika*, ce qui peut se faire rapidement, si on exécute *kapalabhathi* correctement.

LES TROIS BANDHAS OU VERROUS

Après les exercices respiratoires de purification, les élèves de *yoga* apprennent les trois importants *bandhas*, ou verrous, essentiels pour avancer dans la pratique du *pranayama* et éveiller la *kundalini shakti*.

Il existe trois *bandhas* :

jalandhara bandha ou verrouillage du menton

mula bandha ou contraction anale

uddiyana bandha ou contraction abdominale.

En sanskrit, *bandha* veut dire verrou. Pendant la pratique du *pranayama*, les *yogis* unissent *prana* et *apana*, à l'aide de ces verrous. On utilise aussi ces *bandhas* pour la pratique des *mudras* ou exercices pour enfermer le *prana*.

Les *asanas* (postures), stabilisent le corps et permettent de progresser aisément dans la pratique du *pranayama* ou exercices respiratoires.

Par le *pranayama*, l'élève essaie d'unir *prana* et *apana*. Les *mudras* scellent cette union *prana-apana* afin qu'elle ne soit pas perturbée. Les *bandhas* permettent de circonscrire cette extraordinaire réalisation.

Lorsque *prana* et *apana* sont ainsi réunis, un puissant et mystérieux courant se produit, qui ne peut être décrit par des mots, chacun doit en faire l'expérience par soi-même. Ce courant force l'accès vers *sushumna*.

Jalandhara bandha ou verrouillage du menton, empêche le *prana* de s'écouler vers le haut, et *mula bandha*, contraction anale, empêche l'*apana* de s'écouler vers le bas. Ils s'unissent ainsi, constituant une puissance incroyable et commencent à pénétrer dans *sushumna*.

La *kundalini shakti* est éveillée et s'élève des *chakras* ou centres nerveux inférieurs, vers les *chakras* supérieurs ; alors que monte la *kundalini*, le *yogi* baigne dans la félicité de la méditation et de l'état de supraconscience.

Jalandhara Bandha

Le mot *jala* se réfère au cerveau et au nerf qui passe dans le cou. *Dhara* signifie tirer vers le haut.

Appuyez fermement le menton sur la poitrine dans la cavité jugulaire, aussi loin que possible. Ce mouvement étire la colonne vertébrale et les centres nerveux, qui à leur tour agissent sur le cerveau.

Jalandhara bandha se fait durant la rétention du souffle.

Mula Bandha

Asseyez-vous sur une couverture repliée.

Appuyez sur le périnée avec le talon gauche et placez le talon droit sur la cuisse gauche comme dans *siddhasana*.

Contractez le sphincter anal avec force pendant que le talon gauche appuie contre le périnée. Tirez l'*apana* vers le haut en contractant les muscles abdominaux et unissez-le au *prana* à l'aide de *jalandhara bandha*.

On pratique *jalandhara* et *mula bandha* simultanément durant *kumbaka* ou rétention du souffle, afin d'unir le *prana* et l'*apana*.

On utilise ces deux *bandhas* dans la pratique du *pranayama* avancé, décrit peu après. Auparavant, pratiquez-les séparément pendant quelques jours.

Uddiyana Bandha

Uddiyana doit être exécuté après l'expiration, quand les poumons sont vides.

En règle générale, il s'agit d'un exercice indépendant. Les *yogis* l'appellent *uddiyana* parce qu'il fait monter (*uddiyate*) le *prana* ou énergie vitale dans *sushumna*.

Par une très forte expiration, les poumons se vident et sont poussés contre la partie supérieure du thorax, tirant le diaphragme vers la cavité thoracique.

EXERCICES DE RESPIRATION AVANCÉS

Les *yogis* pratiquent huit exercices respiratoires. Ce sont : 1/ *Ujjayi*, 2/ *Surya bheda*, 3/ *Bhastrika*, 4/ *Sitali*, 5/ *Sitkari*, 6/ *Bhramari*, 7/ *Murcha*, et 8/ *Plavini*.

Les trois premiers sont très importants pour les élèves de *yoga*.

Ujjayi Pranayama

« Bouche fermée, inspirez bruyamment par le nez jusqu'à ce que le souffle emplisse l'espace entre la gorge et le cœur (de la respiration abdominale à la respiration claviculaire). Faites *kumbaka* ou rétention avec *bandhas* et expirez par *ida* ou narine gauche.

Cet exercice enlève les mucosités de la gorge et augmente le pouvoir digestif du corps. Il s'appelle *ujjayi*. » *Hatha Yoga Pradipika* (II, 51 et 52).

Cette citation du *Hatha Yoga Pradipika* décrit la nature d'*ujjayi*.

Asseyez-vous en posture de méditation.

Fermez la bouche et inspirez lentement par les deux narines, d'une façon douce et continue.

Tout en inspirant, fermez la glotte pour produire un son ressemblant à un sanglot, mais sur un ton bas, doux et uni.

Après l'inspiration, faites *mula bandha*, la contraction anale, et retenez le souffle avec *jalandhara bandha* en appuyant le menton contre la poitrine.

Vous devez garder les deux *bandhas* aussi longtemps que vous maintenez la rétention.

Avant d'expirer, déverrouillez les *bandhas*, redressez la tête et le cou, et expirez par la narine gauche, en fermant la narine droite avec le pouce.

Vous avez fait un cycle complet. Dans *ujjayi*, l'inspiration se fait toujours par les deux narines, et l'expiration par la narine gauche.

Pour commencer, vous pouvez faire cinq cycles d'*ujjayi*, en augmentant graduellement, jusqu'à vingt cycles par séance. Si vous voulez pratiquer uniquement *ujjayi*, vous pouvez même aller jusqu'à quarante cycles par séance, sous la surveillance d'un professeur.

Ujjayi enlève les mucosités de la gorge. Celui qui le pratique n'est jamais atteint de maladies telles que la nervosité, la dyspepsie, la dysenterie, la ptose de la rate, la tuberculose et la toux. Pratiquez *ujjayi* pour prévenir le dépérissement et la mort prématurée.

Surya Bheda Pranayama

Surya bheda est l'exercice qui est enseigné ensuite, il a pour but d'augmenter la chaleur du corps.

En le pratiquant, les élèves de *yoga* peuvent guérir de certaines maladies, comme les maladies pulmonaires, cardiaques et hydropiques. Il aide également à amener le *prana* dans *sushumna,* et donc à éveiller la *kundalini*. Il nettoie aussi les sinus frontaux et prévient le déclin du corps et la mort prématurée.

Asseyez-vous en posture de médiation, de préférence en *siddhasana*.

Fermez les yeux et répétez *OM* mentalement.

Fermez la narine gauche, et sans aucun bruit, inspirez aussi longtemps que possible par la narine droite.

Puis fermez la narine droite avec le pouce droit et retenez le souffle en appuyant fermement le menton contre la poitrine (verrouillage du menton ou *jalandhara bandha*).

Augmentez peu à peu *kumbaka* (la rétention).

Puis, expirez par la narine gauche, très lentement, sans aucun bruit, en fermant la narine droite avec le pouce.

Pendant *surya bheda*, l'inspiration se fait toujours par la narine droite (*surya nadi pingala*).

Commencez par dix cycles et augmentez peu à peu jusqu'à quarante cycles. Quand on pratique cet exercice, on transpire par la racine des cheveux, ce qui est un signe de bonne santé.

Bhastrika Pranayama

En sanskrit, *bhastrika* signifie soufflet. Cette respiration est caractérisée par la succession rapide de fortes expulsions d'air ; tout comme un forgeron manie son soufflet avec vélocité, vous devez respirer rapidement.

C'est le meilleur exercice pratiqué par les *yogis* pour éveiller la *kundalini*, après qu'ils aient purifié les *nadis* et le système nerveux. Si les *nadis* sont purifiés, il ne faut que quelques séries de *bhastrika* pour mettre en mouvement la *kundalini*. Le *yogi* sent alors son corps chargé d'une énergie nouvelle. La colonne vertébrale vibre et la *kundalini* s'élève vers les centres supérieurs ou *chakras*.

Lorsque la *kundalini* est activée, dans quelque *chakra* que ce soit, celui-ci devient comme une dynamo produisant une énergie nerveuse à haute tension.

C'est le meilleur exercice pour les systèmes nerveux et vasculaire, tout le système nerveux est tonifié. Il améliore la circulation et augmente la température du corps qui est ensuite abaissée grâce à une transpiration abondante qui élimine toutes les toxines. Quand le corps est débarrassé des impuretés physiques, le pouvoir de concentration du mental atteint un très haut niveau.

Le mouvement rapide de *bhastrika* augmente la quantité de sang frais apportée au cerveau. Ce merveilleux résultat, tant psychique que physique, obtenu par la pratique de *bhastrika*, ne peut être compris tant qu'on ne le pratique pas.

Bhastrika ressemble à la respiration *kapalabhathi*, et est facile à apprendre dès lors que l'on connaît celle-ci. Lors de *kapalabhathi*, seul le diaphragme bouge pendant l'exercice respiratoire ; dans *bhastrika*, on se sert du système respiratoire tout entier, bien que le diaphragme joue un rôle prédominant.

Si *bhastrika* ressemble à *kapalabhathi*, son effet est totalement différent, ce dernier étant uniquement un exercice purificateur. De plus, il inclut *kumbaka*, (la rétention), et les trois *bandhas* ou verrouillages (*jalandhara bandha*, *mula bandha* et *uddiyana bandha*) sont maintenus fermement et précautionneusement, afin d'unir le *prana* et l'*apana* et d'éveiller la *kundalini*. L'apprentissage de la technique correcte avec l'aide d'un professeur qualifié est plus que recommandé.

Asseyez-vous dans une des postures de méditation, de préférence celle du lotus.

Inspirez et expirez rapidement, en insistant sur l'expiration, faites bouger rapidement le diaphragme et tous les muscles respiratoires, en émettant un son qui peut être ressenti dans la gorge et la tête.

Au début, commencez par dix expirations consécutives rapides.

La dixième expiration terminée, inspirez le plus profondément possible.

Puis retenez le souffle aussi longtemps que vous le pouvez, sans être mal à l'aise.

Enfin, expirez par la narine droite.

Pendant la rétention, maintenez le verrouillage du menton et la contraction anale et concentrez-vous sur la *kundalini shakti*, située dans le centre le plus bas de la colonne vertébrale, *muladhara chakra*.

Ces dix respirations constituent un cycle.

Reposez-vous ensuite en respirant normalement.

Vous pouvez augmenter peu à peu le nombre d'expirations en passant de dix à un maximum de trente, pour chaque cycle de *bhastrika*. Commencez par trois puis prolongez jusqu'à huit cycles. Ne pratiquez pas trop cet exercice.

Bhastrika, exécuté correctement, brise les trois nœuds des *granthis* :

Brahma granthi de *muladhara chakra*
Vishnu granthi de *manipura chakra*
Rudra granthi d'*ajna chakra*.

Ces trois *granthis* ou nœuds sont situés dans *sushumna* (au niveau de la colonne vertébrale). Ce sont ces blocages qui empêchent le libre mouvement du courant pranique dans *sushumna*. A l'aide de *bhastrika*, ces trois nœuds sont éliminés et la *kundalini* peut alors s'élever, peu à peu, vers *sahasrara chakra*, au niveau du cerveau.

Dès que la *kundalini* est éveillée, il est impératif de pratiquer plus souvent *bhastrika*, afin de la faire monter vers de plus hauts centres dans *sushumna*.

PRANAYAMAS MINEURS

Sitali Pranayama

Tirez un peu la langue. Enroulez-la en forme de tube.
Inspirez par la bouche avec le son sifflant « se »
Retenez l'air aussi longtemps que possible et expirez par les narines.
Pratiquez de quinze à vingt fois par jour.
Cet exercice purifie le sang. Il aide à calmer la soif et est très utile pour rafraîchir l'organisme en été. *Sitali kumbaka* imite le sifflement d'un serpent.

Sitkari Pranayama

Repliez la langue de manière à ce que son extrémité touche le haut du palais et inspirez par la bouche avec le son sifflant de « si-si-si ».
Retenez le souffle le plus longtemps possible et expirez lentement par les deux narines.
C'est aussi un exercice rafraîchissant pour l'organisme ; il produit les mêmes effets que *sitali*.

Bhramari Pranayama

Inspirez rapidement par les deux narines en imitant le bruit d'une abeille.
Expirez rapidement par les deux narines en produisant un bourdonnement.
Répétez dix fois et retenez le souffle confortablement.
Par la pratique de *bhramari*, la voix devient douce et mélodieuse.
Cet exercice incite à la méditation.

INSTRUCTIONS IMPORTANTES POUR LA PRATIQUE DU PRANAYAMA

Vous devez pratiquer régulièrement et systématiquement, sauf si vous êtes gravement malade.

Ne contractez pas les muscles du visage pendant la rétention et ne retenez jamais le souffle au-delà de vos possibilités. A la moindre douleur dans la poitrine, arrêtez l'exercice jusqu'à ce qu'elle soit passée.

Evitez de trop parler, de trop dormir et de manger certains aliments comme la viande, le poisson, etc...

Ne pratiquez pas le *pranayama* d'une façon mécanique, comme vous le feriez avec d'autres exercices respiratoires. Le *pranayama* exige une grande concentration et le mental y joue donc un rôle important.

Avant de commencer le *pranayama*, récitez quelques prières ou chantez, si vous connaissez un chant.

Saluez mentalement votre professeur spirituel ; s'il n'est pas près de vous, attirez ses vibrations vers vous et sentez qu'il vous guide dans votre pratique. En attirant ses vibrations, vous vous mettez en harmonie avec lui et il pourra ainsi vous aider, quelque soit la distance qui vous sépare. Ceci est important pour les élèves spirituels. Pour un élève de *yoga*, un *guru* ou un professeur spirituel est comme Dieu incarné, celui qui le remplace dans le monde physique.

Un vrai *guru* peut aider ses élèves, qu'il soit proche ou éloigné. Mais pour recevoir ses instructions, l'élève doit se maintenir dans un état de pureté.

Ne soyez pas impatient si vous n'obtenez pas de résultats après quelques mois de pratique du pranayama. Si vous êtes sincères et que vous avez confiance en votre *guru*, vous réussirez certainement. Mais vous devrez pratiquer vous-même pour obtenir les bienfaits du pranayama.

Votre professeur vous montre le chemin, marchez derrière lui et, ainsi, vous atteindrez votre but. Aucun professeur ne peut faire les exercices spirituels à votre place.

Ne pensez pas que le simple fait de toucher un maître peut éveiller la *kundalini shakti*. Si un maître proclame qu'il peut utiliser son pouvoir pour l'éveiller en vous, ne le croyez pas. Il peut utiliser la suggestion hypnotique dans un but égoïste. Les véritables professeurs n'agissent jamais ainsi. Ils attendent le moment adéquat pour transmettre certains enseignements. Lorsque vous êtes purifié par le service désintéressé, la prière et la méditation, il peut alors facilement vous révéler des connaissances plus avancées.

De même que, pour devenir un scientifique un homme doit apprendre tous les rudiments et étudier plusieurs années avant la remise des diplômes, de même, le *yoga* est une science mentale qui exige des années de pratique avant l'obtention des divers résultats psychiques annoncés.

C'est une grave erreur de se dire que la pratique du *yoga* peut rendre malade. Personne ne tombe malade en suivant la loi de la nature.

La santé est naturelle, alors que la maladie ne l'est pas. Le *yoga* enseigne la méthode naturelle de manger, boire, dormir, respirer et faire de l'exercice. Si vous tombez malade quand vous pratiquez le *yoga*, la maladie est due, non au *yoga*, mais à une toute autre cause.

Vous pouvez consulter votre professeur et il vous aidera à trouver la cause de vos troubles. Même manger peut être dangereux pour un imprudent, parce que la nourriture peut se diriger vers la trachée artère au lieu de l'estomac. Ce n'est pourtant pas la preuve qu'il est mauvais de manger ! Il faut donc observer une prudence élémentaire, et faire preuve de bon sens en toutes circonstances, que ce soit en pratiquant le *yoga*, en mangeant ou marchant.

On prétend quelquefois que ceux qui pratiquent le *yoga* et le *pranayama* peuvent devenir fous. A celui qui dit cela, je réponds qu'il n'est pas équilibré. Si vous observez des symptômes de dérèglement mental chez une personne qui pratique le *yoga*, sachez qu'il y a beaucoup d'autres causes que le *yoga*, par exemple une mauvaise alimentation, le surmenage, la tension mentale et physique, des soucis familiaux, une compréhension erronée du *yoga*, un professeur ou un guide incompétents, qui n'enseignent pas à l'élève le véritable *yoga* et sa finalité. Ces causes peuvent être éliminées si vous êtes guidé par un professeur.

Même si vous ne trouvez pas d'enseignant valable près de chez vous, vous pouvez attirer à vous les vibrations de votre professeur, comme il a déjà été précisé. Vous serez alors guidé intérieurement et tous vos doutes se dissiperont. Vous ferez cette expérience par vous-même, aucune autre preuve n'est nécessaire.

Si vous ne trouvez pas de professeur, n'attendez pas passivement qu'il vienne à vous. Vous pouvez commencer les études préliminaires dans des livres, et des élèves avancés sur le sentier spirituel peuvent vous aider au début.

Ainsi, le temps venu, vous serez prêt pour rencontrer un véritable professeur. Mais si vous vous faites aider par un élève de *yoga*, assurez-vous qu'il met en pratique ce qu'il préconise.

De nos jours, beaucoup deviennent professeurs de *yoga* après avoir lu quelques livres. Ils ne pratiquent pas ce qu'ils enseignent et ils ne sont pas l'exemple de ce qu'ils prêchent.

Il est très facile de devenir professeur. Devenir un élève prend toute une vie.

La chose la plus facile au monde est d'enseigner ce qu'on ne connaît pas et ce qu'on ne pratique pas. La chose la plus difficile est de pratiquer ce qu'on enseigne.

Certains professeurs critiquent tout et ne veulent pas savoir ce que font les autres. Ils allèguent que le contrôle physique et les exercices de respiration sont inutiles pour atteindre Dieu, contrairement à ce qu'enseigne le *yoga*. Ils demandent à l'élève de fermer tout simplement les yeux et de méditer.

Certes, chacun peut choisir la voie qu'il préfère, mais cela ne signifie pas qu'elle doit être indistinctement suivie par tous.

Rien n'est acquis sans effort. L'homme n'a jamais rien appris sans faire d'erreurs. Ceux qui soutiennent que les méthodes physiques ne sont pas nécessaires, sont eux-mêmes trop paresseux pour les pratiquer.

Si on a toute latitude pour absorber de la nourriture, alors pourquoi ne pas faire des exercices et respirer, ce que certains considèrent comme contraire à la religion et à Dieu. Si prendre soin du corps est contre la religion, alors le fait de manger, nécessaire aussi au développement du corps, devrait être également contre la religion.

Un véritable élève de *yoga* garde toujours son corps propre, soigné et en bonne santé, parce que ce corps est le temple de Dieu et que, sans lui, il ne peut rien accomplir de physique ou de spirituel. De plus, l'argent et le temps dépensés en soins médicaux pourraient servir à quelque chose de plus utile.

Donc, mes amis, ne suivez pas ces méthodes faciles qui ne vous apporteront rien, pas même une vie saine et normale.

CONCENTRATION SUR LE PLEXUS SOLAIRE ET GUÉRISON PRANIQUE

Le plexus solaire est un centre nerveux important relié au système nerveux sympathique. Les *yogis* le considèrent comme le réservoir principal du *prana*, servant à l'activité physique du corps.

Tout comme un accumulateur emmagasine l'électricité, le plexus solaire emmagasine le *prana* lors de la respiration. Pendant la respiration yoguique (*pranayama*), le *yogi* absorbe une énorme quantité de *prana* qui est entreposée dans ce centre.

On appelle souvent ce plexus, le cerveau abdominal. Il est situé dans la région épigastrique derrière le creux de l'estomac, de chaque côté de la colonne vertébrale. Il joue un rôle important dans le contrôle des émotions et dans diverses fonctions du corps.

Un coup asséné sur cette « centrale » de *prana* rend la personne inconsciente.

Ce plexus est composé de la matière grise et blanche du cerveau, et il irradie force et énergie vers toutes les parties du corps. Les pensées et le *prana* dirigés vers ce centre, par l'intermédiaire du *pranayama*, (exercice de respiration alternée), permettent de le recharger.

Il libère constamment du *prana* pour nourrir la pensée, l'action et la volonté. Plus il y a de *prana* emmagasiné dans ce centre, plus le pouvoir de volonté et le pouvoir de la pensée augmentent, et vice versa.

Ceux qui pratiquent le *pranayama* régulièrement, rechargeant ainsi leur plexus solaire, peuvent utiliser leur surplus de *prana* pour guérir les autres ; ils pourront de nouveau se recharger en un temps record.

Ne croyez pas qu'en distribuant le *prana* aux autres vous en manquerez, car plus vous en donnez, plus il en coule de la source cosmique.

Quand vous voulez guérir quelqu'un, mettez doucement vos mains sur la partie malade et imaginez que le *prana* s'écoule de vos mains, tout comme l'eau coule du niveau le plus haut niveau vers le plus bas.

Mentalement, unissez-vous à l'énergie cosmique, le pouvoir divin, et sentez que vous êtes le lien qui apporte le *prana* de la source cosmique jusqu'au patient.

Ce dernier ressentira immédiatement de la chaleur, du soulagement et de la force. Quand vous envoyez du *prana* au foie, à la rate, à l'estomac, ou à une autre partie du corps, vous pouvez mentalement parler aux cellules et leur ordonner de bien fonctionner. Vous pouvez leur donner des ordres, elles vous obéiront.

De quelle façon Jésus-Christ pouvait-il accomplir des miracles, comme redonner la vue à un aveugle ou guérir des malades ? Ce ne sont pas des miracles au sens où nous l'entendons. C'est la loi de Dieu. Le Christ pouvait se connecter totalement à l'énergie cosmique divine et il le faisait sans aucun égoïsme.

Mon maître, *Swami Sivananda*, un des plus grands saints du vingtième siècle, a accompli plusieurs de ces prétendus miracles. Il a même guéri des personnes qui étaient très loin, en les soignant à distance.

Par le passé, tous les grands saints et les prophètes ont réalisé de telles actions. Dans l'avenir, beaucoup de ces « miracles » se produiront, mais, en fait, ce ne sont que les lois ordinaires de la nature.

Naturellement, accomplir de si grands miracles nous est impossible, parce que nous ne pouvons pas nous unir complètement au pouvoir cosmique divin, comme Jésus-Christ et tant d'autres saints savaient le faire. Malgré tout, il est à notre portée de réaliser de simples guérisons, grâce au *prana* ; utilisons-le pour soulager les nombreux maux de nos frères.

Nous devons pratiquer ces soins pour le bien du monde et non pour des bénéfices personnels. Seuls de tels soins seront féconds. Gardez toujours en mémoire que vous n'êtes qu'un instrument dans les mains de Dieu, pour guérir et soulager la souffrance des autres. Répétez *OM* quand vous transmettez votre *prana* aux autres.

9
LE CORPS ASTRAL, LE MYSTÈRE DU MENTAL ET LA PERCEPTION EXTRA-SENSORIELLE

LES chercheurs scientifiques ont été particulièrement intrigués par la récurrence d'histoires relatives à la perception extra-sensorielle. Ces phénomènes n'ont jamais été expliqués de façon plausible.

Dans l'une de ces histoires, une femme rêve que son fils est tué sur le champ de bataille. Elle se réveille, regarde l'heure, il est deux heures du matin. Le lendemain, elle reçoit un télégramme lui annonçant que son fils a été tué à deux heures du matin.

Une autre femme rêve que son fils lui rend visite et lui dit: « je quitte ce monde pour aller dans un endroit meilleur et je ne pourrai plus te revoir. » Le lendemain, elle apprend par un message que son fils a quitté le monde physique.

Il est difficile d'essayer d'interpréter ces exemples pourtant courants. La majeure partie de l'humanité croit uniquement à ce qui est perçu par les sens ; ce genre de personnes accepte les perceptions comme une évidence et ne peut concevoir que les sens sont, dans le meilleur des cas, des instruments imparfaits, dont le mental doit constamment corriger les comptes-rendus erronés.

La pensée scientifique moderne est parvenue à un niveau où les physiciens se sont trouvés dans l'obligation d'abandonner le monde ordinaire de l'expérience, ce prétendu monde des perceptions sensorielles. Ils ont traversé la frontière qui sépare la physique de la métaphysique. Ils s'appuient maintenant sur la théorie de la philosophie orientale qui étudie le rapport entre l'observateur et la réalité.

Dans la philosophie du *Vedanta*, le monde est décrit comme irréel du point de vue de l'absolu. Il n'a pas de réalité indépendante des sens et du mental de l'observateur, et il n'est donc réel qu'en termes relatifs ; la connaissance obtenue par les différents sens varie selon la nature de l'instrument utilisé pour observer l'objet.

Nos sens nous trompent, car la connaissance qu'ils apportent change souvent. Il n'existe pas de sens universel qui, comme une machine, pèserait la réalité de l'observateur.

Le « bon sens » crée souvent de fausses images. Un bâton plongé dans l'eau, apparaît brisé, alors qu'en réalité il ne l'est pas. Le sucré et l'amer, la chaleur et le froid, le soleil et la terre, l'univers objectif tout entier, fait de matière et d'énergie, rien n'existe indépendamment de l'esprit et des sens.

Même le temps et l'espace sont les fruits de la puissance du mental. Sans le mental, rien ne limite l'homme dans le temps, ni dans l'espace; toutes les limitations, toutes les barrières disparaissent, s'il n'est pas présent.

A notre niveau actuel de réalisation, toute notre connaissance de l'univers n'est qu'un résidu d'impressions, déformé par des sens imparfaits. La réalité est bien éloignée de notre état de conscience actuel.

Il existe des rayons électromagnétiques, comme les rayons gamma, les ondes radiophoniques, les rayons cosmiques, les rayons X, qui sont invisibles à l'œil humain. Mais, grâce à de nouveaux instruments, nous savons aujourd'hui qu'il y a des rayons de plus basse et de plus haute fréquence. Ces limites des sens humains sont désormais étudiées par les scientifiques modernes, ce qui les rapproche de la métaphysique.

Maintenant, se pose la question suivante : si les sens ordinaires ne sont pas fiables, qu'en est-il de la perception extra-sensorielle ? Est-ce un fait avéré? Peut-on y croire?

Du point de vue de l'absolu, la réponse est que la perception extra-sensorielle et l'expérience ordinaire des sens ont toutes deux leurs limites et sont, par conséquent, imparfaites, toute connaissance objective ne pouvant être acquise que par le mental, lui-même imparfait.

La vérité absolue est perçue lorsque nous dépassons le plan tridimensionnel, créé par les sens et le mental, et que nous allons au-delà du temps et de l'espace.

Les expériences ordinaires que nous vivons par l'intermédiaire du corps et du mental viennent du plan tridimensionnel, et les prétendus phénomènes inexpliqués, les perceptions extra-sensorielles, viennent du plan quadridimensionnel.

Les phénomènes ordinaires de notre vie sont des miracles pour les créatures vivant dans le plan bidimensionnel.

Supposons des créatures vivant dans un plan à deux dimensions. Pour elles, la conscience de l'espace n'existe pas. Donc, elles ne peuvent percevoir ce qui se passe dans l'espace.

Une voie de chemin de fer est sur un plan à une dimension, donc l'ingénieur des chemins de fer ne peut donner sa position que par rapport à un seul point, une station ou une borne kilométrique.

La surface de la mer est sur un plan à deux dimensions et le capitaine du vaisseau fixe sa position d'après la latitude et la longitude.

Un pilote d'avion doit piloter son avion sur un plan à trois dimensions, c'est-à-dire la latitude, la longitude et aussi sa hauteur par rapport à la terre, son altitude, ce qui représente l'espace.

Considérons, par exemple que le mécanicien du train vit dans un plan à une dimension, le capitaine du bateau dans un plan à deux dimensions et le pilote d'avion dans un plan à trois dimensions.

Du point de vue du mécanicien, le train ne peut aller que d'un point à l'autre, soit de A à B. Le mécanicien du train et le capitaine du bateau, vont tous les deux dans la même direction, en ligne droite, le long du rivage, vers la même destination. Le capitaine du bateau peut se déplacer à gauche ou à droite sur la mer, et s'éloigner de la ligne droite et pourtant arriver au même endroit que le train.

Quand le bateau s'éloigne du train, le mécanicien a l'impression que le navire a disparu de son plan, parce qu'il ne connaît pas les deux dimensions. Quand il voit le navire arriver à destination, ce dernier réapparaît comme s'il venait de se matérialiser. Le capitaine, par contre, voit le mouvement de son navire et celui du train, parce qu'il peut concevoir la latitude et la longitude.

De la même façon, si un hydravion et un bateau se dirigent vers la même destination, le capitaine du navire trouvera étrange que l'hydravion cesse d'être visible. Quand celui-ci disparaît dans l'espace, le capitaine du bateau peut penser qu'il s'est dématérialisé et la réapparition de l'hydravion dans son plan à deux dimensions, lui semble être une matérialisation. Le capitaine du bateau n'a aucune notion de l'espace et, par conséquent, tout ce qui arrive dans l'espace est pour lui un mystère inexpliqué.

Donc, l'action d'un être qui vit dans un plan à trois dimensions paraît mystérieuse à celui qui vit dans un plan à deux dimensions.

M. X vivant dans deux dimensions, reçoit la visite de M. Y qui, lui, vit dans un plan à trois dimensions. M. X doit transporter un objet à une certaine distance et M. Y, pour l'aider, emporte cet objet dans l'espace. Quand l'objet traverse l'espace, il disparaît de la vue de M. X et ne se matérialise que lorsqu'il est déposé par M. Y. Pour M. X, c'est un mystère inexplicable, alors que pour M. Y, c'est un acte tout à fait ordinaire.

De la même façon, certaines choses qui ont lieu dans la quatrième dimension, sont des mystères pour le commun des hommes de la terre. La télékinésie, ou le fait de transporter des objets à travers une porte fermée à clef et à travers des murs en béton, sans aucun contact physique, est un mystère pour les terriens qui vivent dans un monde à trois dimensions.

Un être plus évolué, vivant sur un plan plus élevé que le nôtre, peut accomplir bien des actes qui demeurent pour nous des mystères inexpliqués. Il peut déplacer des objets lourds dans son plan à quatre dimensions et les rapporter sur le plan à trois dimensions. Quand l'objet est transféré dans le plan à quatre dimensions, il peut transpercer la matière compacte de notre monde, tout comme les ondes radiophoniques traversent les murs.

Par conséquent, la télékinésie, la télépathie et tout ce qui ne peut être expliqué clairement sont, en réalité, des phénomènes du monde de la quatrième dimension.

Il existe des niveaux supérieurs qui sont plus subtils que notre monde, et l'homme y agit avec son corps astral, se comportant sur le plan astral tout comme le corps physique sur le plan physique. Le mental et les sens font partie du corps astral, qui ne périt pas quand meurt le corps physique.

Le corps astral est composé de dix-neuf éléments qui sont :
- les cinq organes d'action
- les cinq organes de perception
- les quatre instruments intérieurs (le mental, l'intellect, l'ego et le subconscient)
- les cinq *pranas* ou souffles vitaux.

Certains occultistes pensent que le corps astral est composé d'une forme subtile ou semi-fluide de matière, invisible à l'œil physique.

Chaque humain possède un corps astral qui, en fait, est plus proche de l'âme que du corps physique. Mais il est important de préciser que l'âme est enfermée dans ces corps, qui ne sont que ses véhicules.

A l'état de conscience éveillée, le corps astral agit avec la coopération du corps physique.

Pendant le sommeil profond, le corps astral se dégage plus ou moins, et plane au-dessus du corps physique. Le même phénomène se produit quand l'individu est sous l'effet d'une anesthésie, ou pendant une transe ou un évanouissement.

Il est des adeptes des sciences occultes qui peuvent, consciemment, projeter leur corps astral en dehors de leur corps physique et voyager à leur gré.

Le corps physique et le corps astral sont unis par un cordon subtil, par lequel passent les courants vitaux ; la rupture de ce cordon entraîne instantanément la mort. Mais, si au moment de la mort, le cordon se rompt, il reste intact pendant le sommeil.

Toutes les perceptions extra-sensorielles et les mystères prétendument inexpliqués, proviennent des fonctions du corps astral sur un plan dimensionnel supérieur.

Toutes nos expériences, à l'état de veille ou de rêve, sont les produits du mental et des sens, comme le sont aussi les divers produits des perceptions extra-sensorielles. En fait, rien ne peut être vu, ni perçu, sans le mental, celui-ci est tout pour nous actuellement.

Bien que le corps astral et le corps physique soient différents, ils sont tous les deux contrôlés par le mental.

Les *yogis* sont très attentifs au mental et ne ménagent pas leurs efforts pour le contrôler ; ils en utilisent le pouvoir pour dévoiler les mystères cachés de l'être humain.

Le mental est instable par nature car, à tout moment, il est sollicité par la vue, le bruit, etc., des objets extérieurs, perçus par l'intermédiaire des sens. C'est pourquoi le mental doit être détaché des objets des sens, privé de toute distraction, et gardé sous contrôle, afin de pouvoir être dominé.

Les trois pratiques supérieures que sont la concentration, la méditation et l'accès à l'état de supra-conscience, complètent les disciplines psychiques et mentales.

Il est très difficile de contrôler et de discipliner le mental erratique. Aussi, pour débuter, le *hatha yoga* prescrit diverses méthodes physiques, afin que l'élève puisse contrôler plus facilement le mental, au fur et à mesure qu'il avance dans ses pratiques yoguiques.

Le grand *yogi Swatmarama*, auteur du *Hatha Yoga Pradipika*, célèbre traité qui fait autorité en matière de *yoga*, explique clairement que le but de la pratique du *yoga* est la préparation à l'union avec son « soi » supérieur, et non pas simplement l'obtention de *siddhis* (pouvoirs physiques et psychiques).

La maîtrise du mental apporte divers pouvoirs yoguiques auxquels les vrais *yogis* n'attachent aucune importance. Les élèves moins avancés utilisent souvent ces pouvoirs à des fins égoïstes, mais ils les perdent s'ils les exhibent devant un public avide de sensations.

Puisque le corps physique et le corps astral sont intimement liés et que le mental est le vrai maître du corps, il est essentiel de le connaître.

Le corps grossier, fait de matière, procède du corps astral ou subtil, qui est le corps du mental et des sens.

Le mental et la matière sont le pouvoir d'illusion de la conscience de l'esprit qui crée le monde. Ce pouvoir d'illusion s'appelle *maya shakti* en sanskrit, et il transforme, en apparence, la totalité (*purna*) en divisions (*apurna*), l'infini en fini, l'informe en formes, etc.

Maya shakti peut être qualifiée d'esprit universel de l'Être Suprême qui, dans chaque être, devient le mental individuel, l'ego et les sens.

LE MENTAL ET SES FONCTIONS

Sur l'échelle de l'évolution, le mental fonctionne en diverses phases, dépendant du corps dans lequel il opère. Il évolue ainsi du subconscient à la simple conscience, puis, graduellement, de la conscience du soi jusqu'à la conscience universelle.

Dans les règnes inférieurs, comme ceux des plantes et des animaux, le mental se manifeste en un état où la conscience est automatique. Cette partie du mental prédomine dans les plantes et les animaux. Les êtres humains en sont également pourvus et elle joue un grand rôle dans leur développement.

Ce mental est appelé instinct ou subconscient (*chitta* en sanskrit).

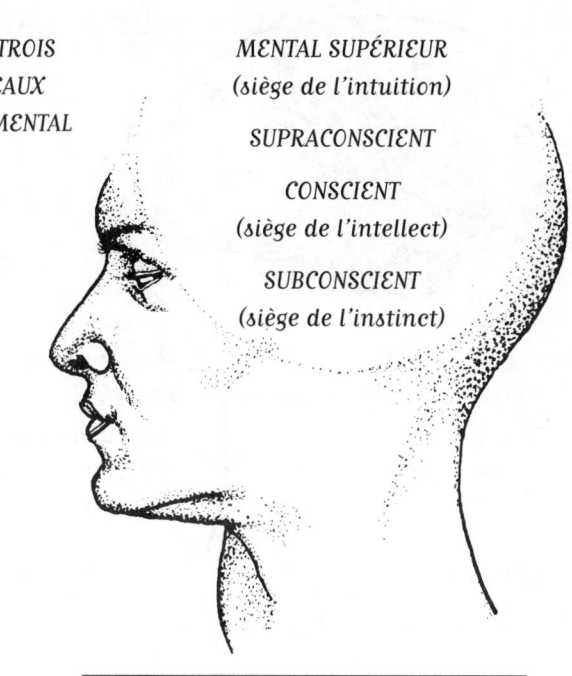

LES TROIS
NIVEAUX
DU MENTAL

MENTAL SUPÉRIEUR
(siège de l'intuition)

SUPRACONSCIENT

CONSCIENT
(siège de l'intellect)

SUBCONSCIENT
(siège de l'instinct)

Le mental de l'homme fonctionne sur plus d'un niveau. De nos jours, les psychologues ont reconnu les diverses phases du processus de l'activité mentale, ils ont avancé de nombreuses théories à ce sujet, mais en ce qui concerne le fonctionnement du mental, la science en est encore au stade des balbutiements. La philosophie yoguique nous offre une représentation intéressante des fonctions du mental.

LE NIVEAU SUBCONSCIENT DU MENTAL

A première vue, il semblerait que la partie consciente du mental de l'homme fasse la plus grande partie du travail, mais à la réflexion, on s'aperçoit que le raisonnement conscient du mental ne représente qu'une partie de ses fonctions.

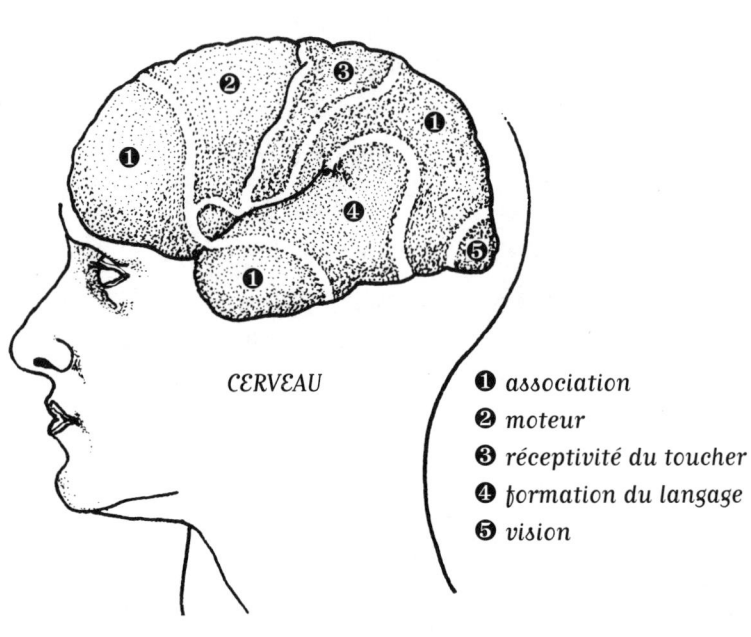

CERVEAU

❶ association
❷ moteur
❸ réceptivité du toucher
❹ formation du langage
❺ vision

D'une façon générale, on peut dire que le mental de l'homme fonctionne sur trois niveaux : subconscient, conscient et supraconscient. Chaque plan se fond graduellement dans les deux autres, comme les couleurs de l'arc-en-ciel.

L'homme partage le plan subconscient du mental avec l'animal qui est moins évolué ; dans l'échelle de l'évolution, le niveau subconscient constitue la première étape du développement mental.

On peut même trouver la trace du premier éveil du mental instinctif dans le règne minéral.

Puis, dans le règne végétal, il devient plus apparent et plus élevé.

Dans le règne animal, il y a une progression dans la manifestation du mental automatique, allant de l'intelligence presque végétale, pour les formes les plus basses, jusqu'à un degré presque égal à la forme inférieure de celui de l'être humain.

Enfin, chez l'être humain, nous le voyons se transformer graduellement en intellect, le principe central du mental.

Néanmoins, même les hommes hautement évolués de notre époque utilisent le mental subconscient, et sont, à divers degrés, sous sa domination. En fait, nous ne pouvons exister sans cette partie du mental, nous devons donc apprendre à l'utiliser et à la guider intelligemment.

Chacun de nous a atteint l'étape actuelle de développement après avoir accompli un long voyage à travers huit cent quarante mille sortes de règnes différents, tels que le minéral, le végétal et l'animal, pourtant, l'aube et la pleine lumière du jour sont encore fort éloignées.

L'intellect, la seconde phase du mental utilisée actuellement par l'homme civilisé, ne s'est que très peu développé. Pour de nombreux êtres humains, ce développement intellectuel n'en est qu'à son début. En les observant, nous constatons que beaucoup d'entre eux ne sont guère supérieurs à des animaux ; leur mental fonctionne presque au niveau instinctif, bien qu'il soit voilé par les rayons naissants de l'intellect.

La majeure partie du monde est dirigée par des chefs politiques et des chefs de diverses communautés et tribus. Ceci n'est que l'expression de l'instinct animal grégaire, ou l'instinct du troupeau qui suit son chef. Encore une fois, nous voyons que l'homme moyen pense très peu, la pensée étant purement automatique dans sa vie de tous les jours.

Les phases inférieures de l'activité du mental instinctif ressemblent à celles du règne végétal ; naissance, croissance, déclin et mort sont des processus automatiques, communs à la plante, à l'animal et à l'homme. Ces processus sont les fonctions du mental instinctif.

Pendant l'existence du corps– que ce soit le corps de la plante, de l'animal ou de l'homme – le travail constant de réparation, de changement, de digestion, d'assimilation, d'élimination, de circulation, etc., est réalisé par cette partie du mental, entièrement au niveau subconscient, sans que nous en ayons consciemment connaissance.

Tous les organes involontaires et leurs fonctions sont dirigés par ce mental. Ces fonctions involontaires ne sont qu'une petite partie de l'activité du mental instinctif.

Sur l'échelle de l'évolution animale, certaines choses se sont révélées indispensables à la survie. Comme les pouvoirs de raisonnement ne sont pas développés pour répondre à ces exigences, la merveilleuse intelligence, qui dort, non déployée, sous la forme du mental instinctif, remplace l'intellect.

Cette fonction du mental, (l'instinct de conservation), qui existe chez l'animal pour assurer sa protection et sa préservation, est encore prédominante chez l'homme. Mais l'intellect développé de l'homme retient cet instinct de conservation, grâce à la lumière répandue par l'éveil de ses facultés supérieures. Par contre, le mental non développé obéit à la nature inférieure.

Les fonctions instinctives comme la nidification, la migration à l'approche de l'hiver, l'hibernation, l'élevage des petits, sont toutes des fonctions du mental subconscient, et sont indispensables à l'existence des animaux. Jusqu'à ce que l'intellect se développe, le mental instinctif assume toutes les tâches de l'intellect, sans raisonner.

Une autre fonction du mental subconscient est de faire automatiquement ce qui est assimilé par l'intellect. Quand nous apprenons quelque chose par cœur, et que nous l'avons réellement maîtrisé sur le plan intellectuel, nous le transmettons sur le plan subconscient par une opération mentale. C'est là une manifestation plus élevée du mental subconscient, due au contact avec l'intellect qui se développe.

Une grande partie de notre travail quotidien s'accomplit automatiquement (marcher, peindre, coudre, conduire, etc.). L'intellect serait épuisé s'il devait accomplir ces tâches consciemment ou intellectuellement.

Le mental subconscient est aussi un mental d'habitude ou plutôt un serviteur obéissant ; comme il ne peut raisonner, il doit être souvent guidé par l'intellect de l'individu ou de quelqu'un d'autre. Toute idée venant de l'intellect est transmise, consciemment ou inconsciemment, au mental subconscient, où elle est fidèlement exécutée.

De vieilles notions et tensions, latentes dans le subconscient, peuvent être corrigées et éliminées, grâce aux instructions adéquates données par l'intellect de l'individu ou d'une personne extérieure. Il est stupéfiant de voir combien le mental subconscient peut être utile : par exemple, si nous devons prendre l'avion tôt le matin, nous n'avons qu'à lui suggérer de nous réveiller à une certaine heure, et il le fait.

Le mental subconscient obéit non seulement aux bonnes instructions de l'intellect, mais aussi aux mauvaises. Ainsi, les peurs, les anxiétés et les tracas inutiles, créés durant nos activités quotidiennes, sont absorbés par le mental subconscient et, plus tard, projetés vers le mental conscient. *Un choc ou une peur dans l'enfance tourmentera une personne jusqu'à sa vieillesse, à moins qu'elle ne soit aidée par des contre-suggestions.*

Les suggestions hypnotiques sont dirigées vers le mental subconscient. Un hypnotiseur, après avoir fortement impressionné le mental conscient de son sujet, manipule son mental subconscient. Comme le mental conscient de l'individu a cessé temporairement de fonctionner, le subconscient est contrôlé par l'hypnotiseur. Toute suggestion donnée sera exécutée aveuglément.

Cette technique ne doit pas être prise à la légère parce que la pression constante, exercée consciemment par l'hypnotiseur, affecte le mental conscient de l'individu qui, à son tour, ne peut pas faire les suggestions adéquates. C'est la principale objection à la suggestion hypnotique.

Dans certains cas, la suggestion hypnotique peut être une aide, mais seulement quand elle est pratiquée par une personne dénuée d'égoïsme, ce qui est peu courant.

Il est rarement judicieux de soumettre sa volonté à celle d'un autre. En outre, la suggestion qui vient de notre propre intellect est la meilleure façon de guider notre mental subconscient (la méthode yogique pour acquérir le contrôle du mental inférieur et développer le mental supérieur est expliquée au chapitre 10, où nous parlons de la *kundalini* et de la méditation sur les *chakras*).

C'est au niveau du mental subconscient que résident toutes les connaissances et les impressions reçues de diverses sources, non pas seulement de cette vie, mais aussi des incarnations précédentes ; ce niveau est comme un entrepôt qui contient le connu et l'inconnu, provenant à la fois de l'hérédité, et de diverses origines, et qui se sont développés en lui. Il contient également la connaissance acquise par l'intellect et celle recueillie auprès d'autres hommes. Il est fréquent qu'un texte oublié, appris au cours de la jeunesse, surgisse subitement du subconscient, même si nous n'y avons pas pensé depuis des années.

Grâce à ce mental, certaines personnes ont accès à la mémoire de leur vie précédente, bien que ce soit très rare. La nature, à bon escient, fait disparaître du conscient les mystères des existences antérieures, car, le fait de revivre les bons et les mauvais souvenirs du passé provoquerait une augmentation de nos tensions mentales.

Certaines personnes sont capables de faire des choses qu'elles n'ont jamais apprises dans cette vie, des enfants savent peindre ou chanter sans jamais avoir étudié la peinture ou le chant. D'autres sont nés orateurs, auteurs ou prédicateurs. La science qu'ils ont maîtrisée dans leurs vies précédentes dort dans leur subconscient. On dit que ce sont des gens doués ou des génies. En fait, ce don n'est que la connaissance acquise dans leurs vies précédentes, grâce à des efforts soutenus dans ces matières.

Une personne qui s'efforce aujourd'hui de maîtriser un sujet peut devenir un génie dans sa prochaine existence, parce qu'elle portera alors dans son subconscient toute la connaissance acquise précédemment.

Pour conclure cette explication sur la partie inférieure du mental, siège des émotions inférieures (instinct, passions, désirs, appétits, avidité et convoitise), il est bon de garder présent à l'esprit qu'il existe, chez l'homme évolué, des émotions plus élevées – aspirations et désirs de connaissance – qui viennent du mental spirituel en progression, et non du mental inférieur. Le principe mental inférieur est le plus grossier et le plus bas des trois principes mentaux, c'est celui qui tente de nous assujettir étroitement à la terre et aux choses terrestres.

Swami Sivananda, un grand maître de *yoga*, fondateur de la « Divine Life Society » de Rishikesh, Himalayas, écrit dans son livre, « *Les mystères du mental* »:

« L'émotion est une force motrice, comparable à la vapeur d'une machine. Elle vous aide dans votre développement. Sans l'émotion, vous tomberiez dans un état de passivité ou d'inertie. Elle imprime une poussée vers l'action ou le mouvement. C'est une vraie bénédiction. Néanmoins, vous ne devez pas devenir la proie de vos émotions ; vous ne devez pas leur permettre de déborder. Vous devez laisser l'émotion monter lentement de l'océan mental et se calmer tranquillement. Certaines personnes aiment entendre des nouvelles sensationnelles, uniquement pour ressentir des émotions ; ils vivent à travers l'émotion ; sans elle, ils se sentent tout à fait déprimés. C'est une grande faiblesse. »

L'amour, la haine, la colère, l'avidité, la peur, l'envie, la jalousie, sont les émotions du mental. Tous les défauts viennent de la colère, c'est pourquoi on conseille aux élèves de *yoga* de la contrôler, car tous les autres défauts disparaîtront d'eux-mêmes. De plus, les émotions affectent les glandes endocrines qui dépendent du système nerveux, et causent des désordres dans le fonctionnement normal des organes internes.

Récemment, les docteurs Harold et Stewart Wolff du « New York Hospital », ont fait une étude singulière et approfondie sur le fonctionnement de la digestion et sur l'estomac d'un patient accidentellement blessé au ventre par une balle qui y avait laissé un trou béant pour le reste de sa vie. Par cette cavité dans la paroi abdominale, les médecins pouvaient étudier les mystères de la digestion humaine.

D'après les rapports des docteurs Wolff, l'émotion qui occasionne le plus de dégâts est l'anxiété, cause d'ulcères. Les recherches ont démontré que quand le patient était calme, son estomac était détendu, rose pâle, avec de nombreux plis et circonvolutions, mais qu'il devenait rouge vif, lisse et tendu quand il était en colère. Quand il était effrayé, son visage comme son estomac pâlissait. La tristesse arrêtait l'écoulement du suc gastrique et l'estomac devenait presque incapable de digérer les aliments.

Dans la philosophie du *Vedanta*, le mental subconscient ou instinctif est appelé *chitta*.

La plus grande partie du mental subconscient est constituée d'expériences immergées, de souvenirs mis de côté, mais récupérables.

Le premier symptôme du vieillissement du corps est la difficulté à se souvenir des lieux ou des personnes. Il n'est pas difficile d'en deviner la raison. Comme nous le savons, le mental se souvient généralement grâce aux associations. En vieillissant, on arrive encore à se remémorer des passages lus à l'école et au collège. Mais en même temps, il devient très difficile de se rappeler un passage lu la veille, parce que le mental subconscient a perdu son pouvoir de saisir et d'entreposer les idées, les cellules du cerveau souffrant de dégénérescence. A cause de cette dégradation due au surmenage, aux tracas, à l'anxiété, le pouvoir de la mémoire diminue rapidement et peu d'impressions restent entreposées dans le mental subconscient.

Le processus de raisonnement est exclusivement limité au domaine de la conscience.

Le champ du fonctionnement mental subconscient est beaucoup plus vaste que celui de la pensée consciente. Lorsqu'ils sont prêts, les messages fusent du mental subconscient, comme des éclairs. Seul un petit pourcentage des activités mentales pénètre dans le champ de la conscience.

Quand nous conduisons une automobile dans une rue encombrée, même si nous parlons à des amis ou si nous résolvons quelque problème, la conduite, les virages et les arrêts sont réalisés presque inconsciemment.

Lorsque, tranquillement assis, nous nous obstinons à régler un problème, il nous arrive d'échouer. Mais, parfois, pendant le sommeil, ce genre de problème est résolu au niveau subconscient et projeté vers le mental conscient au réveil. Durant cette période, le mental subconscient travaille, tout comme dans le cas d'un homme qui conduit.

Même pendant le sommeil, ce mental travaille sans relâche et résout les problèmes, agence, classifie, compare tous les faits et trouve une solution satisfaisante.

Grâce à l'aide du mental subconscient, nous pouvons éliminer la tension des organes externes et internes et leur apporter une relaxation salutaire. Toutes les fonctions végétatives involontaires du corps qui sont inférieures au niveau conscient, se trouvent sous la direction compétente du subconscient. L'intelligence subconsciente, de même que l'instinct, fait rarement défaut. Un animal reconnaît instinctivement une herbe empoisonnée d'une herbe comestible, mais le travail de l'instinct est limité. Il fonctionne comme une machine.

Ensuite, vient un état plus élevé de connaissance (l'intellect) qui est faillible, commettant souvent des erreurs, et dont le terrain d'action est plus étendu. On l'appelle la raison. Elle a une capacité beaucoup plus grande que l'instinct, mais celui-ci est plus sûr.

Les animaux savent instinctivement ce qu'ils peuvent ou non manger. En cas de maladie, la nature les incite à jeûner. Si un chien est malade, nous remarquons qu'il n'a pas envie de se nourrir. Le mécanisme interne est contrôlé par l'intelligence subconsciente qui pousse le chien à jeûner, le jeûne étant le remède naturel pour éliminer les toxines.

Cette partie du mental subconscient existe encore en nous, et nous aide de diverses façons. Mais, à cause du développement du pouvoir de raisonnement, l'homme a perdu une grande partie de son instinct ; néanmoins, il joue encore un grand rôle dans notre vie de tous les jours. Même les animaux domestiques, comme les chiens et les chats, perdent beaucoup de leur instinct au contact de l'homme et, par conséquent, ils souffrent comme lui.

L'homme, par de mauvaises suggestion, perturbe le travail naturel du mental subconscient, alors qu'il devrait le guider et lui faire des suggestions sensées grâce à son intellect développé. Il se crée ainsi des problèmes.

A l'aide du subconscient, nous pouvons changer une nature corrompue, en cultivant des qualités saines et vertueuses, à l'opposé de celles que nous refusons. Si nous voulons vaincre la peur, nous devons la repousser mentalement et nous concentrer sur la qualité opposée, le courage.

Le positif l'emporte toujours sur le négatif. Même des tâches et des devoirs désagréables peuvent être vécus différemment, si on les envisage comme souhaitables et plaisants.

Tous les plaisirs, actions et expériences, laissent des impressions subtiles dans le mental subconscient. Le réveil de ces impressions produit la mémoire. De grands *yogis* plongent profondément au cœur de ce mental pour retrouver la connaissance de leurs vies précédentes.

Les phénomènes occultes du mental comme la télépathie, la lecture de la pensée, l'hypnotisme, le magnétisme, la guérison à distance, la guérison psychique, etc., prouvent clairement l'existence de fonctions extraordinaires dans le mental. L'écriture automatique, ainsi que d'autres expériences avec des personnes hypnotisées, démontrent, à l'évidence, l'existence du mental subconscient.

Tous les génies savent contrôler le mental subconscient. Si on sème une idée dans le mental, elle se développe au cours de la nuit, grâce à l'action du subconscient. Ceux qui savent le manipuler peuvent produire un travail mental énorme grâce à ce processus automatique.

Quand le subconscient travaille, la partie raisonnement du mental conscient est au repos complet, ou ne fonctionne que très peu, surveillant le mental subconscient. On se sent donc plus détendu, même après un travail fatigant.

Tous les grands hommes contrôlent le subconscient et savent le faire travailler à leur profit. Cette capacité du subconscient à fonctionner automatiquement est le résultat de son association avec l'intellect qui se développe.

Le mental est la force la plus puissante au monde. Celui qui contrôle son mental possède un pouvoir inouï. Il peut influencer tous les esprits. On ne peut qu'être frappé de respect et d'étonnement devant les merveilles et les pouvoirs mystérieux du mental de l'homme.

Le mental subconscient présente divers degrés de conscience, qui vont du subconscient utilisé pratiquement dans son intégralité, à la simple conscience des animaux les plus évolués et à l'homme primitif qui vit presque entièrement au niveau instinctif avec seulement une once d'intellect en cours de développement.

La conscience de soi vient à l'homme avec l'épanouissement de l'intellect. La conscience cosmique ou universelle apparaît avec l'essor du mental intuitif, ou mental supérieur. Cette croissance graduelle de la conscience est une branche très intéressante et très importante de la philosophie yoguique.

Comme nous l'avons vu, le mental inférieur est le siège des appétits, des passions, des désirs, des instincts et des émotions chez les animaux peu évolués. Nous possédons encore de tels instincts. Les *yogis* apprennent à les réfréner, à les contrôler et à les subordonner pour développer l'intellect et le mental supérieur.

A mesure que nous avançons spirituellement, nous nous rendons compte que les instincts inférieurs prédominent, mais cela ne doit pas nous décourager, parce que le simple fait de le savoir est un signe de progrès spirituel. Avant, quand l'instinct inférieur était à l'oeuvre, nous n'en étions pas conscients, tandis que maintenant nous le voyons et nous le reconnaissons.

A mesure que nous avançons sur le chemin spirituel, le mental supérieur maîtrise peu à peu le mental inférieur, mais cela demande patience, foi et persévérance.

Bien que l'homme partage avec les animaux des caractéristiques qui appartiennent au mental inférieur, telles que la faim, la soif, la fatigue, la peur, lui seul possède l'intellect pour les contrôler, ce qui constitue sa supériorité sur le règne animal.

Lorsque l'intellect n'est pas développé, la créature dont le mental inférieur est prédominant est la proie de passions, mais elle ne peut pas raisonner, elle ressent des émotions, mais ne sait pas les contrôler, elle éprouve des désirs mais n'a pas la perception du soi. Chez certains animaux évolués, tels que les singes et les chiens, une petite partie du mental inférieur reçoit les rayons de l'intellect, ce qui leur permet de faire preuve d'un raisonnement sommaire. C'est ce qu'on appelle la conscience élémentaire.

Le premier signe du véritable intellect apparaît avec l'éveil de la conscience du soi ou perception du soi ; cette conscience du soi est aussi connue comme une conscience du « moi », qui apparaît quand l'homme commence à se comparer aux autres et à raisonner au sujet de cette comparaison.

A partir de ce moment, l'homme affirme systématiquement sa conscience du « je ». Il commence à se fier à son mental, au lieu d'accepter aveuglément ce qui lui vient des autres.

Le développement de la deuxième phase du mental (l'intellect) a vu la naissance de toutes les merveilleuses réalisations du mental humain, tel qu'il est de nos jours.

Actuellement, l'homme croit que l'intellect est le plus haut principe et il rejette ce qu'il ne peut comprendre, bien qu'à mesure que l'intellect se développe, il commence à recevoir de plus en plus de lumière de la phase suivante, le mental supérieur.

La conscience du « moi », apparaît quand l'intellect devient le maître. En sanskrit, on appelle la conscience du « moi », *ahamkara*. *Ahamkara* est le principe de l'autosuffisance de l'homme. Ce même mental prend la forme de l'égoïsme, quand l'homme devient arrogant. C'est sous l'influence de l'égoïsme que l'homme commet des actions néfastes et erronées.

Pour atteindre la maturité spirituelle, l'âme doit subir beaucoup d'épreuves et surmonter encore plus d'obstacles, afin de progresser ; par moments, elle donne l'impression de reculer au lieu d'avancer. L'éveil de l'intellect ne signifie pas nécessairement que l'homme est parfait et vertueux.

Même si le développement d'une intelligence supérieure confère une tendance ascendante à l'homme, il est également vrai que certains hommes sont tellement enfermés dans l'enveloppe animale qu'ils se servent de l'intelligence éveillée pour satisfaire leurs bas instincts. Ils s'y laissent aller en utilisant la ruse et l'intelligence, au lieu de les réfréner grâce à l'intellect éveillé. Ils peuvent ourdir des plans et des machinations quand leur instinct de lutte est stimulé, tandis que l'animal est entièrement gouverné par son instinct.

Alors que les rayons venant du mental supérieur attirent à lui l'intellect, le mental inférieur et impur exerce aussi son pouvoir et l'homme peut descendre dans des abysses que même un animal ne saurait atteindre.

Cette lutte entre le mental pur et le mental impur a commencé alors que l'intellect en était encore à ses débuts, bien que, très souvent, le mental grossier contrôle l'intellect.

Le mental impur ou mental inférieur, est le siège des désirs, des appétits et des passions.

Le mental pur ou mental supérieur est le siège de l'intuition qui apporte une connaissance supérieure.

L'intellect se situe entre les deux et peut être influencé par l'un ou l'autre, ou par les deux.

Si nous sommes des êtres doués de raison, nous avons le choix. Laissons notre intellect développé être sur ses gardes, afin qu'il ne retombe pas dans l'état animal par lequel il est passé.

L'intuition est une faculté spirituelle du mental supérieur, et se situe au-delà de l'intellect. C'est l'œil de la sagesse.

Kant a admis qu'il existe quelque chose au-delà de la raison, quelque chose que la raison ne peut saisir, quelque chose de transcendantal, qui dépasse la raison. Il a également dit que l'intellect est fragile, limité, faible et impuissant, car il est conditionné par le temps, l'espace et la causalité. L'intellect a ses propres limites et est incapable de connaissance directe, pas plus qu'il ne peut réaliser cette bienheureuse « chose en soi » qui correspond à *Brahma,* (ou l'être suprême des philosophes du *Vedanta*).

La raison est une aide et une entrave. C'est une aide, si elle nous sert à atteindre le but de la vie et à combattre l'instinct inférieur. C'est une entrave, si elle nous empêche d'aller vers la perfection.

Quand nous considérons la vaste majorité des hommes chez lesquels l'intellect ne s'est presque pas développé et qui n'ont fait que quelques pas sur son territoire, nous pouvons comprendre combien il est difficile pour eux–

mis à part un petit nombre d'âmes évoluées qui possèdent un développement spirituel exceptionnel – d'atteindre, même partiellement, l'étape supérieure suivante, l'intuition.

L'intuition, troisième et dernière étape du mental, ne contredit pas la raison mais elle la transcende ; elle apporte la connaissance et la sagesse de son champ de conscience, là où l'intellect ne peut pénétrer.

L'intuition est la voie qui mène à la connaissance du soi, que l'on atteint par la pureté du cœur, obtenue par une méditation constante, prolongée et intense sur l'*atman*, l'âme suprême, sans attributs, hors du temps et de l'espace, qui ne naît ni ne meurt.

La raison nous aide à avancer vers la porte de l'intuition. Elle peut nous démontrer que les expériences du monde phénoménal sont irréelles quand on les compare aux expériences éternelles de la réalisation du soi. La raison possède sa propre utilité parce qu'elle nous aide au commencement de notre quête de la vérité.

Les théosophes ont eux aussi divisé la raison en deux catégories:

sudha manas ou la raison pure (le mental supérieur ou l'intellect)

karma manas ou le mental instinctif (le mental inférieur).

Kant a fait la même classification : la raison pure et la raison pratique. Il a nommé « raison pratique », la raison impure. La raison pratique peut nous permettre d'acquérir notre nourriture et la connaissance profane, la raison pure nous aide à atteindre la perfection et la connaissance supérieure.

Bergson, le philosophe français, a été encore un peu plus loin. Il a écrit : « Il y a quelque chose de plus puissant que la raison ». Ce quelque chose, au-delà de la raison et des sens, est la faculté d'intuition. La puissance de l'intuition nous permet de voir l'invisible et de connaître l'inconnu.

Chacun de nous, même peu évolué, possède en soi le principe supérieur du mental, l'intuition. Mais très peu d'entre nous ont développé la faculté d'intuition, alors que beaucoup connaissent l'existence du mental supérieur.

L'attirance envers le *yoga*, la soif de l'âme pour plus de lumière et de connaissance, l'insatisfaction à l'encontre des joies matérielles, sont les signes que le mental spirituel supérieur commence à darder ses rayons vers la conscience.

Ces petits rayons du mental supérieur peuvent aider à éveiller la conscience spirituelle, bien que plusieurs vies soient souvent nécessaires pour atteindre l'entière conscience spirituelle ou conscience universelle.Au début, on ressent une grande inquiétude sur le plan spirituel, jusqu'à ce que l'on soit sur la voie qui mène à la connaissance.

A mesure que le mental supérieur de l'homme se développe, il commence à avoir le sentiment durable de la réalité du pouvoir suprême et, allant de pair avec ce développement, il découvre le sens de la fraternité.

L'évolution de l'homme vers une conception plus haute et plus complète du pouvoir divin ne provient pas de l'intellect. Le raisonnement seul ne peut donner une explication exacte et complète à ce sentiment grandissant de fraternité. La bonté et l'amour que nous prêchons et pratiquons ne viennent pas du raisonnement de l'intellect.

Dans la vie de tout homme, qu'il soit chef de famille, pauvre, riche, spirituel, il est très important de développer l'intuition.

Le plus grand pouvoir se trouve dans ce qui est délicat, non dans ce qui est grossier. Un champion poids lourd peut soulever des poids énormes à l'aide de ses muscles puissants ; mais, si on sectionne les nerfs, fins comme des fils, qui apportent la force aux muscles, ces derniers seront incapables de travailler.

Observez une ville, avec toutes ses machines automatiques modernes, ses brillantes lumières, ses énormes usines, ses trains électriques, ses cinémas et ses théâtres. Derrière elle, une unique centrale apporte, par des câbles, la vie et l'énergie ; en réalité, cette puissance invisible est le véritable pouvoir derrière le fonctionnement et l'agitation de la ville. Donc, ce qui est modeste représente réellement le siège du pouvoir, bien que nous ne voyions l'activité que sous une forme grossière. Nous ne sommes conscients que des manifestations particulièrement flagrantes.

Nous nous plaignons constamment de ne pas pouvoir contrôler nos pensées. Comment pouvons-nous faire ? Quand nous pourrons contrôler ce qui est délicat, ce qui est subtil, quand nous pourrons saisir la pensée à la racine avant qu'elle ne soit devenue pensée, avant qu'elle ne soit devenue action, alors seulement, nous pourrons tout contrôler.

Si nous pouvions saisir, étudier, comprendre et finalement manipuler ces pouvoirs subtils, alors il nous serait possible de tout maîtriser.

L'homme qui contrôle son propre mental pourra contrôler tous les autres, parce que chaque mental est connecté au mental universel. C'est la raison pour laquelle pureté et moralité ont toujours été les objectifs de la religion. De même qu'on peut avoir la connaissance de toute l'argile de l'univers en analysant une seule motte de terre, de même la connaissance de son propre mental apporte la connaissance de chaque mental ou le pouvoir sur chaque mental.

Prenons par exemple l'enfance de l'homme. Chaque homme, dans son enfance, passe par toutes les étapes par lesquelles son espèce a évolué ; bien qu'il ait fallu à l'espèce des milliers d'années pour arriver à son stade actuel, l'enfant n'aura besoin que de quelques années. Au début, l'enfant agit comme un être sauvage, écrasant, par exemple, un papillon sous ses pieds, mais il traverse rapidement ces étapes primitives qui sont celles de ses ancêtres, pour parvenir au niveau de développement de son espèce en un court laps de temps.

Considérons l'humanité toute entière comme une espèce, formant un tout avec ses frères du règne animal. Le but vers lequel « le tout » se dirige, s'appelle perfection, dans le sens le plus élevé du terme.

Certains hommes et femmes, au lieu d'attendre de renaître de multiples fois, comme toute l'espèce humaine, sont parvenus à la perfection et couvrent beaucoup d'étapes en quelques années de leur vie. Les *yogis* proclament que nous pouvons hâter le processus d'évolution si nous sommes vrais envers nous-mêmes.

Des hommes primitifs, recevant une bonne éducation au sein d'une société civilisée, progresseraient rapidement, alors que leurs congénères continueraient à mener une vie sauvage.

Si nous aidons les arbres à pousser, de la même façon, nous pouvons utiliser des moyens artificiels pour hâter l'évolution de l'homme.

Nous ne pouvons pas fixer de limites à cette progression. Nous ne pouvons pas prévoir jusqu'à quel degré un homme peut évoluer dans une vie. Un homme parfait, correspondant à ce que sera l'homme dans des milliers d'années, peut exister de nos jours, un prophète parvenu à la perfection dans cette vie-même. Au cours des siècles passés, de tels hommes ont existé : Jésus-Christ, Bouddha, Sankaracharya, le grand philosophe yogi, en sont des exemples.

Pour accélérer le progrès, il faut développer le mental supérieur. Il est facile de devenir psychologue ou philosophe. Mais seules des personnes déterminées à réfréner leur mental instinctif inférieur peuvent prétendre à l'étude de leur propre mental et au développement de leurs propres pouvoirs mentaux.

C'est du mental supérieur que vient toute la connaissance de l'inconnu, il est la source d'où le visionnaire tire sa vision, et le prophète, sa prévision de l'avenir. La connaissance scientifique obtenue par l'intellect vient de l'association avec le mental supérieur. Bien des hommes se sont concentrés sur des idéaux élevés dans leur travail et ont entendu le message de leur mental supérieur.

L'homme, en développant sa conscience spirituelle, peut s'unir à cette nature supérieure. Ainsi, nombreux sont ceux qui peuvent acquérir une connaissance que leur intellect n'aurait jamais pensé posséder.

L'intuition est la perception directe ou la connaissance immédiate de ce qui provient du mental supérieur.

En France, le professeur Bergson s'est longuement étendu sur l'intuition, afin que tous puissent comprendre qu'il existe une source de connaissance supérieure à l'intellect.

Dans l'intuition il n'y a aucun processus de raisonnement. L'intuition transcende la raison mais ne la contredit pas. L'intellect mène l'homme à la porte de l'intuition pour qu'il trouve les réponses que la raison ne peut découvrir. Elle informe l'intellect au sujet de vérités qu'elle puise dans certaines zones du mental et l'intellect raisonne à leur sujet. Mais ces vérités ne proviennent pas de l'intellect. L'intellect est froid, tandis que le mental supérieur est chaud, vivant, il possède des sentiments élevés d'amour et de compassion.

A mesure que l'homme grandit spirituellement et que le mental supérieur se développe, il prend conscience de sa relation avec le reste de l'humanité et commence à aimer de plus en plus son prochain. Il lui est douloureux de voir souffrir les autres et il tente d'y remédier.

La lutte entre le mental inférieur et le mental supérieur a été étudiée par tous les philosophes. L'intellect représente la conscience du « moi » de l'individu. Au fond du « moi » se trouve le mental instinctif ou mental inférieur qui a une influence négative sur l'homme, tandis que le mental spirituel envoie ses impulsions à l'intellect, ce qui l'aide à maîtriser et à contrôler le mental inférieur.

Dans les histoires mythologiques et les légendes, la lutte entre le mental inférieur et le mental supérieur est illustrée par un homme tenté d'un côté par le diable, et de l'autre aidé par un ange gardien. L'homme moyen lit ces histoires sans en comprendre le sens philosophique profond. L'ego se trouve dans une phase de transition et cette lutte est pénible. Pourtant, la croissance du mental supérieur rend l'homme capable de comprendre le véritable état des choses et l'aide à affirmer sa maîtrise sur sa nature inférieure.

De ce mental supérieur naît aussi l'inspiration que les philosophes, les scientifiques, les écrivains, les prédicateurs et les artistes, ont reçue par le passé et continuent à ressentir aujourd'hui.

L'analyse de la vie des grands dirigeants, des écrivains, des orateurs, démontre que c'est toujours la personnalité de l'homme qui compte. Cette personnalité n'est rien d'autre que le pouvoir obtenu par le développement du mental supérieur et son étroite association avec la conscience pure ou âme. La personnalité de l'homme qui influence les autres, exerçant, un « pouvoir magique » sur son prochain, représente une force qui peut le soulever au-dessus de ce monde de sensations.

Comparez les grands professeurs de religion et les grands philosophes intellectuels. Les philosophes ont rarement influencé la partie intrinsèque de l'homme et pourtant, ils ont écrit des livres merveilleux. En revanche, les maîtres en religion et les prophètes, grâce à leur connaissance intuitive, ont touché des nations entières au cours de leur vie. Cette différence est due à la personnalité. Dans la petite personnalité du philosophe, l'inspiration du mental supérieur est minime, alors que le prophète est l'inspiration même pour ceux qui viennent à lui.

La science du *yoga* proclame qu'elle a découvert le moyen de développer l'intuition et la personnalité, ce que les psychologues modernes ont encore à apprendre et à comprendre. Alors qu'ils tâtonnent toujours dans l'obscurité, quant au fonctionnement du mental subconscient, la science yoguique est même allée au-delà du mental supérieur et a découvert la source de toute connaissance où sommeille ce que chacun désire: la paix et la joie éternelles.

De la même façon, certains pouvoirs psychiques supérieurs sont aussi à la portée de l'homme, mais il les acquiert rarement avant de s'être élevé au-dessus des séductions de la nature inférieure. Il n'obtient ces pouvoirs que lorsqu'il cesse de les rechercher pour son usage personnel. C'est là une loi éternelle.

A mesure que l'homme développe sa conscience spirituelle, il fait davantage confiance à sa voix intérieure et parvient à la distinguer des impulsions issues des niveaux inférieurs du mental.

Tout le monde souhaite être indépendant ; personne n'aime être dirigé par autrui. Chacun ou presque, veut réaliser ses propres désirs et régner sur les autres. Personne n'aime avoir de rival. Cela n'indique-t-il pas que l'être humain veut quelque chose qu'il ne peut obtenir simplement par la connaissance intellectuelle et la richesse matérielle ?

Pour beaucoup, le mental intuitif ou mental supérieur se développe lentement et graduellement, et nombreux sont ceux qui ressentent une progression continue de la conscience et de la connaissance spirituelle. Certains peuvent ne pas changer de façon visible et frappante. Mais d'autres peuvent percevoir de soudains éclairs lumineux qui les libèrent de la prison qu'est leur corps et leur mental, et leur permettent d'accéder à un niveau supérieur de conscience et d'existence.

Si le mental n'est pas prêt, il ne peut consciemment garder un souvenir clair de ce qu'il a ressenti dans cet état de conscience. Une personne qui n'aurait aucune idée de ce qui se passe au-delà des sens ordinaires, considérerait cela comme une hallucination.

En ce qui concerne le monde matériel, ces expériences varient selon le développement de l'individu, l'entraînement qu'il a subi et la pureté de son mental. Elles ont certains points en commun, par exemple, cette impression des plus courantes que l'on possède une connaissance presque totale de toutes choses. Cette expérience peut être très courte, laissant place alors au désespoir d'avoir perdu cette vision. Des efforts répétés peuvent permettre d'entrevoir à nouveau ce bonheur et cette connaissance.

Pour certains, l'expérience vient comme un éclair de lumière qui, pendant quelques minutes ou plus, s'empare d'eux totalement et s'accompagne de la sensation d'être enveloppé dans une lumière éblouissante et omniprésente, ou bien dans une incandescence.

Quoique ces expériences puissent être de courte durée, l'homme qui les a ressenties ne sera plus jamais le même. Leur souvenir sera pour lui une nouvelle source de force et de réconfort. Quand il s'éveille de cet état d'extase, il pense : « Je ne peux pas être éveillé parce que rien ne me semble comme avant », ou bien : « Je me réveille pour la première fois et tout le passé n'était qu'un simple rêve ».

Comme on ne peut expliquer la saveur sucrée à quelqu'un qui ne l'a jamais goûtée, ou les couleurs à un aveugle de naissance, il est impossible de décrire cette expérience yoguique.

Quelqu'un a décrit ainsi l'incapacité à définir intelligemment ces impressions : « Quand j'essaie de m'exprimer du mieux que je peux, ma langue s'agite inutilement, mon souffle n'obéit pas à mes organes, je deviens muet ».

Yajna Valkya était un grand sage qui a expliqué en ces termes la conscience spirituelle la plus élevée, à sa femme Maitraya: « Quand on est deux, l'un voit l'autre, l'un entend l'autre, l'un accueille l'autre, l'un pense à l'autre, l'un connaît l'autre. Mais quand le tout est devenu l'atman ou âme, qui est vu par qui, qui est entendu par qui, qui est accueilli par qui, qui est connu par qui ? »

Cette idée a été reprise par Schopenhauer, philosophe allemand, qui s'en fit l'écho dans sa philosophie. Par qui connaissons-nous cet univers ? Par quoi le connaissons-nous ? Comment connaître celui qui connaît ? De quelle manière pouvons-nous le connaître ? En ayant cette connaissance, nous savons tout. Mais nous n'avons aucun moyen de le connaître.

Dans cette expérience, le connaisseur, la connaissance et le connu sont confondus et le passé et le futur fusionnent avec le présent.

Dans les *Upanishads*, cet état d'expérience de l'âme est décrit négativement. « Ceux qui le savent, ne le savent pas et ceux qui ne le savent pas, le savent ».

Lorsque nous progressons dans la voie spirituelle, une telle expérience arrive à chacun de nous, le moment venu.

En conclusion, ne nous laissons pas aveugler par la raison, puisque l'intellect est inférieur à l'intuition et se trompe souvent. Mais ne croyons pas que l'intuition, le pouvoir du mental supérieur, n'est destinée qu'à une élite.

Chacun de nous est doté d'intuition, bien que peu montrent un développement marqué du mental supérieur. La dévotion, l'amour, la pureté, le désintéressement, le désir d'aider ses semblables, sont les signes d'apparition des rayons du mental supérieur.

La science du *yoga* apporte ce message à chacun de nous, sans tenir compte de notre religion, de notre caste ou de notre nationalité : l'homme possède une âme immortelle, source de toute connaissance, de toute richesse, de toute joie et de toute paix ; cette science nous enseigne aussi une méthode pratique pour réaliser rapidement le « royaume des cieux » en nous.

En résumé, le mental de l'homme fonctionne sur trois niveaux :

1. Le mental subconscient, instinctif ou automatique. Il contrôle les fonctions involontaires du corps, est le siège des émotions inférieures et de l'instinct animal et assume également les fonctions automatiques de nos activités quotidiennes.
2. Le mental conscient ou l'intellect. L'intellect peut contrôler et guider le subconscient et est la base indispensable à l'ego ou conscience du « moi ». Le raisonnement est la fonction de l'intellect.
3. Le mental supraconscient ou mental supérieur. La fonction de ce mental, qui se situe au-delà de l'intellect, est d'acquérir l'intuition et la conscience supérieure.

Au-delà de ces trois niveaux du mental, se situe la conscience pure, connue en tant qu'esprit, âme, ou soi, qui est sans forme, hors du temps, immuable et de nature infinie.

LE MENTAL, LE TEMPS ET L'ESPACE

Plus nous analysons le temps et l'espace, plus ils semblent n'être qu'une idée. Le temps est le mouvement du mental. Le mental ne peut penser qu'en termes « d'avant », « de maintenant » et « d'après » – ou passé, présent et futur.

D'après la philosophie yoguique, la « réalité » est au-delà du temps et de l'espace. Ce qui signifie que tout ce que nous percevons, pensons ou connaissons est dû à l'association avec le mental, et que le mental ne peut fonctionner qu'en termes de temps et d'espace, tout comme un artiste ne peut peindre que sur une toile ou quelque support similaire.

De même que l'on ne peut peindre sans support, de même, le mental ne peut penser sans l'aide du temps et de l'espace.

Lorsque vous essayez de calmer le mental, le temps et l'espace s'évanouissent, pour ne réapparaître qu'avec le retour du mouvement du mental. Donc, en fait, le mental, le temps et l'espace sont une seule et même chose.

Le mental ne peut exister indépendamment du temps ; l'espace et le temps ne peuvent exister indépendamment du mental. Le mental, le temps et l'espace sont comme les trois pointes d'un triangle.

Tout ce que nous concevons en termes d'espace ou de temps varie et apporte différentes sortes d'expériences, suivant la nature du mental de celui qui perçoit. Par conséquent, la réalité – ou Dieu, substrat derrière toute chose– ne peut être connu en termes d'espace et de temps ; car Dieu est immuable.

Alors, comment connaître la « réalité » ou Dieu ? Pour accéder à cette connaissance, nous devons transcender la limitation du temps et de l'espace ; c'est-à-dire transcender le mental ou en calmer l'agitation.

Quand le mental est immobile, il n'y a plus de conception de temps ni d'espace, ce qui revient à dire qu'il n'y a plus de conscience extérieure, si ce n'est la conscience du soi où le changement n'existe pas.

Cette conscience du soi s'appelle réalisation du soi ou réalisation de Dieu ; on ne peut l'obtenir qu'en transcendant le mental, le temps et l'espace. Par cette réalisation du soi ou de Dieu, on atteint l'immortalité. Donc, la mortalité signifie l'extériorisation du soi, qui s'identifie au mental, au temps et à l'espace.

Le soi, en tant que pure conscience, est la réalité continue, constante, immuable, mais, pour rendre possible la perception du soi, il faut le compartimenter.

Imaginons le soi comme une série infinie de moments séparés, dont un seul existe pour nous. En d'autres termes, quand nous percevons la réalité, nous l'appelons le « présent ». Ce que nous n'avons pas vu et ne voyons pas, est le « passé ». Ce que nous ne voyons pas clairement dans le moment présent, mais que nous attendons, est le « futur ».

Donc, le temps – passé et futur – a pour base la réalité du « moi » décrite par la philosophie hindoue comme « l'éternel présent » ou « l'existence éternelle ».

Maintenant, analysons notre rapport au passé, au présent et au futur. A proprement parler, ni le passé, ni le présent, ni le futur n'existent pour nous. Pourtant nous vivons constamment dans la réalité du présent qui s'évanouit avant de se transformer en passé, précipitant le futur dans le présent pour le voir disparaître continuellement dans le passé.

Si vous réfléchissez un moment, vous serez d'accord avec la philosophie hindoue sur la non-existence du monde, monde qui n'existe que dans la fantasmagorie, l'illusion, s'illuminant et disparaissant dans le mental.

Nous considérons que le passé n'existe pas, puisqu'il s'est dissipé, évanoui, changé en autre chose.

Le futur n'existe pas non plus, car, à ce moment, il n'est pas encore là.

Maintenant, qu'est-ce que le « présent » ? Le présent est ce qui n'existe pas parce qu'on ne peut le mesurer. Le présent est l'intervalle de temps ou la fraction de temps où le futur se transforme en passé.

Ce moment de transition d'un phénomène, d'une non-existence (le futur) à une autre non-existence (le passé) est le présent, qui n'est qu'une fiction puisque, comme nous l'avons dit, le moment présent ne peut être mesuré. Ce moment présent ne peut être ni saisi, ni mesuré, ce que nous avons saisi est toujours le passé.

Ainsi nous devons admettre que ni le présent, ni le passé, ni le futur n'existent. Le passé est ce qui a disparu en laissant une impression ; le présent n'existe pas parce que ce temps inimaginable du moment présent passe comme un éclair dans notre mental, et, avant que nous ayons pu l'appréhender, se transforme en passé, n'aboutissant nulle part, dans un cercle vicieux sans fin.

La plupart du temps, nous ne remarquons pas cela, et nous sommes constamment trompés par la réalité imaginaire du monde créé par notre mental.

En conclusion, le temps et l'espace ne sont que d'autres aspects du mental.

La conception du temps diffère selon le degré de développement du mental.

Les animaux ont leur propre conception du temps, qui est absolument différente de la nôtre. Ils n'ont pas de calendrier pour leur indiquer, par exemple, qu'il est temps de commencer la migration avant l'approche de l'hiver, ou qu'il est temps d'hiberner, pourtant, ils savent d'instinct ce qui est indispensable à leur existence.

Donc, la conception du temps qu'ont les animaux, consiste à accomplir une action après l'autre, en fonction de ce que leur dicte la nature. Les actes naturels des animaux, selon les différentes saisons et les périodes de leur vie, sont totalement gouvernés par le mental instinctif. Sans lui, le temps et les saisons n'existeraient pas pour eux.

Il est important de rappeler que la durée de la vie de beaucoup d'animaux est beaucoup plus courte que celle de l'homme, bien que, pour eux, elle semble aussi longue que la nôtre.

Ainsi, si un singe vit vingt ans, ces vingt ans vont lui sembler aussi longs que cent ans pour nous. Au cours de ces vingt années, il accomplira toutes les fonctions naturelles de la naissance à la mort, ce qui prendrait une centaine d'années à l'homme. Si, pour un singe, vingt ans semblent aussi long que cent ans, c'est parce que son mental peut créer l'illusion de changer cent ans en quinze ans, et quinze ans en cent ans.

Même au cours de notre vie quotidienne, de tels phénomènes se produisent, bien que nous y prêtions peu d'attention.

Prenons l'exemple d'un mari attendant, à l'aéroport, sa femme de retour après une longue absence. Supposons que l'avion soit en retard d'une heure. Le mental de l'homme créera une situation telle que chaque moment lui semblera des heures.

Maintenant, examinons l'état d'esprit du même homme après l'arrivée de celle qu'il aime. Son mental fonctionnera à l'inverse parce qu'il est très heureux de revoir son épouse, et le temps s'écoulera si vite qu'il ne s'apercevra même pas des heures qui passent.

Il nage dans le bonheur, quand il reçoit un message l'informant qu'il doit se rendre pour affaires dans un endroit éloigné, le lendemain même, et laisser sa femme pour quelques mois. Alors, à mesure qu'approche le moment du départ, chaque heure lui semblera une minute.

Quand il y a concentration du mental ou quand le mental est très heureux, le temps semble passer rapidement. Mais quand le mental est agité et tourmenté par l'inquiétude et les soucis, le temps semble passer très lentement.

De même, au cours d'un rêve, une série complète d'évènements ayant lieu sur une vingtaine d'années se déroule en quinze minutes, mais ces quinze minutes représentent l'équivalent de vingt ans à l'état de veille. Pour le mental de l'homme, ces quinze minutes de rêve équivalent à vingt ans jusqu'à ce qu'il revienne à l'état de veille.

Donc, le temps éveillé et le temps du rêve ne sont réels qu'en termes relatifs et les deux sont des temps inventés par le mental, qu'il soit éveillé ou qu'il rêve.

De même que, pour notre mental, la durée de vie de l'animal est très brève, de même pour des êtres supérieurs vivant à de plus hauts niveaux mentaux, notre vie de cent ans équivaut à une journée.

Pour illustrer la différence de temps selon divers niveaux, voici une ancienne histoire tirée de l'une des Écritures sacrées – le *Srimad Bhagavatam* :

« Il était une fois un grand roi qui emmena sa fille auprès de *Brahma*, le créateur, pour lui demander le nom de celui qui serait pour elle un bon mari. Après son arrivée à la cour de *Brahma*, il attendit quelques minutes et présenta sa requête. A sa grande surprise, *Brahma* répondit : « O roi, quand vous retournerez sur Terre, vous ne retrouverez aucun de vos gens, amis ou parents – non, même pas vos villes et vos palais. Bien que vous soyez arrivés de la terre depuis un laps de temps très court, sachez que les moments de ce monde-ci équivalent à plusieurs milliers d'années pour le peuple de la terre » (la différence de temps entre chaque monde est précisée à la fin de ce chapitre).

« Quand vous retournerez sur la terre, un nouvel âge sera en cours et vous rencontrerez *Bala Rama*, le frère du Seigneur *Krishna*, qui fera un bon époux pour votre fille. Donc, une fille d'un autre âge se mariera avec *Bala Rama* après quelques milliers d'années. »

« Quand le roi revint sur la terre, après son voyage de quelques minutes à *Brahma Loka*, il vit un monde nouveau ; tout, civilisation, peuple, culture, religion, y étaient totalement différent. Plusieurs milliers d'années s'étaient écoulées sur la terre, alors que, pour lui, son absence se comptait en minutes. »

Vous pouvez penser que ce n'est qu'une histoire, mais les anciens hindous illustrent là une des grandes vérités à propos du temps, vérité qui se rapproche beaucoup de la théorie du docteur Albert Einstein sur la relativité du temps et de l'espace.

Albert Einstein, dans sa théorie de la relativité, explique que le temps est une quatrième dimension.

Il écarte l'idée du temps absolu – d'un écoulement du temps stable, invariable, inexorable, d'un flot universel coulant du passé infini au futur infini. Il déclare que la sensation de temps est une forme de perception, tout comme la sensation de couleur.

Ce que nous appelons une année n'est qu'une mesure de la progression de la terre sur son orbite autour du soleil. Mais, pour un habitant de la planète Mercure, un an et un jour reviennent au même, parce que la planète Mercure fait le tour du soleil en quatre-vingt-huit de nos jours, et pendant cette période, n'accomplit qu'une rotation sur son axe.

Nous savons maintenant que toutes ces conceptions terrestres du temps n'ont aucun sens, alors même que nous nous élançons au-delà de la périphérie du soleil.

D'après la théorie de la relativité d'Albert Einstein, un intervalle fixe de temps, indépendant du système auquel il se réfère, ne peut exister, pas plus que n'existe un « maintenant », indépendant d'un système de référence.

Pour traduire son idée de base sur la relativité du temps et de l'espace, Albert Einstein démontra certaines propriétés, jusqu'alors inexpliquées, des horloges et des baguettes.

Par exemple, une horloge, reliée à un système en mouvement, ralentit quand la vitesse du système augmente, alors qu'une horloge qui fonctionne sans aucun mouvement reste stable, les deux horloges étant, évidemment, de même fabrication.

De même, une tringle de mesure en bois, en métal ou en tout autre matériau, lorsqu'elle est reliée à un système en mouvement, diminue dans le sens de ce mouvement, en fonction de la vitesse du système.

Ces changements particuliers du ralentissement de l'horloge et de la contraction de la baguette n'ont rien à voir avec la construction de l'horloge, ni avec la composition de la baguette. Il ne s'agit pas non plus de phénomènes mécaniques.

D'après la théorie de la relativité d'Einstein, un observateur se déplaçant dans le même sens que l'horloge et la baguette ne remarquerait pas ces changements. Par contre, un observateur immobile regardant un système en mouvement se rendrait compte que, plus la vitesse est grande, plus la contraction est forte et plus l'horloge ralentit.

Autre exemple : un observateur immobile note qu'un bâton d'un mètre se déplaçant à 90% de la vitesse de la lumière a diminué de la moitié de sa longueur ; si la vitesse de ce bâton augmente jusqu'à atteindre celle de la lumière, il disparaîtra totalement.

De la même façon, une horloge reliée à un système en mouvement qui bouge à la vitesse de la lumière, s'arrêtera complètement.

Il faut garder en mémoire que le ralentissement de l'horloge et la contraction de la baguette ne sont pas tangibles en automobile ou en avion, parce que ces changements ne peuvent être détectés que lorsque la vitesse du système en mouvement se rapproche de très près de la vitesse de la lumière.

Un autre point à noter est que la contraction de la baguette et le ralentissement de l'horloge sont totalement relatifs par rapport aux deux systèmes se déplaçant l'un par rapport à l'autre. Ainsi, par exemple, un observateur dans un vaisseau spatial voyageant à très grande vitesse, remarque qu'un autre qui s'éloigne de lui a considérablement diminué de volume, alors qu'il ne voit aucune diminution de son propre vaisseau.

De même que la vitesse raccourcit la longueur, elle ralentit aussi le temps. Ces effets ne sont pas uniquement limités à des objets mécaniques tels que des horloges ou des montres, les processus biologiques, physiques, chimiques et mentaux ralentiront dans les mêmes proportions si une personne voyage à une très grande vitesse.

Etudions maintenant la conception du temps de l'équipage d'un vaisseau spatial voyageant à une vitesse proche de celle de la lumière, comparée à celle du peuple de la terre.

Supposons que, partant de la terre dans un vaisseau spatial pouvant voyager pratiquement à la vitesse de la lumière, il faille dix années-lumière pour rejoindre un satellite d'un autre système solaire, et dix années-lumière pour revenir sur terre. Cela fait vingt années-lumière aller-retour.

Naturellement, nous prenons pour acquis que les équipages ont assez de nourriture pour vingt ans. Mais, selon la loi de la relativité, la précaution de pourvoir le vaisseau en vivres pour vingt années est totalement inutile, s'il voyage à une vitesse approchant celle de la lumière.

En voyageant à la vitesse de la lumière, tout ralentirait à l'intérieur du vaisseau, aussi bien les battements du cœur, la respiration, la digestion, que l'activité mentale de l'équipage. Vingt années terrestres ne représenteraient que quelques heures pour les occupants du vaisseau spatial. Ils n'auraient donc pas besoin de provisions pour vingt ans.

Supposons qu'en 1960, un vaisseau, avec des passagers, ait quitté la terre pour se rendre sur une planète lointaine, dans un autre système solaire. Le voyage prend vingt années-lumière pour aller et vingt années pour revenir. Le vaisseau aura terminé son voyage et reviendra sur terre en l'an 2000.

Un des membres de l'équipage a vingt ans quand il quitte la terre. Quand il part, en 1960, il laisse une femme de vingt ans et un enfant d'un an. Quelques heures plus tard, revenant de ce voyage accompli à une incroyable vélocité, il sera très surpris s'il n'a pas tenu compte de la loi de la relativité avant de partir. En effet, il verra que sa femme, son enfant, ses amis et sa famille ont tous vieilli de quarante ans. En revanche, l'équipage et tous les passagers qui étaient dans le vaisseau n'ont vieilli que de quelques heures. Il est parti à l'âge de vingt ans et il revient, quarante ans plus tard, toujours âgé de vingt ans.

Examinons maintenant les ressemblances entre l'histoire du roi qui amena sa fille au créateur pour lui trouver un mari, et l'illustration de la loi de la relativité.

Quand le roi est revenu sur la terre après quelques minutes passées dans le monde du créateur, il trouva une époque et une civilisation nouvelles, exactement comme les passagers de l'espace en revenant sur terre ont découvert que tout le monde avait vieilli de quarante ans, alors qu'eux n'avaient vieilli que de quelques heures.

Le moyen de transport du roi peut être tout à fait différent de notre vaisseau spatial. Un mental développé sait se déplacer sans l'aide de moyens de transport matériels.

Selon la théorie particulière de la relativité, la vitesse de la lumière est la vitesse limite de l'univers. Rien ne peut aller plus vite que la lumière, quelles que soient les forces mises en œuvre. C'est la raison pour laquelle les êtres humains ne pourront pas atteindre les étoiles, même la plus proche, situées à plusieurs années-lumière de distance. Notre longévité– une petite centaine d'années – nous prive de la possibilité d'entreprendre de telles aventures.

Pourtant, dans les Ecritures hindoues, on raconte les voyages d'un homme vers la lune (*candra mandala*), vers le soleil (*surya mandala*) et vers les étoiles (*naksatra mandala*). Les anciens connaissaient un moyen pour voyager dans les régions interstellaires, sans l'aide de nos appareils prétendument modernes. Leur astronef était le mental.

En règle générale, nous croyons que le mental ne sert qu'à penser.

Or, quoique la limite physique de l'homme soit la vitesse de la lumière, il peut, à l'aide du mental, voyager partout dans l'univers physique et même, jusqu'aux niveaux astraux les plus élevés.

Le mental n'est pas limité par la vitesse ; il peut atteindre une étoile éloignée en un instant, car le temps et l'espace sont sa création.

Les anciens hindous ont divisé le temps d'après le niveau de conscience dans lequel le mental fonctionne.

A un niveau de conscience supérieur, plusieurs milliers d'années terrestres paraîtront n'être que quelques heures, car le mental y fonctionne à une vitesse différente.

Aux niveaux inférieurs des plantes et des minéraux, le mental fonctionne très lentement, ils semblent vivre dans un état de sommeil perpétuel, sans aucune conception du temps.

A mesure que l'homme évolue, il peut faire fonctionner son cerveau à des niveaux de plus en plus hauts, et dépasser ses limitations physiques.

Mais le *yoga* déclare que la libération finale de l'emprise du temps et de l'espace n'est possible que lorsque le mental lui-même est transcendé. Car c'est le mental qui est la cause du temps et de l'espace, que ce soit sur le plan physique ou sur le plan astral.

Lors de l'étape finale, quand l'homme réalise que tout est à l'intérieur de lui-même et non à l'extérieur, il est alors à même de transcender les limitations du temps et de l'espace.

Dans le *yoga*, cette étape s'appelle la réalisation du soi ou la réalisation de Dieu ; à ce stade, il n'existe aucune différence entre le connaisseur, la connaissance et le connu, le passé et le futur fusionnent dans le présent, c'est l'éternel « maintenant » des hindous.

La vraie connaissance n'est possible que lorsqu'il n'y a plus ni passé, ni futur, qu'il n'y a plus ni temps, ni espace.

Dans l'une des Écritures sacrées des hindous, le *Srimad Bhagavatam*, la division du temps est décrite ainsi : la plus petite particule de substance matérielle (non divisible), qui n'a pas encore évolué, qui n'a même pas été combinée avec des particules similaires et, qui, par conséquent, existe éternellement (dans cet état causal) porte le nom de *paramanu*.

C'est la combinaison de plusieurs *paramanu* qui crée la notion illusoire d'unité dans le mental de l'homme. Même ainsi, l'étendue totale des substances matérielles considérée comme un tout non spécifique et non différencié, avant qu'elle ne subisse d'autres transformations, c'est-à-dire, qu'elle ne retourne à sa source ultime (*prakriti*), constitue ce qu'on connaît de plus grand.

De même que la plus petite particule d'une substance matérielle telle que la terre, le métal, le gaz, etc., nous amène à postuler l'existence du *paramanu* (l'atome), et la combinaison de substances matérielles (les atomes) l'existence d'une plus grande dimension, de même, nous pouvons induire les mesures courtes et longues du temps, qui, étant un pouvoir divin, est identique à Dieu – omniprésent et non manifesté– et qui circonscrit les objets finis, attendu qu'il voyage (sous la forme de soleil) à travers les grandes et petites dimensions des choses.

La mesure du temps qui glisse sur la plus petite particule de matière, se nomme *paramanu*, tandis que celle qui s'étend sur toute la vie de l'univers (de la création à la dissolution) est la plus longue mesure de temps en ce qui concerne le cosmos.

Deux *paramanus* forment un *anu* (atome), tandis que trois *anus* constituent un *trasarenu*.

Ici les mots *anu* et *trasarenu*, bien qu'ayant le sens premier de dimensions d'objets matériels, désignent aussi la longueur de temps mise par la lumière du soleil pour traverser les dimensions précitées.

La mesure du temps qui passe sur un composé de trois *trasarenus* se nomme un *truti* ; un *vedha* est formé de cent *trutis*, alors que trois *vedhas* constituent ce qu'on appelle un *lava*.

Un composé de trois *lavas* se nomme *nimesa* (un clignement de paupière) ; alors que trois *nimesas* correspondent à un moment : *kshana*.

Le jour et la nuit des êtres humains se composent de quatre *yamas* ou de quatre quarts, tandis que quinze jours et nuits forment une quinzaine. Ces deux quinzaines réunies forment un mois qui équivaut à un jour et une nuit pour les *pitrs* (mânes), qui vivent à proximité de nos plans physiques.

Deux mois forment une *ritu* (saison) ; un *ayana*, qui vient alternativement du sud ou du nord, (selon l'orientation nord ou sud de la course du soleil), et deux *ayanas* constituent une année, qui représente un jour et une nuit des dieux célestes.

D'après les textes sacrés, la durée complète de la vie des mânes, des dieux, et des humains est de cent ans, selon la mesure du temps dans chaque sphère.

Nous allons maintenant étudier la durée de vie d'autres êtres plus évolués qui existent hors des trois mondes des mânes, des dieux et des hommes, et dont la conception du temps diffère, de par le développement de leur mental.

Pour comprendre la conception du temps de ces êtres supérieurs, le temps a été divisé en *yugas* (âges). Ils sont au nombre de quatre :

1. *Satya yuga*
2. *Treta yuga*
3. *Dvapara yuga*
4. *Kali yuga*

Satya yuga consiste en 4 800 années célestes ou 1 728 000 années humaines.

Treta yuga représente 3 600 années célestes ou 1 296 000 années humaines

Dvapara yuga correspond à 2 400 années célestes ou 864 000 années humaines.

Kali yuga est le plus court de tous, il se compose de 1 200 années célestes ou 432 000 années humaines.

Au-delà des trois mondes, dans la demeure de *Brahma* le créateur de l'univers, mille révolutions des quatre *yugas* (4 320 000 x 1 000 années humaines) représente un jour ; la nuit y est d'égale durée, on l'appelle la nuit de *Brahma,* le créateur, qui absorbe en lui les trois mondes. C'est la dissolution, le contraire de l'évolution ou de la création.

Le cycle de la création recommence quand prend fin la nuit de *Brahma.*

Débute alors la création des trois mondes (comme dans le *kalpa* ou âge précédent), qui se poursuit tout au long du jour de *Brahma.* C'est la création au jour le jour de *Brahma*, elle concerne uniquement les trois mondes où sont nés, d'après leur *karma* respectif, les créatures sub-humaines, les êtres humains, les mânes et les dieux.

Même *Brahma*, le créateur, qui appartient à la Trinité, n'a que cent ans d'activité au bout desquels il se fond dans l'Être Suprême, avec tous les mondes créés.

La période en question, cent ans de vie de *Brahma,* représente deux **parardhas,** qui équivalent à (4 320 000 x 1 000) + (4 320 000 x 1 000)) x (365 x 100) d'années humaines, et est décrite comme un simple battement de paupière du Dieu immuable, immortel et sans commencement, âme de l'univers.

Ce temps tout puissant, allant d'un **paramanu**, la plus petite mesure, à la longueur de deux **parardhas** de *Brahma*, n'a aucune influence sur le divin qui est au-delà de tout ; il asservit uniquement ceux qui s'identifient au corps et à tout ce qui s'y rapporte. Ainsi, l'Être Suprême contrôle, crée, et dissout au nom du temps, sur lequel nul n'a de contrôle, aussi longtemps qu'il y a identification au corps et au mental.

Cette description du temps selon les anciennes Ecritures, est donnée ici pour illustrer le fait que chaque être de la création est enchaîné par les limitations du temps et de l'espace, qu'il soit un être humain ou un ange.

En conclusion, toute notre connaissance est basée sur le mental qui pense en termes de temps et d'espace. C'est une connaissance limitée, conditionnée par le temps et l'espace.

La philosophie yoguique déclare qu'il existe un état hors du temps, où il n'y a ni mort, ni naissance, ni croissance, où n'existent ni douleur ni chagrin, ni jour, ni nuit, ni aucune distance, et qu'un tel état peut être atteint en méditant sur le soi intérieur et en prenant conscience de l'omniprésence de l'être, (je suis partout et en tout) : « Je suis le soleil et les étoiles, je suis le temps et l'espace, je suis le Soi. Le temps et l'espace ont cessé d'exister. Si je suis partout, où puis-je aller ? Et s'il n'y a ni passé, ni futur, et que je suis l'existence éternelle, où est le temps ? »

10
L'ABSOLU ET L'ÉVOLUTION
DE PRAKRITI

L A question la plus difficile à appréhender, celle qui sera continuellement posée et qui demeurera toujours sans réponse, est la suivante : « Comment l'infini, l'absolu, est-il devenu le monde fini ? »

L'un absolu est devenu l'univers en traversant le temps, l'espace et la causalité. Le temps, l'espace et la causalité sont semblables à du verre coloré à travers lequel on voit l'absolu, et, quand on le regarde, il apparaît en tant qu'univers.

Cette réalité ultime et absolue est l'âme ou la Conscience pure, d'où proviennent le mental et la matière. Cette âme ou *atman* est une, ses véhicules sont l'esprit et le corps. L'âme ou *atman,* qui existe en tout homme, est la conscience pure qui est en toute chose.

Cette même âme est le Seigneur, quand elle devient objet de dévotion.

La nature de l'âme est une, sans aucune division, l'esprit et la matière sont des parties de ce tout, se manifestant à divers degrés et sous différents attributs.

L'âme est infinie, sans forme, inactive, immuable, elle est le témoin du mental. Son pouvoir, (*shakti*), lorsqu'il s'exprime sous forme d'esprit et de matière, est fini, il a une forme, est actif et change constamment.

L'esprit et la matière sont considérés comme inconscients parce que tout ce qui n'est pas le soi conscient est un objet inconscient.

Mais, d'après la philosophie du *Vedanta*, rien n'est inconscient, au contraire, tout est essentiellement conscience. Ce qui est l'objet du soi conscient, nous l'appelons esprit inconscient et matière. La matière n'est que la part grossière du mental. En d'autres termes, l'esprit et la matière sont comme les deux faces d'une pièce de monnaie.

Le mental est également connu en tant que pouvoir qui voile la conscience. Le mental limite la conscience ou l'âme, afin que l'homme n'expérimente que le fini, et non la vérité absolue, globale et infinie. Sans mental, il n'y a pas de limitation.

D'une part, l'âme (ou conscience), demeure immuable et, d'autre part, elle se change en pouvoir actif (*shakti*), se révélant en tant qu'esprit et matière. Donc, l'homme est l'âme ou la pure conscience, il est l'absolu dissimulé par la puissance d'illusion du mental et du corps. « L'homme c'est Dieu qui fait des bêtises » (Emerson)

Le monde entier jaillit de la conscience active de l'absolu. A cause de la force de *maya shakti*, la puissance de l'illusion, l'homme croit en une existence objective au-delà et indépendante de lui. Il garde cette forme d'objectivité aussi longtemps que sa conscience est voilée ou déformée par *maya shakti*.

Maya shakti, la puissance de l'illusion, est ce qui divise le tout ou absolu, qui transforme l'infini en fini, qui donne une forme à ce qui n'en a pas. C'est un pouvoir qui diminue, voile et nie l'absolu.

Dans l'absolu, ni le temps, ni l'espace, ni la causalité n'existent ; tout est un, et ne peut donc être connu, car ce que nous appelons connaissance vient d'un mental limité par le temps et l'espace. Quand la connaissance est au-delà des limites du temps et de l'espace, elle n'est plus connaissance.

Si l'absolu devient limité par le mental, il n'est plus absolu, parce que tout ce qui est limité par le mental devient fini. Par conséquent, connaître cet un ou absolu est une contradiction. C'est pourquoi la question : « Comment l'infini devient-il fini ? » ne reçoit jamais de réponse. Un dieu connu n'est plus Dieu, il demeure donc toujours l'inconnaissable et l'inexplicable.

L'ultime expérience fondamentale de l'absolu ou de l'âme, n'est possible que si toute divergence disparaît ; alors, l'expérimentateur, l'expérience, et l'expérimenté, ou encore le connaisseur, la connaissance et le connu forment un tout. Quand nous ne pouvons pas différencier le connaisseur de la connaissance, non plus que de l'objet à connaître, où donc est la connaissance, et quelle est-elle ? C'est une nouvelle preuve que l'absolu ne peut être connu.

D'après le *Vedanta*, il y a deux sortes de connaissances :
1/ *Jnana svarupa*, ou expérience parfaite de la conscience

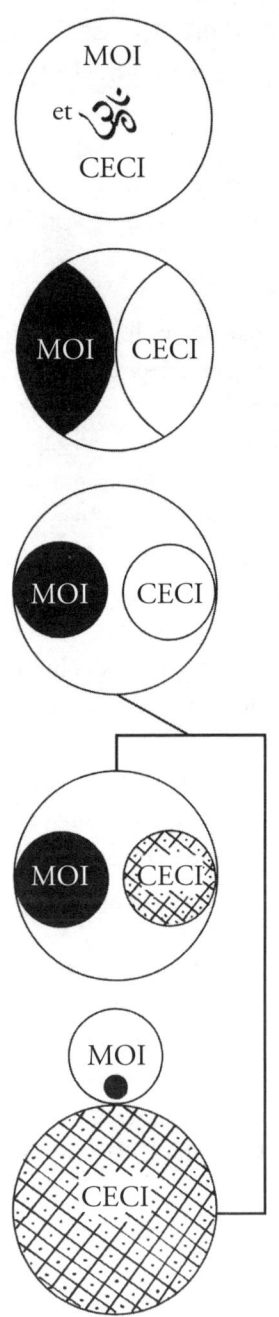

2/ *Jnana vritti*, la connaissance des objets ou expérience ordinaire et imparfaite du monde, due à l'association avec le mental.

L'explication de Sankara sur la relation entre l'absolu et le monde fini est appelée *vivarta vada* ou surimposition ; elle est illustrée par l'histoire du serpent et de la corde. Dans l'obscurité, une corde est confondue avec un serpent. Quand la lumière s'allume, l'illusion du serpent, créée par le manque de lumière, disparaît et la corde apparaît dans sa réalité.

De même, le monde n'est qu'une surimposition de *Brahman* ou absolu. A cause de son ignorance, l'homme croit à l'existence du monde fini, tout comme il croit voir un serpent dans l'obscurité. Quand il s'éveille à la connaissance de l'unité, le monde disparaît et, une fois de plus, seul existe l'absolu.

Jiva ou l'âme, devient identique à Brahman, l'absolu, quand le voile d'*avidya*, l'ignorance, disparaît et que le monde objectif cesse d'exister en tant qu'objet d'expérience.

L'ÉVOLUTION DU MONDE FINI À PARTIR DE L'ABSOLU

1. L'unité est une fusion transcendante de « moi » et « ceci », au sein de laquelle ces éléments de connaissance n'ont pas encore évolués en tant que tels.

Ici « moi »représente la conscience ou le soi, et « ceci », l'univers objectif. A ce stade, « moi »et « ceci » ne sont pas séparés et l'univers objectif n'est pas développé ; « moi » et « ceci », en tant qu'univers, sont unis comme l'eau et le lait que l'on ne peut distinguer une fois mélangés. Ils représentent l'unité.

2. Une pure forme de connaissance, intermédiaire entre la première étape et la troisième, où « moi » et « ceci » sont ressentis comme étant une partie du soi. « Moi » et « ceci » font partie de l'unité.

3. Dans la troisième et dernière étape de la connaissance, il se crée une séparation complète entre « moi » et « ceci ». Ici, un objet extérieur est présenté à la conscience d'un connaisseur, objet qui n'est pas le sujet. Il existe deux divisions dans cette dernière étape :

    a) dans la première, le soi fait l'expérience d'un univers homogène, *prakriti* (la nature), dont il est séparé Cette étape de l'évolution est comme le changement du lait en yaourt ou en lait caillé. Il y a une séparation complète entre « moi », en tant que connaissant et « ceci » en tant qu'objet.

    b) dans la deuxième, *prakriti* (la nature), en tant qu'univers homogène, se scinde en différents dérivés (*vikritti*) : le mental, la matière, et les êtres innombrables qui composent l'univers. A ce stade, l'absolu est devenu l'univers objectif du « moi » ou du soi. Lorsque l'être absolu est voilé par son propre pouvoir ou shakti, il devient l'univers. L'un absolu s'est changé en « moi », le soi, et en « ceci » car le monde fini est comme le petit-lait et le beurre.

En théologie, cette pure conscience « moi » est *Siva* et son pouvoir actif « ceci » est *Shakti*. *Shakti*, le pouvoir divin, la mère de l'univers, la puissance de vie, réside dans le corps de l'homme, en *muladhara chakra*, le centre situé en bas de la colonne vertébrale.

L'intégralité du monde des cinq éléments, (terre, eau, feu, air, éther), dérive du pouvoir actif de *shakti*. *Shakti* développe d'abord le mental et les sens, puis les cinq éléments de la matière.

L'ÉVOLUTION DE PRAKRITI

Shakti, en tant que *prakriti*, est l'univers non manifesté ou *avyaktha*, elle est comme la graine qui contient en elle un arbre tout entier.

Elle possède trois qualités appelées gunas :
1. *Sattva* (pureté et connaissance)
2. *Rajas* (activité et mouvement)
3. *Tamas* (inertie et paresse).

Le monde entier est une combinaison de ces trois *gunas,* ou qualifications, de *prakriti*. Avant l'évolution de *prakriti shakti* en tant qu'univers, ces trois *gunas* sont en équilibre, et ne s'influencent pas mutuellement. C'est l'état d'*avyaktha* ou le non manifesté.

Prakriti shakti, bien que matérielle n'est pas visible sur le plan scientifique. Elle est la cause matérielle subtile de toute chose et son œuvre en tant qu'univers visible est *vikriti*, qui peut être divisé en deux parties qui vont de pair : l'esprit et la matière.

L'esprit est la manifestation de *shakti* sous la forme d'une force qui, à son tour, devient matière, sous la forme des cinq éléments. Les scientifiques sont arrivés à cette même conclusion : tout en soi est énergie. « La source d'énergie la plus intense est obtenue en annihilant la matière »

L'esprit en tant que puissance de pensée est une force en mouvement, et l'esprit en tant que matière est une force immobile et durable.

La matière est une forme dense et grossière de la force plus subtile qu'est *prakriti*.

Prakriti, force d'énergie non manifestée, devient *vikriti* ou force manifestée en tant qu'esprit, sens et matière. Les trois corps (physique, astral et causal) se développent à partir de *prakriti*, au sein de laquelle se trouve l'âme ou pure conscience.

Karana sarira ou corps causal est la graine d'où proviennent le corps astral et le corps physique. Le corps astral est le corps du mental et des sens, dont procède le corps physique, composé des cinq éléments de la matière.

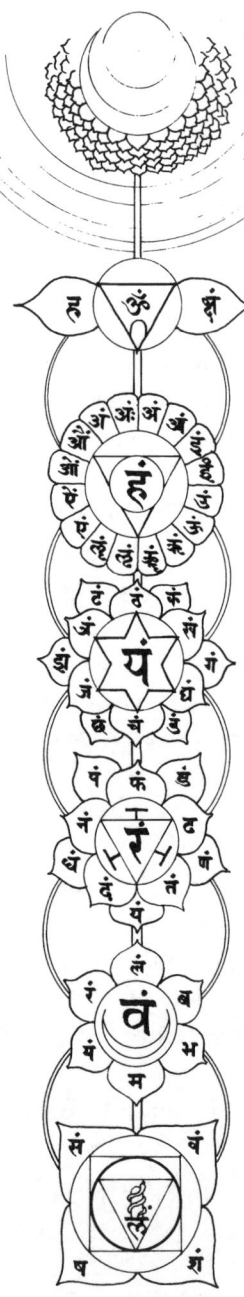

SAHASRARA CHAKRA
(lotus aux mille pétales)

AJNA CHAKRA : Hakini Devi. Sambu. Itara Linga et Tricona, Mahat. La Prakriti Suksma appelée Hiranya Garba. Mental. Lettres Ham et Ksam. 2 pétales. Bija : OM

VISUDDHA CHAKRA : Sakini Devi. Sabda Tattva. Ouïe (sens), bouche (action) Éther. 16 lettres. 16 pétales. Bija : HAM

ANAHATA CHAKRA : Kakini Devi. Isha. Bana Linga Trikona. Sparsa Tattva. Toucher (sens), gonades (action). Air. 12 lettres. 12 pétales. Bija : YAM

MANIPURA CHAKRA : Lakini Devi. Rudra sur un taureau. Rupa (forme et couleur). Vue (sens), anus (action). Feu. 10 lettres 10 pétales. Bija : RAM

SVADHISTANA CHAKRA : Rakini Devi. Vishnu. Varuna Rasa. Goût (sens), main (action). Eau. 6 lettres. 6 pétales. Bija : VAM

MULADHARA CHAKRA : Dakini Devi. Brahma. Indra Devata. Gandha Tattva. Odorat (sens), pieds (action). Svayambu Linga. Kundalini. Terre. 4 lettres. 4 pétales. Bija : LAM

SYSTÈME NERVEUX AUTONOME

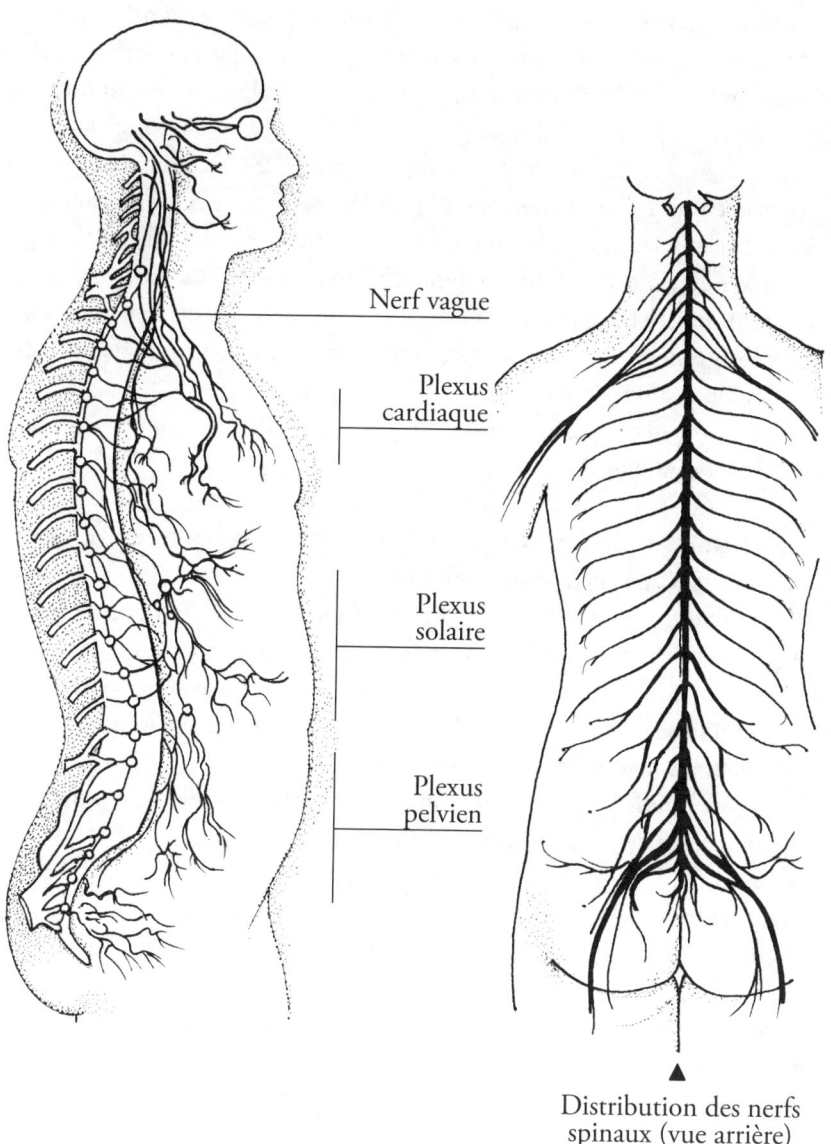

Nerf vague

Plexus cardiaque

Plexus solaire

Plexus pelvien

Distribution des nerfs spinaux (vue arrière)

SHAKTI COMME KUNDALINI
ET L'ÉVOLUTION DES CHAKRAS

L'univers des cinq éléments provient intégralement de *prakriti shakti*.

Dans l'individu, *prakriti shakti* se manifeste en tant que *kundalini shakti* ou pouvoir du serpent. *Kundalini shakti* se manifeste également en tant que mental et *chakras* (centres nerveux astraux qui correspondent aux cinq éléments).

En tendant vers le monde du plaisir, la conscience se contracte et fait ainsi l'expérience impure de ce monde où le sujet et l'objet sont complètement différents. La conscience infinie, tout en gardant encore sa véritable nature transcendantale, devient *kundalini shakti*, réduite au niveau de notre expérience sur le plan matériel. Ce processus peut être représenté par un triangle inversé.

Les trois pointes de ce triangle représentent les trois pouvoirs manifestés :

     1. *icha shakti* (la volonté)

     2. *jnana shakti* (la connaissance)

     3. *kriya shakti* (l'action).

Le pouvoir se révèle quand ces trois points (la volonté, la connaissance et l'action) sont réunis, évoquant un triangle.

Cette *shakti* s'appelle *tripura* ou triple énergie. Dans ce triangle ou triple énergie, la *kundalini* se révèle sous la forme d'un serpent lové. De même que l'atome consiste en un noyau statique autour duquel tournent les électrons, de même, *kundalini shakti* est une force statique autour de laquelle la force active du *prana* et du mental se manifeste dans le corps.

L'homme, sur le plan physique comme sur le plan psychique, est une manifestation limitée de la triple énergie de la *kundalini shakti*.

La volonté, l'action et la connaissance représentent les trois électrons qui tournent autour de la kundalini, puissance lovée ou force statique.

A vrai dire, le corps tout entier est sans cesse en mouvement autour de la *kundalini*, support immobile de toutes ces manifestations.

Siva ne fait qu'un avec son pouvoir, il se manifeste à travers lui sous des des formes et des noms divers.

Au début, *shakti* se développe sous la forme du mental d'où proviennent les cinq éléments ou *bhutas*.

Au deuxième stade de son développement, *shakti* devient l'élément primordial, l'éther ou matière subtile dont émerge la matière grossière. Puis, le pouvoir de projection de la *kundalini* forme les éléments grossiers, représentés en tant que *chakras* des différents éléments.

A partir d'*akasha* ou éther subtil de *shakti*, *vayu* (l'air et le gaz) est constitué, puis, à partir de la combinaison des gaz, viennent le feu et l'eau (le liquide), enfin, à partir du liquide, naît la matière solide (la terre). Lorsque *shakti* atteint le dernier et le plus grossier des éléments, le « principe terre », c'est-à-dire la matière solide, sa tâche est terminée.

Son activité créatrice s'arrête, et son pouvoir réside dans le dernier *chakra* du principe terre, où il est enroulé, se reposant de son activité créatrice ; ce pouvoir s'appelle *kundalini shakti* et se situe en *muladhara chakra*, représenté par le principe terre. Ce *chakra*, et les centres nerveux astraux avoisinants, appartiennent aux cinq éléments : terre, feu, eau, air et éther ; le dernier centre, ou *ajña chakra* représente le mental.

Quand la *kundalini shakti* est au repos, ou qu'elle est active seulement dans les centres inférieurs, l'homme n'a qu'une expérience limitée.

Quand elle s'éveille et s'élève vers les centres supérieurs, elle ramène en elle les pouvoirs mouvants de sa création, et s'unit à la conscience pure (*Siva*), située dans *sahasrara chakra* (le lotus aux mille pétales localisé dans le cerveau).

Ce processus d'élévation de la *kundalini* et l'union finale avec la conscience (*Siva*) est appelé *kundalini yoga*. C'est le processus inverse de l'évolution du mental et des cinq éléments grossiers.

Sous son aspect créatif, *kundalini shakti* devient également les sens et le *prana* ou énergie vitale.

LE CANAL ASTRAL ET LES SIX CENTRES DE L'ÉNERGIE SPIRITUELLE

Afin de parvenir à la conscience cosmique, les *yogis* éveillent la *kundalini shakti* qui réside d'abord en *muladhara chakra*, au bas de la colonne vertébrale, et, grâce au *pranayama* et à la méditation, l'élèvent lentement à travers les différents centres de *sushumna* (canal nerveux astral).

Chaque partie du corps physique est associée à sa contrepartie astrale.

Même si les organes physiques sont sévèrement atteints, la contrepartie astrale demeure. Si on ampute un orteil ou une main, leur partie astrale subsiste. Un jeune homme avait une douleur chronique dans le gros orteil depuis plusieurs années, et finalement, il fut décidé de l'amputer. Mais, après l'ablation, le patient souffrait toujours, à l'emplacement où se trouvait auparavant son orteil.

Les psychologues expliquent que la douleur à l'orteil est purement mentale, mais la théorie des *yogis* est que la douleur de la contrepartie astrale de l'orteil ne peut être éliminée par la simple amputation. Le corps physique et le corps astral sont intimement liés, et sur le plan matériel, ils sont interdépendants.

Les six centres nerveux ou *chakras* et *sushumna nadi* sont situés dans le corps astral et ne peuvent être vus par l'œil physique, sauf lors de la méditation. Dans le corps physique, les *chakras* et *sushumna nadi* sont représentés par les plexus nerveux et la colonne vertébrale.

Il existe deux canaux astraux, un de chaque côté de *sushumna*, appelés *ida* et *pingala* ; à travers eux passent deux courants nerveux.

Ida et *pingala* sont des *nadis* (canaux nerveux astraux) qui correspondent aux cordons sympathiques gauche et droit du corps physique. Le *prana* ou énergie vitale circule dans *ida* et *pingala*, et l'homme se consacre alors à de multiples activités terrestres.

Sushumna nadi, qui correspond à la colonne vertébrale dans le corps physique, est le principal *nadi* que les *yogis* veulent utiliser, car, tant que les nadis gauche et droit, (*ida* et *pingala*), sont sollicités, l'homme reste prisonnier du temps, de l'espace et de la causalité.

Quand le *nadi* central, (*sushumna*), est actif, l'homme est au-delà des limitations du mental et du temps.

Un *yogi* fait tout ce qui est en son pouvoir pour faire circuler le *prana* ou énergie vitale à travers *sushumna nadi*, le plus important de tous les *nadis*.

Selon l'enseignement yoguique, il existe soixante-douze mille nadis qui transportent l'énergie pranique.

Les dix nadis les plus importants sont : *ida, pingala, sushumna, gandhari, hasthajihva, pusa, yusasvini, alambusa, kuhuh* et *sankini*. Les *yogis* doivent avoir une connaissance approfondie de ces canaux astraux et des *chakras*.

Sushumna nadi, le principal *nadi*, est également connu sous le nom de *Brahma nadi*, la voie qui mène vers l'Être Suprême.

Sushumna nadi a deux couches intérieures, *vajrini* et *chitrini*, *sushumna* étant la couche extérieure. A l'intérieur de ces trois couches se situe le canal creux par lequel la *kundalini shakti* éveillée s'élève vers sa demeure éternelle, *parama siva* ou conscience suprême.

Les *yogis* peuvent sentir le mouvement du *prana* et le mouvement de la *kundalini* éveillée dans *sushumna nadi*, lors de la méditation et de la pratique du *pranayama*. Quand l'énergie lovée (*kundalini shakti*) monte par *sushumna*, de *chakra* en *chakra*, les *yogis* accèdent à diverses formes de connaissance et de pouvoir et ressentent une joie profonde.

Mais, pour la grande majorité des individus, *sushumna* est généralement fermé à la base de la colonne vertébrale, leur mental ne peut donc fonctionner qu'à un niveau inférieur de conscience (le niveau matériel).

La pratique des *asanas*, du *pranayama*, des *mudras* et de la méditation, génère chaleur et énergie. Cette énergie concentrée est dirigée vers la *kundalini* elle-même. Après une longue période de pratique assidue de la respiration et de la méditation, *sushumna* se libère des impuretés et la *kundalini shakti* éveillée s'élève aisément le long du canal de *sushumna* jusqu'en *sahasrara chakra*, (le lotus aux mille pétales), situé dans le cerveau.

La *kundalini* éveillée qui monte jusqu'en *manipura chakra*, le troisième plexus nerveux situé au niveau du nombril, peut redescendre en *muladhara chakra* (le centre de base sur la colonne vertébrale). Il faut alors la faire remonter au prix de beaucoup d'efforts.

Seuls les *yogis* avancés, tels que *Rama Krishna Paramahansa*, *Aurobindo* et *Swami Sivananda*, pouvaient faire remonter la *kundalini* jusqu'aux centres supérieurs, à savoir, *ajna chakra* situé entre les sourcils, puis au-delà, au centre du cerveau, et l'y maintenir longtemps. Quelques *yogis* peuvent éveiller la *kundalini* et la faire monter à volonté en *anahata chakra* ou centre du cœur, pendant un court moment.

Certains élèves de *yoga* qui parlent souvent de la *kundalini* n'en sont, en fait, qu'au stade des balbutiements et ne savent, ni comment la faire monter dans les centres supérieurs, ni comment l'y maintenir.

De nos jours, il est courant de rencontrer des personnes qui, bien qu'ayant échoué dans leur tentative vis-à-vis de cette force, se présentent néanmoins comme des professeurs et prétendent tout savoir.

Il est dit qu'on ne doit plus ressentir de désirs et être pleinement détaché avant d'essayer d'éveiller la *kundalini shakti*. Autrement, le pouvoir éveillé sera incontrôlable et causera une terrible sensation de douleur et de chaleur intense dans le corps tout entier. Aucun symptôme externe n'étant visible, aucun médecin ne peut émettre un diagnostic ou envisager une guérison.

Quand la pureté mentale est atteinte par la dévotion, le service désintéressé, le *pranayama* (la respiration yoguique) et la méditation, alors seulement la *kundalini* éveillée s'élève et apporte différentes sortes d'expériences et de pouvoirs, octroyant également *ananda*, la béatitude.

MÉDITATION SUR LES CHAKRAS OU CENTRES

Les *chakras* sont des centres d'énergie spirituelle situés dans le corps astral. Ils correspondent aux différents plexus qui se trouvent dans le corps physique.

Il existe six *chakras* principaux :
1. *muladhara*, (quatre pétales), tout en bas de la colonne vertébrale
2. *svadhisthana*, (six pétales), au niveau des organes génitaux
3. *manipura*, (dix pétales), situé à la hauteur du nombril
4. *anahata*, (douze pétales), au niveau du cœur
5. *visuddha*, (seize pétales), dans le creux de la gorge
6. *ajna*, (deux pétales), entre les sourcils.

Le septième *chakra* est *sahasrara*, qui comporte mille pétales et est situé dans le cerveau.

Dans le corps physique, le plexus sacré correspond à *muladhara* ; le plexus abdominal à *svadhisthana* ; le plexus solaire à *manipura* ; le plexus cardiaque à *anahata* ; le plexus laryngé à *visuddha*, et le plexus caverneux à *ajna*.

Les *yogis* méditent sur les six *chakras* en pratiquant le *pranayama*.

1. Méditation sur *muladhara chakra* :

Ce *chakra,* à la base de la colonne vertébrale, représente *prithivi tattva* (le principe de la terre) et a la couleur de l'orpin (jaune). La lettre *lam* est son symbole secret, *bija mantra ou graine.* Il a quatre côtés (quatre pétales), et *Brahma,* le créateur, est la divinité qui y siège. *Shakti* ou le pouvoir manifesté dans ce *chakra* est *dakini devi.* Les quatre pétales sont représentés par quatre syllabes : *sham, sham, sam, et vam.* Au centre de ce *chakra,* se trouve un triangle ou triple énergie dans lequel la *kundalini shakti* brille comme l'éclair. La méditation sur ce *chakra* confère la stabilité au corps.

2. Méditation sur *svadhisthana chakra* :

Ce *chakra,* au niveau des organes génitaux, est représenté par *apas tattva,* l'eau ; il est blanc comme la lune ; la lettre *vam* est la graine, ou bija mantra, de cet élément ambrosiaque. *Visnu* est la divinité qui y siège. Il a six pétales représentés par : *bam, bham, mam, yam, ram, et lam.* Le pouvoir manifesté s'appelle *rakini devi.* Les *yogis* méditent sur le brillant croissant de lune, situé au centre de ce *chakra.*

Méditation sur *manipura chakra*:

Ce *chakra* est situé au niveau du nombril et il est représenté par l'élément feu, *agni tattva.* Il est rouge et triangulaire ; son bija mantra est *ram,* et la divinité qui y siège est *Rudra.* Il a dix pétales, représentés par : *tam, tham, dam, dham, nam, pam, pham, dam, dham, nam.* Le pouvoir manifesté s'appelle *lakini devi.*

3. Méditation sur *anahata chakra* :

Ce *chakra* est dans la région du cœur et il est représenté par *vayu tattva,* le principe de l'air. Son bija mantra est la lettre *yam* ; la divinité qui y siège est *Isa* et le pouvoir est *kakini devi.* Il a la forme d'un lotus à douze pétales, représentés par : *kam, kham, gam, gham, nam, cam, cham, jam, jham, nam, tam et tham.* Il a la couleur de la fumée ; en son centre se trouvent deux triangles, l'un tourné vers le haut, l'autre vers le bas.

4. Méditation sur *visuddha chakra* :

Ce *chakra* de la gorge est représenté par le premier élément, le principe de l'éther ou *akasha tattva*. Il est de la couleur de l'eau de mer pure ; son bija mantra est *ham*, la divinité qui y siège est *Sada Siva* et sa *shakti* est *sakini devi*. Il a seize pétales représentés par seize voyelles : *am, aam, im, iim, um, uum, rim, riim, lrim, lriim, em, aim, om, aum, am, ah.*

5. Méditation sur *ajna chakra* :

Ce *chakra* est situé dans l'espace entre les sourcils. C'est le plus haut *chakra*, représenté par le mental. Les *yogis* méditent généralement sur ce *chakra* pour accéder rapidement au contrôle des divers centres nerveux. Ce *chakra* est le plus puissant des centres nerveux et les *yogis* qui s'y concentrent lors de leurs méditations, obtiennent de merveilleuses expériences spirituelles. Nul n'a encore réussi à apporter scientifiquement la preuve des effets bénéfiques découlant de la méditation sur ce centre, pourtant, par une pratique constante, on peut expérimenter la connaissance, le pouvoir de volonté, ainsi qu'une extraordinaire force spirituelle.

Ce *chakra* est le siège de *suksma prakriti*, le pouvoir primordial. Il a deux pétales, *ham* et *ksam* ; sa shakti est *hakini devi* ; il est blanc comme neige. En son centre, se trouve un triangle ou triple énergie, le *yogi* y médite sur la syllabe sacrée *AUM*. La voix de l'âme ou connaissance intuitive s'obtient grâce à *ajna chakra*. C'est le centre mental et le siège de l'*atman*, l'âme, sous la forme de *pranava* ou *OM*. C'est là que les *yogis* gardent consciemment leur *prana* à l'heure de leur mort, quand ils s'unissent à l'Être Suprême primordial. Une méditation plus approfondie permet à la *kundalini shakti* de s'élever au-delà d'*ajna chakra* jusqu'en *sahasrara chakra*, le lotus aux mille pétales, situé dans le cerveau. Lorsque, dans ce centre, la *kundalini* s'unit à la Conscience (*Siva*), on considère que le *yogi* a atteint la perfection.

Ces *chakras* sont des centres de conscience connectés aux zones plus grossières des plexus nerveux, soumises à leur influence par la méditation sur les centres astraux (*chakras*).

Les divers sons et alphabets des différents *chakras* forment l'énergie sonore de la *kundalini shakti*.

Cette énergie sonore, exprimée par une bouche humaine, se convertit en lettres, et, d'une combinaison de lettres, résultent vers et prose. Donc, les lettres prononcées deviennent l'aspect manifesté de la parole grossière ou de l'énergie sonore de la *kundalini shakti*. Chaque lettre est un *mantra*, qui est le corps de la divinité qu'il symbolise.

Comme une mère explique à son enfant la signification d'un mot en lui montrant l'objet auquel il se rapporte, de la même façon, on enseigne à un élève de *yoga* le *mantra* d'un *devata* ou d'une *devi* (dieu ou déesse) en le prononçant.

Mais l'élève de *yoga* ne perçoit pas immédiatement le *devata* qui siège dans les *chakras* ; il est initié aux chants de *mantras,* afin qu'il médite sur l'aspect de Dieu symbolisé par le *mantra* qu'il chante.

A l'aide du *pranayama* et des chants de *mantras*, la puissance endormie de la *kundalini* s'éveille et s'élève vers le centre suivant: *svadhisthana*. Au prix de nombreux efforts, l'élève fait monter la kundalini progressivement et régulièrement vers les niveaux supérieurs: *manipura*, *anahata*, *visuddha* et *ajna*. C'est seulement lorsqu'*ajna chakra*, (le centre entre les sourcils), est atteint consciemment, que le pratiquant parvient à contrôler et à maîtriser la *kundalini shakti*, qui apparaît comme un éclair éblouissant.

Avant d'atteindre cet état, il faut travailler assidûment pendant plusieurs années, en suivant scrupuleusement la méthode enseignée par le professeur.

De nos jours, il est fréquent de rencontrer de pseudo-professeurs de *yoga* qui se vantent publiquement de pouvoir éveiller la *kundalini* par leurs pouvoirs yoguiques… à condition que les élèves soient disposés à leur verser une grosse somme d'argent.

Les élèves de *yoga* sont avertis sans relâche que la *kundalini* ne peut, en aucun cas, être éveillée par les pouvoirs de tels professeurs ; seules de longues et continuelles pratiques de méditation, de chant et de respiration permettent d'obtenir ce résultat. Un vrai professeur n'attend jamais rien de ses élèves, il peut patienter des années, attendant le moment propice pour leur transmettre l'intégralité de son enseignement.

Le passage de la *kundalini* du centre inférieur de la colonne vertébrale vers *ajna* au niveau du front, constitue la première partie de la montée, la seconde étant d'*ajna* vers *sahasrara* (le lotus aux milles pétales) dans le cerveau. La *kundalini* qui atteint *sahasrara*, s'unit avec *Siva*, la conscience, ce que l'on nomme unité ou *yoga*. C'est la fin du voyage, ou le processus inverse de l'évolution de l'esprit et de la matière.

Même quand la *kundalini* a atteint *sahasrara*, elle n'y demeure pas long-temps. Elle a toujours tendance à revenir à sa demeure d'origine, *muladhara*, ce qui se produit invariablement de temps en temps.

Ce n'est qu'après une pratique longue et assidue que *shakti* réalise l'union permanente et que l'aspirant devient une âme libérée ou *sthitha prajna*. Il n'est plus enchaîné ou limité par le temps, l'espace ou la causalité, et tout est joie et félicité éternelles. Il est immergé dans un océan de béatitude, et acquiert toutes les connaissances et tous les pouvoirs.

11
LE SOI EN TANT QU'EXISTENCE, CONNAISSANCE ET FÉLICITÉ

« QUE peut bien désirer un homme qui a connu le Soi ? Tous les trésors de ce monde, tout ce qui en fait le charme et la beauté, ne peuvent retenir son attention. Bonheur, joie suprême, océan de béatitude, le Soi est indicible ! Les *Upanishads* proclament que vous êtes cette joie, ce bonheur infinis, cette béatitude suprême, que cela est votre véritable Soi, votre *atman* –. Cet *atman*, l'âme, le soi, est identique à *Brahman*, l'absolu, qui est omniprésent. « Ce qui n'est ni subtil, ni dense, ni court, ni long, ce qui n'est pas né, qui est immuable, qui est sans forme, sans qualité, sans caste et sans nom, c'est l'*atman* ou le Soi » (*Atma Bodha*, *Sankara*).

Dans l'*Atma Bodha*, le grand *Sankara* déclare : « La connaissance du Soi est l'unique voie directe vers la libération. De même qu'il est impossible de cuisiner sans feu, de même, on ne peut arriver à la libération sans la connaissance du Soi. La connaissance du Soi détruit infailliblement l'ignorance (je suis ce corps), comme la lumière détruit l'obscurité la plus totale. »

Pour un homme qui a réalisé son propre soi, le monde phénoménal foisonnant d'émotions apparaît vraiment comme un rêve.

« Comme l'illusion de l'argent dans la nacre, le monde semble réel jusqu'à ce que le Soi Suprême, la réalité immuable qui transcende tout, soit réalisé. »

Où est ce soi ? Quelle est sa nature? Comment peut-on en prendre conscience ?

Le soi pur, quand il se reflète dans divers corps, semble s'identifier à leurs natures respectives, comme un cristal réfléchit une couleur bleue. Les sages séparent le grain qu'est le pur soi intérieur, de la paille qu'est le corps, grâce au battage accompli par la raison.

Le soi est au-delà du corps physique, où l'on fait l'expérience du bonheur comme du malheur ; ce corps, composé des cinq éléments, est la conséquence de nos actions passées.

Le soi est également au-delà du corps astral, qui est constitué par la force vitale (énergie pranique), le mental et les sens. Le corps astral n'est que le deuxième véhicule du soi.

Enfin, le soi est au-delà du corps causal, produit de l'illusion, indéfinissable et sans commencement, qui confond le corps avec l'âme. Le corps causal ou « corps-graine » est à l'origine des corps astral et physique, et n'est qu'un troisième véhicule pour le soi.

Bien qu'il soit présent en tout temps et en toute chose, le soi ne peut briller partout, il brille seulement dans la conscience, exactement comme un reflet qui n'apparaît que sur des surfaces polies.

Par conséquent, quand il n'y a pas de reflet visible de la conscience ou du soi, on l'appelle principe inconscient, bien que toute manifestation soit associée au principe inconscient, au corps et au mental.

Tout ce que nous voyons dans le monde phénoménal est un mélange des principes conscient et inconscient, et rien n'est donc complètement conscient ou complètement inconscient. Si certaines choses semblent être plus conscientes et d'autres plus inconscientes, c'est parce que le soi, toujours présent en toutes choses, minéral ou être humain, se réfléchit à différents niveaux et de diverses manières. Cependant, le degré de réflexion est déterminé par la nature et le développement du corps et du mental à travers lesquels le soi se reflète.

Le soi brille de sa propre gloire, sans aucun agent extérieur, comme le soleil brille sur tous les objets, et pourtant le reflet du soleil n'est renvoyé que par des surfaces polies, et non par toutes choses.

De la même façon, le degré de manifestation ou de réflexion du soi n'est visible que dans l'ascension du minéral à l'homme.

Dans le règne minéral, le soi se manifeste sous la forme de conscience la plus basse, que l'on peut appeler mémoire atomique.

Dans le règne végétal, le degré de sensibilité est plus visible que dans le règne minéral, même si la vie végétale appartient également à un champ de conscience limité.

Puis, vient l'étape de développement qui se situe entre le règne végétal et le règne animal, ce qu'on appelle les micro-organismes, dont la vie psychique est différente de celle des végétaux.

A partir de là, le développement de la conscience devient plus complexe. En progressant dans le règne animal, le développement de la conscience se manifeste à divers degrés, pour atteindre son point culminant chez l'homme, avec les différentes fonctions psychiques que sont la connaissance, la perception, les sentiments et la volonté.

Derrière toutes ces formes particulières de la conscience en développement, il y a quelque chose qui est sans forme, immuable, quelque chose de différent de sa manifestation, que ce soit dans le minéral ou dans l'homme.

Ce quelque chose est le soi ou l'âme qui demeure identique à travers toutes les étapes du développement.

Quoique le soi semble s'être développé à partir de la forme la plus basse de la sensibilité, pour lui, il n'est ni développement, ni changement. Cette impression d'évolution tient au fait que, selon le moment, le soi est plus ou moins reflété par le mental et le corps, dans lesquels il est enchâssé. Quand le reflet (la conscience) est moindre, le soi est reflété à travers la matière dense du minéral, et quand le reflet grandit, il est reflété par le mental de l'être développé.

Pourtant, bien que la conscience semble être complètement développée chez l'homme, ce n'est encore qu'une conscience limitée, limitation qui durera aussi longtemps qu'il y aura identification du soi avec le corps et le mental. Quand le soi s'identifie au corps, on l'appelle la conscience individuelle, qui n'est qu'un reflet du pur soi.

Quand l'homme réalise que seul le soi illumine la conscience, (le mental et les sens), comme une lumière révèle les objets, que le soi ne peut être illuminé par ces objets que l'on éclaire, enfin, que le soi ne fait qu'un avec l'absolu (« Je suis Lui » – « *So'ham* »), alors, et alors seulement, il est libéré de toute limitation.

C'est ce que l'on nomme la réalisation directe ou réalisation du soi, qui libère l'âme (ou soi), de l'asservissement au mental, au temps et à l'espace.

Comment et par quels moyens peut-on connaître ou réaliser le soi ?

Puisque la perception des choses est impossible sans lumière, de même, la connaissance du soi ne peut advenir que par l'investigation.

« Qui suis-je ? » - « D'où vient l'univers ? » - « Quelle est la cause de son existence ? ».

Au début, cette quête concerne la relation entre l'observateur et l'observé, ou le sujet et l'objet. Le sens du mot « je » demeure, à jamais, identique et transcendantal.

Par contre, le monde grossier, objectif, est soumis à la multiplicité.

A cause de l'ignorance, l'homme pense « je suis le corps », « je suis Monsieur Untel », Mais, alors qu'il s'interroge, il est confronté à la vérité et comprend que « je » représente, sans aucun doute, celui qui perçoit, et que le corps est ce qui est perçu, comme le démontrent clairement les expressions : « c'est mon corps », ou « ce vêtement est le mien ». Mais, bien que ce vêtement m'appartienne, je ne suis pas ce vêtement, de même, bien que ce corps soit le mien, je ne suis pas ce corps.

Alors, comment le corps peut-il être le soi ? Répétons-le, le soi est pur, il est connaissance, alors que le corps est impur et constitué de chair. Pourtant l'homme s'identifie aux deux. C'est là l'ignorance.

Un rêve devient irréel à l'état de veille, et l'état de veille n'existe pas dans le rêve. Les deux états, l'éveil et le rêve, sont absents dans le sommeil profond, et le sommeil profond, à son tour, est absent dans les états d'éveil et de rêve. Ainsi, un état paraît réel ou irréel selon les points de vue ; et donc, les états d'éveil, de rêve et de sommeil profond, sont tous trois irréels.

Mais alors, qu'est-ce que la réalité ? La réalité est le « je », le soi, le seul qui soit pure conscience, le témoin de ces trois états.

« De même qu'on ne voit pas l'existence séparée du pot quand on sait qu'il est fait d'argile, de même on ne voit pas la condition du soi individuel quand on connaît l'absolu.

De même qu'un pot n'est qu'un nom de l'argile, ou une boucle d'oreille, celui de l'or, de même aussi, l'individu n'est qu'un nom donné au Suprême.

De même que la seule eau apparaît en tant que vagues et marées, et le seul cuivre en tant que chaudron, de même le soi apparaît en tant qu'univers.

Toute vie phénoménale n'est possible pour l'homme qu'en vertu du Suprême *Brahman* (Dieu), tout comme le pot n'est possible qu'en vertu de l'argile. En raison de son ignorance, l'homme ne le sait pas.

Tout comme l'argile apparaît sous le nom de pot et les fils sous le nom d'étoffe, de même le Suprême *Brahman* apparaît sous le nom des différents êtres et formes du monde.

Le Soi brille toujours en tant qu'inconditionné pour les sages et toujours en tant que conditionné pour les ignorants, de même qu'une corde apparaît en tant que corde à celui qui a une bonne vue, et en tant que serpent à celui qui possède une vision défectueuse. »

Aprokshanubuthy, **Sankara.**

La recherche apporte donc la connaissance du soi : « En vérité, je suis *Brahman* ou l'Absolu », sans différence, sans changement, je suis de la nature de la réalité, de la connaissance et de la béatitude.

Je ne suis pas le mental et les sens, parce que ceux-ci sont également des instruments du soi. Le soi peut contrôler le mental et les sens. Ils sont donc les instruments du soi et non du « je ».

Quand je dis, « mon mental et mes sens ne fonctionnent pas », c'est comme si je disais « mon automobile ne marche pas ». De même que l'automobile est mon « véhicule », de même le mental et les sens sont « mon véhicule », et je ne suis ni le mental ni les sens.

Le soi est donc le témoin du corps, du mental et des sens, et parce que le soi brille, le mental et les sens reflètent la lumière et apparaissent en tant que conscience.

Le but principal de cette philosophie peut se résumer brièvement. Le monde phénoménal est créé par l'ignorance et est, par conséquent, irréel. Le soi suprême est confondu avec le monde irréel, de la même façon qu'une corde peut être confondue avec un serpent au crépuscule.

En fait, l'asservissement et la libération du soi ne sont qu'illusoires, car l'âme n'est jamais asservie. La limitation de l'âme n'est qu'une illusion et, en termes relatifs, ce que nous appelons la libération de l'âme est la connaissance du soi ou réalisation du soi.

Le grand *Sankara*, insiste sur le fait qu'une telle connaissance ne constitue pas seulement une théorie que l'on peut acquérir grâce aux livres et aux conférences, mais qu'elle est réalisation ou expérience directes. De plus, cette connaissance du soi, « *Aham Brahmasmi* » ou « Je suis *Brahman* » ne peut être obtenue par le seul raisonnement. Elle ne peut être réalisée que par l'élève qui a purifié son mental par le service désintéressé et la dévotion, et qui entend cette vérité directement de la bouche de son maître spirituel.

Encore une fois, une telle initiation et une telle réalisation du soi nécessitent préalablement la purification du mental pour chaque élève. C'est alors, et alors seulement, que le disciple réalise en un éclair : « Je suis *Brahman* ou l'Absolu », et que le soi individuel lui apparaît, de toute éternité, ne faire qu'un avec le Soi Suprême, l'Être Absolu.

Le point de vue exprimé ci-dessus semble nier tout Dieu personnel, mais il ne faut pas oublier que la perfection spirituelle, ou la libération, est impossible sans la grâce de Dieu et du professeur ; on l'obtient grâce à la dévotion, la prière, la méditation et par le service désintéressé envers l'humanité.

« Pourtant, pour ceux dont le mental a atteint une totale maturité, le *yoga* est en lui-même un vecteur de perfection. Cette perfection peut être atteinte facilement et rapidement par tous ceux qui ont confiance en leur maître et en Dieu ». D'après ces quelques lignes de Sri Sankaracharya, il est clair que, pour atteindre la perfection, il faut, à la fois, avoir un maître et la dévotion envers Dieu.

LE SOI EN TANT QUE SAT-CHID-ANANDA

Chacun de nous, grand ou petit, saint ou pécheur, riche ou pauvre, roi ou mendiant tend vers le bonheur et non vers la misère. Nous désirons ce qui est agréable, non ce qui est désagréable. Pourquoi ne serions-nous pas heureux ? C'est un désir instinctif que de désirer la joie.

Quel pourcentage de plaisir l'homme désire-t-il ? La réponse est : 100%. Comment pouvons-nous avoir 100% de bonheur ?

Prenons l'exemple d'un homme qui a tout ce qu'il désire et des millions en banque. Est-il satisfait ? S'il possède un million de dollars, il en voudra deux millions ; dès que son souhait sera exhaucé, il essaiera de multiplier ces deux millions par quatre, et ainsi de suite. Y a-t-il une limite à sa convoitise ? Pourquoi toutes ces possessions, pourquoi tout cet argent ? Tout simplement pour le plaisir. Mais trouvera-t-il la joie recherchée en désirant toujours plus ? Encore une fois, il n'y a pas de solution pour obtenir 100% de bonheur.

La quête du bonheur se poursuit sans fin parce que l'homme cherche en vain, à l'extérieur, quelque chose qu'il a perdu et qu'il ne retrouvera qu'en renonçant au monde des sens. Cette chose est la joie du soi ou de l'âme.

Une vieille dame perdit une aiguille en or dans sa chambre à coucher. Bien que l'aiguille eût été perdue dans sa chambre, elle persista à la chercher hors de la maison, dans le jardin. Quand elle appela à l'aide sa voisine, celle-ci lui demanda pourquoi elle cherchait dans le jardin et non dans la chambre à coucher ; la réponse fut simple : « Il n'y a pas de lumière dans ma chambre, je cherche l'aiguille là où il y a de la lumière ».

De la même façon, l'homme cherche, dans le monde des sens, le bonheur perdu de son âme. Et c'est la cause de son insatisfaction, car il ne peut trouver la joie intérieure de l'âme. Aujourd'hui, demain, ou dans une prochaine vie, chacun de nous cessera de chercher le bonheur à l'extérieur et se tournera vers le soi ou l'âme.

Le soi pur est béatitude; d'où ce désir inné d'être heureux.

En sanskrit, cet aspect de la béatitude du soi est appelé *ananda*, l'aspect de la connaissance est appelé *chit*, et l'aspect de l'existence est appelé *sat*. Voilà pourquoi on dit du soi qu'il est *sat-chit-ananda* (existence, connaissance, béatitude). Cette triple nature du soi s'exprime, dans l'individu, sous la forme d'un triple désir :

1. le désir d'exister

2. le désir de connaître

3. le désir d'être heureux.

Mais, se pose alors la question : si la joie est la nature du soi, pourquoi l'homme se sent-il malheureux ? La réponse est que les deux sources d'affliction sont le sens du « moi », au niveau du corps, et le sens du « mien ».

Même l'homme instruit souffre de maladies ou de blessures parce qu'il confond le corps avec le soi ; il ressent une grande peine à la mort de sa femme, de son fils ou s'il perd sa fortune, mais n'en ressent pas pour la perte d'un ennemi, parce que, dans ce cas, il n'y a pas de « moi » ou de « mien ».

Ce que nous appelons amour, attirance envers des corps grossiers et des choses extérieures, est la béatitude du soi, quand elle est obscurcie. Ce n'est qu'une manifestation déformée de cet état de félicité.

La douleur n'est pas dans la nature de l'âme. Le fait de poser la question : « pourquoi l'eau est-elle chaude ? », prouve que la nature de l'eau n'est pas la chaleur ; si l'eau est chaude, c'est qu'elle est en contact avec le feu. Quand le feu (la cause de la chaleur) s'éteint, la chaleur disparaît et l'eau redevient froide, son état naturel.

La douleur et la peine causée par le « moi »et le « mien » s'évanouissent, elles aussi, avec le temps. De même que l'eau n'est pas chaude de nature, de même le chagrin n'est pas un sentiment inhérent à l'homme. L'homme recherchera donc éternellement la joie du soi et non la douleur du monde des sens.

L'homme existe, l'homme veut la connaissance, l'homme est fait pour aimer. La véritable existence est sans limite, sans mélange, sans calculs, elle est immuable, c'est une âme libre. Quand elle se mêle au mental, elle devient ce qu'on appelle l'existence individuelle.

Quand nous apprenons la mort de quelqu'un, nous demandons toujours : « Pourquoi est-il mort ? » Cette question prouve que la mort n'est pas une caractéristique inhérente à l'âme. Mais, quand nous apprenons la naissance d'un bébé, nous ne demandons pas : « Pourquoi l'enfant vit-il ? » Ainsi, la vie ou l'existence est une caractéristique inhérente au soi. Si un enfant possède deux dollars et qu'il en perd un, il se demande où est l'autre. Même un enfant ne croit pas qu'une chose qui existe puisse ne plus exister.

Par conséquent, la nature du soi est l'existence éternelle ; le soi ne connaît ni naissance, ni mort, parce que sa nature même est existence.

Le troisième aspect du soi est la connaissance. Chacun désire être indépendant et être instruit ; chacun veut être un professeur. Personne ne souhaite être dirigé par autrui. Chacun, dans son cœur, voudrait réellement tout connaître, s'il en était capable. Personne n'aime à croire que quelqu'un en sache plus que lui ; quelque soit sa pensée, sa religion, sa philosophie, sa science ou son Dieu, c'est toujours lui qui détient la plus grande connaissance.

Il pense ainsi, parce que son pur soi est connaissance, et quand cette connaissance pure est associée au mental, elle devient connaissance objective.

De même que l'homme, en quête du plaisir éternel dans le monde extérieur, découvre que la joie réside en lui, de même, sa quête de la connaissance ne s'achèvera jamais, jusqu'à ce qu'il regarde en lui-même.

Existe-t-il une limite à la connaissance humaine?

Les scientifiques, jour et nuit, dévoilent les mystères de la nature et l'homme progresse, de jour en jour, en force et en connaissance. Pour apprendre, certains escaladent le Mont Everest, d'autres naviguent sous l'Océan Arctique, tandis que d'autres encore voyagent dans l'espace. Quelques-uns se retirent du monde, vivant en reclus dans des grottes de l'Himalaya, pendant que d'autres mènent une vie d'errance ; tous indistinctement, sont en quête de connaissance.

Mais où l'homme peut-il acquérir la connaissance totale ?

Les *Upanishads* déclarent que toute connaissance est dans le soi, et que la connaissance elle-même est le soi. C'est la fin de la connaissance, le *Vedanta*. Cette connaissance éternelle du soi, quand elle est reflétée par le mental et le cerveau de l'homme, devient intuition, raison, instinct. Sa manifestation varie selon l'instrument à travers lequel elle brille.

Chez les animaux inférieurs, elle se révèle en tant qu'instinct, chez l'homme, en tant que raison et, chez l'homme évolué, en tant qu'intuition.

L'existence individuelle est une manifestation de l'existence réelle du soi, et la béatitude, exprimée sous la forme de l'amour ou de l'attirance, est un reflet du soi, qui est infinie félicité.

La béatitude absolue, la connaissance et l'existence ne sont pas des qualités du soi mais sont le soi lui-même.

Le pur soi est conditionné par le mental, mais, quand cette limitation est abolie, le soi inconditionné brille sous la forme de *sat-chit-ananda* (existence, connaissance, béatitude), comme brille le soleil lorsque les nuages se dissipent.

Si une connaissance théorique du soi, même minime, apporte joie et courage à ceux qui sont affligés par la douleur et les malheurs du monde, quelle pourra être alors la joie et la béatitude ressenties en réalisant le soi en tant que *sat-chit-ananda* ?

Quoique, pour le commun des hommes et dans l'état actuel de l'évolution, la réalisation absolue du soi puisse durer longtemps, il est possible de trouver beaucoup de joie et de réconfort en suivant la voie du *yoga* et du *Vedanta,* sans pour autant abandonner ses responsabilités.

Même en accomplissant ses devoirs de chef de famille, l'homme sage considère qu'il est un hôte d'honneur dans sa propre maison, et demeure impassible.

De même, pendant le temps où l'on habite son corps, il est possible de n'être affecté ni par la joie, ni par le malheur, en menant une vie empreinte de sagesse. Ce détachement envers le corps et cette identification, en toutes circonstances, avec l'être absolu, représentent la véritable connaissance, source de réel bonheur.

12
LA CONQUÊTE DE LA MORT

LA pensée de la mort et la crainte de l'enfer sont parmi les plus puissantes motivations pour se tourner vers la religion et la vie religieuse. L'homme du commun a peur de la mort. Il voudrait vivre à jamais. Il désire savoir où il va, même après la dissolution de son corps. C'est le point de départ de la véritable philosophie, qui étudie les mystères de la mort.

Les grands philosophes, les prophètes et les chefs religieux s'accordent à dire qu'une claire compréhension du rapport de l'homme à Dieu et à l'univers, est la seule façon d'échapper à la crainte de la mort, et, au sens spirituel du terme, d'échapper à la mort elle-même. Si l'homme réalise que le soi immortel est identique au Soi suprême ou Dieu, alors, qu'est-ce que la mort, où se situe la peur ?

Le thème unique de la philosophie *Vedanta* est la recherche de l'unité du soi individuel avec le Soi universel ou Dieu. Lorsque cette unité est réalisée, crainte et mort s'évanouissent.

Maintenant, voyons ce que veut dire la mort en termes ordinaires et ce qui arrive à l'âme après la mort.

La mort signifie décomposition, et cette décomposition n'est possible que dans le cas de choses résultant d'une composition ; tout ce qui est constitué de deux ou trois éléments se décompose.

Il n'en est pas de même pour l'âme, qui ne résulte pas d'une composition, mais qui est une entité séparée du mental et du corps. Elle ne peut donc jamais se décomposer, ni mourir. Elle est immortelle. Elle existe depuis l'éternité et n'a jamais été créée. Rien n'a jamais surgi du néant. Ce que nous savons de la création est la combinaison, sous des formes nouvelles, de choses déjà existantes. Cela étant, l'âme de l'homme, qui n'est issue d'aucune combinaison, ne peut qu'avoir toujours existé, de même qu'elle existera à jamais.

Quand le corps meurt, les forces vitales de l'homme retournent dans le corps astral, et l'âme est une fois de plus revêtue de ce corps astral, composé du mental, des sens et des forces vitales.

Tous les *samskaras* (impressions) de l'homme résident dans le corps astral. Que sont ces *samskaras* ou ces impressions ?

Le mental est semblable à un lac, chaque pensée étant une vague sur ce lac. Comme les vagues qui s'élèvent, retombent et disparaissent, les vagues de la pensée s'élèvent continuellement sur le lac du mental, puis elles s'évanouissent, mais pas pour toujours ; pour employer une métaphore différente, c'est comme si les pensées restaient sous forme de graines, prêtes à germer une fois de plus, au moment où elles sont sollicitées. La mémoire fait simplement appel à ces graines de pensées immergées, profondément enfouies dans le subconscient.

Ainsi, tout ce que l'homme a pensé ou fait, est dans le subconscient sous forme de graines et, à la mort du corps, l'âme intègre son véhicule le plus subtil, le corps astral, avec ces graines d'impressions, qui la guide par leur puissance.

En fonction de la force des pensées et des actions passées, il existe trois chemins différents pour le voyage de l'âme, dans son existence astrale temporaire.

Lors de la mort, l'âme de celui qui est totalement et sincèrement immergé dans la spiritualité suit les rayons solaires, atteint la sphère solaire et, au cours de ce voyage désormais béni, rencontre finalement une autre âme; cette âme guide le nouveau venu vers la plus élevée de toutes les sphères, appelée sphère de *Brahman*. Là, les âmes deviennent omniscientes et omnipotentes, et, d'après les dualistes, vivent éternellement ; selon les non-dualistes, elles ne font qu'un avec l'être universel à la fin du cycle. C'est la libération progressive ou *kramamukthi*.

Les âmes de la catégorie suivante sont celles de personnes vertueuses, ayant œuvré pour le bien, mais un but égoïste ; en fonction de leurs bonnes actions, elles sont dirigées vers la sphère lunaire, où il existe plusieurs cieux où elles peuvent acquérir des corps harmonieux – des corps de dieux ou d'anges. Elles vivent là, jouissant des bénédictions du ciel, pendant une longue période, jusqu'à ce que soit épuisé le mérite des bonnes actions qui leur permettait de rester dans cette sphère céleste. Elles reviennent alors sur terre, sur le plan matériel, et renaissent en tant qu'êtres humains.

Le ciel n'est donc qu'une période temporaire de repos ; l'âme y jouit des fruits de ses bonnes actions tant que perdurent leurs mérites, mais elle ne peut y demeurer éternellement.

Une fois encore, l'âme, dans un nouveau corps, doit s'efforcer d'évoluer vers un niveau supérieur, ce qu'elle n'a pu faire dans les mondes astraux ou célestes, ceux-ci étant uniquement réservés au plaisir, et non à de nouvelles actions. Pour continuer à progresser, l'âme doit revêtir un nouveau corps physique. On appelle ce processus : naissance d'une âme nouvelle, bien que l'âme soit toujours la même et porte en elle toutes les impressions et toute la connaissance de ses existences physiques précédentes.

Ce cycle de naissance et de mort continue indéfiniment, jusqu'à ce que l'âme soit finalement libérée de la loi du *karma* ou loi des actions et réactions, car les bonnes actions produisent de bons fruits et les mauvaises actions, de mauvais fruits.

Il est important de souligner, que « bon » et « mauvais », utilisés dans ce contexte, comme dans toute la philosophie *Vedanta* sont des termes relatifs.

Aucune action n'est bonne ou mauvaise en elle-même : sa qualité dépend de sa motivation. Ainsi, la charité, si elle est faite dans un but égoïste de prestige ou de pouvoir, ne peut être considérée comme réellement bonne ; de même, le meurtre d'un homme ne peut être considéré comme mauvais s'il est commis sans motif égoïste, par exemple, par un policier pour protéger un innocent d'un meurtrier, ou par un soldat pour défendre son pays. Le soldat ou le policier ne font qu'accomplir leur devoir, il n'y a donc pas d'égoïsme.

Ainsi, en toute chose, le motif décide de la vertu ou du vice d'une action.

Mais, en fin de compte, toutes les actions bonnes ou mauvaises sont comme des chaînes qui assujettissent l'âme à la roue des naissances et des morts. Les bonnes actions attachent l'âme avec des chaînes d'or, les mauvaises actions avec des chaînes de fer ; aussi longtemps que l'âme est attachée, que ce soit avec de l'or, du fer, ou même les deux, elle reste prisonnière.

Le seul moyen pour que l'homme brise ses chaînes, est qu'il cesse de vouloir profiter du fruit de ses actions. Par ce renoncement, l'âme est libérée du cycle de la naissance et de la mort. Cette grande philosophie est exposée très clairement et très simplement dans l'histoire d'Adam et Eve dans l'*Ancien Testament*.

Dieu demanda à Adam et Eve de ne pas manger le fruit de l'arbre. Quel était cet arbre ? L'arbre était « *asvadha* », le monde des sens, qui ne porte que deux genres de fruits – les bons fruits des bonnes actions, et les mauvais fruits des mauvaises actions.

Aussi longtemps qu'Adam et Eve (les âmes) ne cherchèrent pas à jouir du fruit de leurs actions, ils ne furent pas liés par la loi du *karma*. Mais, en s'associant avec *karma manas*, le mental inférieur, représenté par le serpent, les âmes (Adam et Eve) ont désiré connaître le monde des sens et en jouir, au lieu d'obéir à la voix du pur soi ou Dieu intérieur.

Ainsi, l'âme dans sa forme pure, sans péché, tentée par le mental inférieur (le serpent), devient une pécheresse, un être limité par la loi du *karma*, la loi de l'action et de la réaction. Pour pouvoir apprécier les fruits de l'action, il est indispensable d'avoir un corps physique. C'est donc seulement quand Adam et Eve eurent mangé le fruit, qu'ils s'aperçurent qu'ils étaient nus, ce qui signifie qu'ils étaient de nouveau nés en tant qu'êtres humains, en proie aux affres du monde physique qui sont la malédiction de Dieu, la conscience pure.

La sagesse exprimée dans la *Bible*, est donc la même que celle que l'on trouve dans la *Bhagavad Gita*, quand le Seigneur *Krishna* instruit *Arjuna* : « Accomplis ton devoir ou ton travail, mais n'attends pas de fruits de tes actions ».

La leçon commune est qu'il n'existe qu'un moyen pour devenir des âmes pures et sans péché : il suffit d'écouter la voix de l'âme intérieure ou Dieu, et d'abandonner tout désir de jouissance, afin de se libérer du cycle de la naissance et de la mort.

Nous arrivons maintenant à la dernière catégorie : les êtres malfaisants. Quand ils meurent, leurs âmes deviennent des fantômes ou des démons, et vivent quelque part à mi-chemin entre la sphère lunaire et la terre.

Certains tentent de tourmenter l'humanité, comme ils le faisaient dans leur existence physique.

D'autres sont amicaux, et, après avoir vécu quelque temps dans la sphère du milieu, ils redescendent aussi, comme les âmes de la sphère céleste, mais dans un corps animal ou dans celui d'un homme primitif de nature inférieure. Après avoir vécu un certain temps dans un corps animal, ils reviennent, une fois de plus, dans un corps humain, afin d'œuvrer à leur salut.

Les âmes des personnes les plus évoluées spirituellement vont en *Brahma loka,* en attendant l'union avec l'Être Suprême.

Les âmes de ceux qui, en raison de leurs actions vertueuses, sont au stade moyen de leur évolution, vont au ciel.

Quant au dernier groupe il se situe dans la sphère inférieure.

Il faut néanmoins souligner que l'âme ou soi est identique, que ce soit celle d'un homme évolué, ou d'un pécheur. Les actions ne sont qu'un nuage pour l'âme qui brille comme le soleil. Lorsque l'âme est obscurcie par un nuage épais, on appelle l'homme un pécheur, quand le nuage est moins dense, c'est un homme bon. Mais pour vertueux et pur qu'un acte puisse être, il est malgré tout entaché d'impureté, car bon et mauvais sont des termes relatifs.

Toutes les actions sont les produits du mental, et donc, du monde.

Dans le monde physique, l'homme jouit de tous les objets au moyen de son corps, de son mental et de ses sens. Sans le mental, il n'y a pas de monde.

Cette philosophie s'applique également aux sphères astrales, parce que le ciel et l'enfer sont aussi les produits du mental. Sans le mental, nul ne peut se réjouir au ciel ou souffrir en enfer. Quand son mental est pur, grâce à des actions vertueuses, l'homme ressent de la joie. Cet état du mental, dans la sphère astrale, s'appelle le ciel. Par contre, quand, dans la vie, le mental est lourd et sombre, à cause de mauvaises actions, après la mort il se trouve à des niveaux inférieurs, ce qu'on appelle l'enfer.

Selon la philosophie *Vedanta*, l'homme est donc l'être le plus grand de l'univers, et ce monde de l'action (*karma bhumi*) est l'endroit idéal pour lui, car c'est là qu'il peut trouver la meilleure opportunité pour atteindre la perfection et conquérir la mort.

Le *Vedanta* déclare que l'intégralité de cet univers, y compris le ciel, l'enfer, et tous les corps qui le peuplent, n'ont d'autre existence que dans l'imagination de l'homme.

L'imagination et les courants de pensées, orientés dans la mauvaise direction, sont les causes de toutes les peines, de toutes les douleurs, de l'anxiété et de la mort. Le mental, orienté dans la mauvaise direction, se trompe en confondant le corps avec le soi immortel, et c'est lui qui enchaîne l'âme ; mais c'est aussi le mental qui, orienté dans la bonne direction, libère l'âme du cycle de la naissance et de la mort.

L'échelle dont on tombe est également celle qui nous permet de monter. L'homme doit revenir sur ses pas, en suivant le chemin qui l'a fait descendre dans le monde des mortels. L'imagination à laquelle se réfère le *Vedanta* pour la libération de l'âme est exactement l'opposé de l'imagination qui produit les pensées bassement terre à terre, celle qui asservit, qui enchaîne, qui fait de l'être humain le jouet des circonstances.

Un homme rêve, et dans son rêve, toutes sortes de choses apparaissent ; ce ne sont que des idées, des pensées, simples fruits de l'imagination, mais, pour le rêveur, un tigre ou un lion vus en rêve sont aussi vivants que dans la réalité, alors il sursaute et se réveille. Dès son réveil, la peur du tigre ou du lion s'évanouit, et il prend conscience que tous les objets du rêve étaient irréels.

De même, le monde entier est un rêve. Les images de la naissance et de la mort, du gros et du petit, du riche et du pauvre, du bon et du mauvais, de la douleur et du plaisir, ne sont que le produit de l'imagination.

La pratique du *yoga* et du *Vedanta* mène à un état où toute imagination, où tout langage cessent d'exister, où ne subsiste que la réalité unique et indicible. Dans cet état, il n'y a plus ni naissance, ni mort pour l'âme et celle-ci brille de sa propre lumière.

Examinons maintenant l'objection émise par la vaste majorité des âmes non évoluées: « Si nous atteignons cet état de supraconscience, où toute pensée, toute conscience sont abolies, n'est-ce pas un état de vacance, de vide ? Un état d'insensibilité ? N'est-ce pas de l'auto-hypnose ? Pourquoi se donner tant de mal pour accéder à un état d'inconscience ? »

A cette objection, le *Vedanta* répond qu'il y a une énorme différence entre l'état de réalisation ou de supraconscience, et l'état d'inconscience – bien qu'ils aient en commun l'arrêt de toute pensée.

Nous savons tous qu'un rayon de soleil, passant à travers un prisme, produit sept couleurs visibles. Mais, de chaque côté du spectre, existent des rayons invisibles, indétectables à l'œil nu : d'un côté, les infrarouges ; de l'autre, les ultraviolets. Bien que ces deux rayons soient invisibles à l'œil nu, il ne s'ensuit pas qu'ils soient identiques. Ce qui les différencie est leur longueur d'ondes : celle des infrarouges est trop longue pour qu'ils soient visibles, alors que celle des ultraviolets est trop courte pour exciter la rétine de l'œil.

De même, l'état de supraconscience est un état où les pensées sont suspendues, où le passé et le futur fusionnent avec le présent, tandis que dans l'état d'inconscience, il n'existe pas de pensées, il n'y a que la vacuité.

L'état inconscient où le mental cesse de penser par manque d'activité ressemble à la mort, mais l'état de supraconscience ou état de réalisation, est énergie, pouvoir, connaissance, béatitude absolus.

S'il est impossible de voir sans lumière, il est également impossible de voir si celle-ci est trop intense. L'obscurité causée par le manque de lumière est une chose, celle causée par l'excès de lumière en est une autre.

De même, la cessation de la pensée dans l'état de réalisation du soi (état de supraconscience) est le contraire de l'arrêt de la pensée dans l'état inconscient ou dans l'état de sommeil profond.

Ceux qui pensent que le *Vedanta* prône le pessimisme sont dans l'erreur.

Le *Vedanta* enseigne le moyen de contrôler le soi et le monde tout entier, il n'est pas synonyme de vie inactive. Un vrai védantin éprouve plus d'amour envers ses frères que les soi-disant humanistes. Il se voit en toute chose et sent qu'il fait partie intégrante du tout. Pour lui, ce n'est pas simplement une philosophie, mais une expérience vivante. Il ne peut tolérer la souffrance des autres, car il les considère comme son propre soi.

Pour le védantin l'univers tout entier est un océan d'amour infini. Manifesté dans le monde matériel, cet amour infini devient l'amour humain limité. Mais alors, cet amour infini est brisé et circonscrit à quelque chose de plus petit que le monde entier : la famille, les amis, peut-être même les voisins, mais non pas chaque créature, chaque objet, comme une extension de soi ; c'est ce que l'on appelle l'amour humain, un amour limité. Cet amour est toujours associé à son opposé : la haine. Dans l'amour infini d'une âme qui a réalisé Dieu, il n'existe pas de haine.

La gravitation est attraction, et c'est de l'amour. Grâce à la gravitation, les étoiles peuvent rester groupées, c'est la manifestation de la grande attraction. Il y a de l'amour entre les atomes qui forment des molécules. En fait, les *yogis* envisagent le monde entier comme les vagues d'un grand océan d'amour.

Tout désir est amour, Dieu est amour et « Tu es Dieu ». La réalisation de cet amour et de cette unité avec Dieu est l'état de supraconscience.

On peut alors se poser la question : cet état n'est-il pas provoqué par auto-hypnose ?

Le *Vedanta* répond : ce n'est pas de l'auto-hypnose, mais plutôt de la « déshypnotisation ». Chaque jour, l'homme s'hypnotise en s'identifiant à son corps périssable, ce qu'il exprime en disant : « Je suis Monsieur Untel ». Pour vaincre cet état de suggestion hypnotique, le *Vedanta* cherche à susciter des courants de pensées opposés, afin d'aider l'homme à s'élever au-dessus de la conscience de son corps.

LA MÉDITATION VÉDANTIQUE
POUR VAINCRE LA MORT ET DÉVELOPPER L'INTUITION

Dans la méditation védantique, il est primordial de réaliser que son propre soi est le soleil des soleils, la lumière des lumières. Dans l'état de méditation, on peut s'élever au-delà du corps et du mental, et se libérer de cette hypnose, pour s'identifier à la lumière des lumières, au soleil des soleils.

La méditation doit commencer après plusieurs cycles d'exercices respiratoires et quelques minutes de chant en l'honneur de la puissance suprême qui réside au plus profond du cœur, en tant que soi ou *atman.*

Quand le mental ressent une forme d'exaltation, ou qu'il a atteint une certaine hauteur, il peut aisément s'élever davantage, et même parvenir à de très grandes hauteurs. Pour parvenir à élever véritablement le mental, il faut répéter la syllabe *OM* (« *AUM* »). Le sens de cette syllabe diffère selon les individus. Chacun, selon son développement spirituel, lui donnera la signification qui lui conviendra le mieux.

Certaines personnes méditent sur *OM* comme étant le soleil des soleils brillant dans leur cœur, tandis que d'autres méditent sur *ajna chakra* (l'espace entre les sourcils) tout en chantant *OM*. On peut choisir de méditer, soit au niveau du cœur, soit sur l'espace entre les sourcils.

En chantant *OM*, il est bon de méditer sur ses différentes significations, telles que:

- Je suis la lumière des lumières ; je suis le soleil ; je suis le véritable soleil ; le soleil apparent n'est que mon symbole (en rêve nous ne voyons les objets, ni à la lumière d'une lampe, ni à la lumière du soleil, de la lune ou des étoiles et cependant nous les voyons ; si nous ne pouvons voir sans lumière, alors quelle lumière nous fait voir la lumière ?). Il s'agit de la lumière de mon véritable soi ; la lumière de mon *atman*, et c'est ma lumière qui me permet de voir dans mes rêves.

- Je suis le roi des rois. Je me manifeste sous la forme de fleurs splendides dans les jardins. En moi, vit et se meut le monde entier, en moi, son existence a sa raison d'être. Partout, c'est ma volonté qui s'accomplit. Je me manifeste partout, je nourris chaque être, de la plus petite bactérie juqu'à l'homme. J'existais déjà avant le commencement du monde.

- Les mauvaises pensées et les désirs terrestres concernent le « faux » corps et le « faux » mental, et appartiennent à l'obscurité. En ma présence, ils n'ont pas le droit d'apparaître. Je ne suis lié par aucune action. Je commande aux éléments. Je suis omniprésent, comme l'éther suprême. Comme la lumière et les rayons invisibles, je m'infiltre et pénètre chaque atome et chaque objet. Je suis le plus bas, je suis le plus haut, je suis à la fois le spectateur, le metteur en scène et l'acteur. Je suis l'être le plus célèbre, le plus déshonoré, le plus ignoble, on ne peut pas tomber plus bas que moi. Oh, comme je suis beau ! Je brille au milieu des éclairs, je rugis dans le tonnerre, je volète parmi les feuilles, je siffle dans le vent, je roule dans les mers houleuses. Je suis l'ami, je suis l'ennemi. Pour moi, il n'y a ni ami, ni ennemi. Quel que soit l'état de ce corps, cela ne me concerne pas, tous les corps sont les miens. Je suis l'univers entier, tout est en moi, je suis sans limite, éternel, omniprésent. Je suis en chacun de vous. Je suis en vous, vous êtes en moi. Non, il ne peut y avoir ni vous, ni moi, la différence n'existe pas. « *So'ham, So'ham, So'ham* » : je suis cela, je suis cela, je suis cela. *OM. OM. OM.* »

Dans sa quête de réalisation, un débutant sera grandement aidé par la répétition de la syllabe *OM*, tandis qu'il méditera sur sa signification. En méditant ainsi, il devient possible de se libérer des griffes de la mort et d'atteindre l'immortalité. Nulle action ne peut nous enchaîner, parce qu'il n'y a ni implication, ni plaisir dans nos actions. Si l'on supprime les notions de « moi » et de « mien », l'identification avec le soi omniprésent ne peut qu'advenir.

Avant de commencer ce genre de méditation, et afin d'obtenir des résultats rapides, il est conseillé aux élèves d'éliminer les trois impuretés du mental :

- *mala* ou égoïsme
- *vikshepa* ou agitation du mental
- *avarana* ou pouvoir nous voilant la réalité.

On peut décrire ainsi ces trois impuretés du mental :

1/ *Mala* ou égoïsme, est l'impureté la plus grossière. Elle se trouve en tout homme, à des degrés plus ou moins importants, selon le niveau de développement spirituel de son âme ; elle ne peut être éliminée que par le service désintéressé. Par conséquent, chaque élève, qu'il soit débutant ou avancé, devra consacrer un certain temps au service des autres, sans en attendre un quelconque bénéfice, et ce, avant d'envisager une méditation plus approfondie.

2/ La seconde impureté est *vikshepa shakti* ou agitation du mental. A cause d'elle, le mental devient instable, et la concentration difficile. La méthode yoguique pour mettre fin à cette agitation, est la respiration yoguique, (cf. chapitre 8, « La Respiration »), la dévotion et le chant.

3/ La dernière de toutes les impuretés et aussi la plus subtile, s'appelle *avarana shakti* ou pouvoir des voiles du mental. *Avarana* recouvre la pure conscience ou soi, et génère la conscience du corps. Cette notion de la conscience du corps, est l'impureté la plus difficile à éliminer. La méditation védantique et la réflexion autour de la question « Qui suis-je ? », permettent l'élimination de ce pouvoir du mental. Alors seulement, le soi peut briller par lui-même.

PHILOSOPHIE ET SIGNIFICATION
DE LA SYLLABE SACRÉE OM

De nombreux volumes ont été écrits pour expliquer la signification de la puissante syllabe *OM*. Toute la philosophie *Vedanta* et hindoue n'est, en réalité, qu'un exposé sur cette syllabe *OM*. *OM* englobe tout l'univers. Il n'est au monde ni loi, ni force, ni objet, qui ne soient inclus dans la syllabe *OM*.

Nous allons essayer d'expliquer comment tous les niveaux de l'être, tous les mondes, toutes les étapes de l'existence sont contenus dans *OM*. L'importance de cette syllabe sera explorée sous différents aspects, afin que tous puissent, non seulement, essayer de l'appréhender avec leur mental, mais aussi l'accepter avec leur cœur. Etant tous des êtres rationnels, il est préférable de ne rien entreprendre qui ne fasse appel à notre intellect.

La signification littérale du mot *Vedanta* est la fin de la connaissance, la fin de la parole ; et l'intégralité du *Vedanta* est représentée par *OM*.

OM est composé de A, U, M, et selon les règles de la grammaire sanskrite, A et U réunis forment O, et donc, A, U, M, produisent le son *OM*. Le son *OM* est le plus naturel qui puisse être émis ; même un muet peut le prononcer.

Observez des garçons sur un terrain de jeux, quand ils sont très heureux, leur joie débordante s'exprime naturellement par un son O prolongé, qui est simplement *OM* coupé court. Et non seulement les enfants, mais tout le monde utilise ce son pour exprimer le contentement, que ce soit lors d'un match de football, d'une course de chevaux ou pendant une fête. Il est courant d'entendre : « Oh ! Oui », ou « Oh ! Mon Dieu ! ».

Quand on est malade, alité, triste, quand on éprouve une profonde douleur, ce son de Oh, ou de Um, qui est une expression déformée de *OM*, se forme sur les lèvres.

Les prières hébraïques, arabes et anglaises se terminent par « Amen » qui ressemble particulièrement à *AUM*.

Pourquoi ce son est-il si présent dans la vie de chacun? Parce qu'il est naturel ; il soulage la douleur d'un malade, il exprime les dispositions mentales sous la forme de sons qui, à leur tour, apportent la paix et l'harmonie. Si ce son, même mal prononcé, soulage quelque peu la douleur, ne peut-il pas apporter plus de paix et d'harmonie s'il est chanté correctement ?

On appelle aussi *OM*, *pranava*, ou ce qui imprègne la vie, ou passe par le *prana*, la respiration. Même le son des cloches, le chant d'une rivière, le sifflement du vent ou le souffle d'une conque produisent le son *OM*.

Toute pensée est en relation avec le langage comme les côtés pile et face d'une pièce de monnaie. L'un ne peut exister sans l'autre. Quelqu'un peut-il voir un objet sans y penser ? Rien n'est perçu sans être pensé simultanément. Le simple mot de « percevoir » signifie pensée mentale. La pensée et le langage sont inséparables, on ne peut penser sans langage.

L'absence de langage advient surtout dans deux cas : dans la perception intuitive et dans l'idéation intuitive.

L'idéation intuitive est la formation de l'image mentale d'un objet. Je vois un arbre, je ferme les yeux et je le revois sous la forme d'une image mentale. Chaque forme est associée à un nom et la prononciation d'un nom amène l'image de l'objet. Quand je dis « chaise », la forme d'une chaise apparaît immédiatement dans mon mental.

Bien que de nombreuses images mentales, de vues, de sons, apparaissent sans pour autant être nommées, bien que ce processus intuitif puisse, en fait, avoir lieu sans le langage, celui-ci se révèle cependant indispensable dans des descriptions, analyses, classifications, jugements et autres élaborations mentales.

On peut regarder la lune sans se souvenir de son nom, mais quand on l'analyse, que l'on pense à ce qu'elle est, alors le langage intervient. Rien n'est donc perçu dans ce monde sans pensée, et il ne peut y avoir de pensée sans langage. Par conséquent, le monde est relié au langage, le langage à la pensée et la pensée au monde.

Il est dit dans *La Bible* : « Au commencement était le Verbe, et le Verbe était avec Dieu, et le Verbe était Dieu ».

Le verbe ou langage n'est pas quelque chose d'arbitraire ou d'inventé. Nul homme n'a jamais inventé le langage parce que le verbe lui-même est Dieu.

Le langage védique (le langage originel), fut révélé au mental directement par Dieu, et, une fois corrompu, il devint le langage humain. Maintenant, nous voudrions posséder un mot ou un son unique qui représenterait le monde entier.

Dans toutes les langues, certains sons sont émis par la gorge, d'autres par le palais, d'autres encore avec les lèvres ; mais, dans aucune langue, on ne trouve de sons provenant des organes situés sous la gorge, parce que la gorge représente la limite du système vocal ; il n'existe pas non plus de sons venant d'une zone au-delà des lèvres, car les lèvres forment l'autre limite.

Maintenant, étudions les sons A, U et M.

Le son « A » est guttural : il vient de la gorge.

« U (ou) » vient exactement du milieu de la région vocale, le palais.

« M » est labial et nasal, et vient de l'extrémité de l'organe vocal, les lèvres.

« A » représente donc le début de la portée du son, « U » le milieu et « M » la fin. Ces trois sons couvrent le champ entier du système vocal.

Par conséquent, *OM* représente tout ce qui est langage et, puisque le monde et le langage sont en corrélation, il représente donc le monde entier.

Il existe deux sortes de sons : les sons articulés ou *varnatmak* et les sons inarticulés ou *dhvanyatmak*. Il est possible d'écrire les sons *varnatmak*, tandis que les sons *dhvanyatmak* ne peuvent être représentés par des caractères, ou des mots écrits. Le langage ordinaire est *varnatmak* et le langage des sensations, tel que le rire ou les larmes, est *dhvanyatmak*. Le rire ne peut être exprimé en langage écrit.

Le langage inarticulé ou naturel, (*dhvanyatmak*), a un but qui ne peut être atteint par *varnatmak*.

Supposons qu'un étranger, ne connaissant pas le langage du pays où il se trouve, demande à se restaurer, les habitants ne comprendront pas ce qu'il dit. Il peut alors se mettre à pleurer parce qu'il a faim ; ce langage des sensations (les pleurs) peut être compris, on lui donnera alors de la nourriture.

Quand on rit, tout le monde comprend que quelque chose de plaisant s'est produit.

Le langage de la musique est aussi *dhvanyatmak*. Il est différent du langage de la pensée. La musique mélodieuse a un effet enchanteur sur le mental. De même, le chant de *OM* possède un charme qui permet au mental du chanteur d'être sous contrôle, et lui apporte aussitôt une sensation de paix et de repos. Dans cet état, l'individu ne forme qu'un avec Dieu.

Bien que l'effet du chant de *OM* ne puisse être prouvé scientifiquement, il est malgré tout ressenti par tous ceux qui le pratiquent avec sincérité. Quand des changements intérieurs se produisent au plus profond de soi, il ne sert à rien de les nier.

Etudions maintenant la philosophie de *AUM*.

D'après les enseignements du *Vedanta*, le son « A » représente l'univers dit matériel, le monde des sens grossiers, celui qu'on observe à l'état de veille.

Toute l'expérience du monde du rêve et du monde des esprits, du plan astral, du ciel et de l'enfer est exprimée par « U ».

« M » correspond à l'inconnu, au sommeil profond et à ce qui est au-delà de la compréhension de l'intellect.

Donc *OM* (*AUM*) symbolise les trois stades de l'expérience humaine : l'éveil, le rêve et le sommeil profond.

C'est un fait notoire, qu'en règle générale, la philosophie occidentale se base sur l'expérience à l'état de veille, et ne tient pas, ou peu, compte de l'expérience à l'état de rêve ou de sommeil profond.

Le *Vedanta* stipule que, pour découvrir la réalité ou la vérité, on doit analyser les trois stades de l'expérience humaine, sinon les données sont incomplètes.

La plupart des philosophes se limitent à l'état de veille, et toutes leurs découvertes et leurs investigations sont basées sur cet état.

Le *Vedanta* prend en compte toutes les données correspondant aux trois expériences. Le monde de l'état de veille disparaît complètement dans les deux autres états, celui du rêve et celui du sommeil profond.

Dans les rêves, bien que le monde extérieur disparaisse, c'est le même « moi » qui perçoit. L'intellect et la conscience personnelle s'évanouissent entièrement dans l'état de sommeil profond, et pourtant, le véritable « moi » ou le soi demeure inchangé. Donc, le « moi » ou le soi est le même dans ces trois états, et ce soi est la réalité sous-jacente qui fait l'expérience de ces états.

Ce principe invariable et immuable, cette réalité qui demeure constante dans les trois mondes, constitue le soi véritable ou *atman*, c'est *OM*.

Comment savons-nous que le monde existe ? Comment savons-nous qu'il y a un univers ? Parce que nous touchons, voyons, sentons, entendons et goûtons les choses ; c'est la seule et unique preuve. Nos sens constituent le témoignage exclusif, direct ou indirect, de l'existence du monde.

La sensation est la cause première de toute perception, de la compréhension intellectuelle, etc., et elle n'est pas limitée à notre état de veille.

A l'état de veille, nos sens revêtent leur forme grossière et nous percevons les objets. Mais la perception existe aussi en état de rêve. Les organes des sens opèrent encore, même si les oreilles et les yeux ne fonctionnent pas. En effet, le mental qui rêve fait appel simultanément à l'objet et aux organes des sens qui perçoivent cet objet. Par conséquent, dans le monde des rêves, les sens et les objets perçus sont comme les pôles positifs et négatifs du même objet. Dans l'état de rêve, le sujet et l'objet surgissent en même temps.

Le sujet et l'objet des rêves sont tous deux représentés par le son « U » de *AUM*, et la vérité sous-jacente, où le sujet et l'objet apparaissent comme les vagues de l'océan, est le pur soi ou *OM*.

Bien qu'en rêve les objets apparaissent en même temps que les organes de perception correspondants, ils semblent avoir une existence qui leur est propre ; la réalité du rêve persiste dans la conscience du rêveur aussi longtemps que dure ce rêve.

Lorsque nous déclarons que ce monde solide, résistant, est réel, cet énoncé est entièrement fondé sur l'évidence qui nous vient des organes des sens, et équivaut à celui du rêveur qui prétend que l'objet de son rêve est réel ; en réalité, ni l'état de veille, ni l'état de rêve ne sont réels

Les sens eux-mêmes n'existent qu'en vertu des éléments qu'ils perçoivent. Sans le monde objectif des éléments, les sens ne pourraient pas différencier l'état de rêve de l'état de veille, donc le monde objectif est essentiel à l'existence des sens. De la même façon, les sens sont essentiels à l'existence du monde. N'est-ce pas tourner en rond ? Certes, et cela ne sert qu'à prouver la nature illusoire du monde, en état de veille comme en état de rêve. Les objets des rêves sont réels aussi longtemps que dure le rêve. Ils cessent d'exister au réveil. En état de sommeil profond, qu'arrive-t-il au monde solide de l'état de veille ? Il disparaît. Ainsi, nous voyons que le monde n'a aucune réalité, tant à l'état de veille qu'à celui de rêve.

Le *Vedanta* définit la réalité comme étant ce qui perdure en toutes circonstances.

Ce qui semble réel un moment, pour s'évanouir comme la brume quelque temps après, ne peut être qu'un phénomène illusoire. Nous considérons que le monde du rêve est irréel parce qu'il n'existe plus à notre réveil. Il doit en être de même pour le monde solide, puisqu'il disparaît également dans les états de rêve et de sommeil profond.

Alors, qu'est-ce que la réalité ? Le son « A » dans *AUM,* représente le sujet apparent, (les sens), et l'objet de l'état d'éveil, (les éléments ou le monde), comme étant de simples manifestations de la réalité sous-jacente, le moi. La seule réalité solide est le soi ou « moi », qui, dans quelque état que ce soit, ne change jamais. Ce « moi » est à la fois le témoin des états de veille, de rêve et de sommeil profond.

Le *Vedanta* en arrive ainsi à la conclusion que les trois états de l'homme – veille, rêve et sommeil profond – sont irréels, et que le véritable soi, qui est connaissance, existence et béatitude absolues, est la seule implacable réalité devant laquelle la réalité apparente du monde s'évanouit.

Beaucoup répugnent à accepter cette conclusion, parce qu'elle revient à considérer les états de rêve et de sommeil profond, comme rivaux de l'état de veille.

En analysant notre vie, nous nous apercevons que nous passons presque la moitié de sa durée dans un état de rêve ou de sommeil profond. Puisqu'il fait toujours nuit quelque part sur une moitié de la surface de la terre, la moitié, ou presque, de sa population est toujours dans l'état de rêve ou de sommeil profond. Un homme passe donc pratiquement la moitié de sa vie, soit dans le sommeil, soit dans le rêve. L'enfance elle-même est un long rêve.

Si nous calculons en temps, les heures passées dans l'état de veille sont presque égales à celles passées à dormir ou à rêver. Nous ne pouvons donc considérer comme réel uniquement ce qui se passe dans l'état de veille, et déclarer les autres états irréels.

Même l'homme le plus fort ou le plus sage qui soit, est limité par l'inexorable loi du sommeil qui ne tient pas compte de son désir ardent de rester éveillé pour jouir du monde des sens.

Puisque les états de rêve et de sommeil profond sont aussi puissants que l'état de veille, nous ne pouvons négliger les premiers pour ne tenir compte que du dernier.

C'est la raison pour laquelle la philosophie *Vedanta* explore en profondeur les trois états de l'homme, afin de trouver la réalité sous-jacente.

Il existe des plantes qui sont dans un état perpétuel de sommeil profond, et des animaux, dans un état constant de rêve. Notre monde leur apparaît différent. Aux yeux d'une fourmi, d'un crapaud, d'un éléphant, d'un poisson ou d'un hibou, les choses sont différentes. Comment osons-nous méconnaître leur expérience et considérer l'état d'éveil de l'homme comme étant la seule réalité ?

Donc, dans OM (« AUM »), la première lettre A symbolise cette réalité, le soi, soulignant et manifestant le monde matériel illusoire de l'état de veille. U représente le rêve ainsi que le monde psychique ou astral ; la dernière lettre M, signifie le soi absolu qui sous-tend l'état chaotique et représente l'inconnu, le sommeil profond.

Ainsi, OM représente la réalité sous-jacente, à l'arrière du décor, la vérité éternelle, le soi indestructible, et en chantant OM, le corps et le mental doivent se projeter dans le soi véritable, pour se fondre dans l'*atman* ou pure conscience.

Un *yogi*, grâce au *pranayama* et à la méditation sur OM, transcende un à un tous les plans et atteint finalement le septième et dernier échelon où l'âme, libérée de toute attache, se fond dans la conscience cosmique. Le développement mental du yogi permet de déterminer à quel niveau il se situe, parmi les sept étapes qui mènent à la conquête de la mort, s'il est proche ou non de son soi supérieur.

On peut décrire les sept étapes ainsi :

1. La première étape est *Subhecha*, le désir ardent pour la vérité. Celui qui sait distinguer le permanent de l'impermanent, qui n'a plus aucune attirance pour les plaisirs terrestres, qui, ayant acquis la pleine maîtrise de son corps physique et de son mental, ressent un désir ardent et insatiable de se libérer du cycle des naissances et des morts, celui-là a franchi cette première étape.

2. La deuxième étape est *Vicharana,* la juste quête. Celui qui a mûrement réfléchi sur ce qu'il a lu et entendu, qui a réalisé la vérité dans sa vie, a atteint la deuxième étape. Il ne s'agit pas de compréhension intellectuelle ; il fait l'expérience de la vérité en la réalisant en lui-même, par une pratique constante, et non avec une foi aveugle.

3. La troisième étape est *Tanumanasa,* la disparition progressive du mental. Quand le mental, ayant abandonné la pluralité (le monde extérieur), demeure fixé d'une façon stable sur l'Unique (l'Être Suprême), il a atteint la troisième étape.

4. La quatrième étape est *Sattvapati*, la réalisation de l'état de sattva ou de pureté. Quand l'homme, (après avoir, au cours des trois étapes précédentes, réduit son mental à l'état de sattva ou pureté), ressent en lui-même la vérité : je suis *Brahman* ou Dieu, il parvient alors à la quatrième étape. C'est une expérience directe, et non une compréhension intellectuelle de « Je suis *Brahman* ». A ce stade, l'intuition remplace l'intellect ; elle est au-dessus de l'intellect parce que celui-ci est limité.

Au cours de ces quatre premières étapes, l'homme pratique *samprajnata Samadhi,* la contemplation ; la conscience ou la dualité sont encore présentes, et il ressent la séparation d'avec l'objet de sa contemplation. Dans cet état de conscience, il ne s'est pas complètement identifié ou uni à son soi supérieur car la dualité subsiste encore dans sa conscience. Jusqu'à ce stade, il est considéré comme apprenti ou élève.

Les trois étapes suivantes, au-delà de *samprajnata,* sont celles du connaisseur, de la connaissance et du connu. Ici, le soi individuel se fond dans le Soi supérieur. Dorénavant, il n'y a rien à connaître, rien sur quoi méditer, il ne peut donc y avoir de connaissance objective. Puisque le soi individuel, (ou la connaissance du « moi »), se fond dans la conscience universelle, où l'homme ne conçoit rien d'extérieur à lui-même, le connaisseur ne peut exister.

On appelle ces trois étapes : *asamsaktha* : état où l'être n'est plus affecté par quoi que ce soit ; *pararthabhavani* : état où tout ce qui est extérieur semble ne pas exister ; *turya* : état où le *yogi* voit Dieu partout et en toute chose.

5. *Asamsaktha.* Quand le *yogi* devient indifférent aux pouvoirs psychiques (*siddhis*) qui se manifestent à ce stade, il atteint l'état d'*asamsaktha* ou total détachement. C'est la cinquième étape.

6. Dans la sixième étape, *Pararthabhavani*, les choses extérieures à la conscience du *yogi* semblent n'avoir plus d'existence.

7. La septième étape s'appelle *Turya*. Le *yogi* ne voit rien d'autre que *Brahman* ou Dieu, en tous lieux. Dans cet état, un *yogi* n'accomplit plus ses tâches quotidiennes, pas plus qu'il n'y est pas poussé par les autres ; il demeure perpétuellement dans l'état de *Samadhi* ou état de supraconscience. Le langage humain se révèle totalement impuissant à décrire cet état où le yogi fait l'expérience de la béatitude, de la connaissance et de l'existence absolues ; le soi individuel se fond dans le Soi suprême omniprésent, comme une goutte d'eau se perd dans l'océan et s'unit à lui.

Si le mental n'est pas évolué, cette idée de perte de la conscience individuelle est effrayante. Le mental a le pouvoir de se dissimuler derrière des voiles, limitant la conscience, créant des images et des idées fausses et terrifiantes.

La philosophie yoguique affirme que seule la réalisation du Soi ou réalisation de Dieu, peut apporter la paix véritable, la joie et la libération aux âmes incarnées.

Le *yogi* comprend que seul le Soi existe et qu'il se manifeste en tant qu'univers. Tout dans l'univers est ce Soi unique, qui apparaît sous des formes diverses. Il prend conscience que le Soi, quand il apparaît au-delà de l'univers, est appelé Dieu, et que ce même Soi, quand il apparaît dans un corps, est appelé âme individuelle ou *jiva*.

Le *yogi* a la révélation : « Je suis *Brahman* ». Je suis l'univers tout entier. Je suis tout ce qui existe. « Je ne suis ni le corps, ni les organes, ni le mental ; je suis existence, connaissance et béatitude absolues. Je suis Lui ». Où pourrais-je trouver la connaissance, si je suis la connaissance même ? Je suis libéré. Où pourrais-je trouver la joie puisque je suis la béatitude même ?

Telle est la connaissance ou réalisation, atteinte par le *yogi*. Cette connaissance apporte la liberté, et la liberté est le but de toute nature. L'asservissement de l'âme est la mort, la liberté de l'âme, est la libération ou la conquête de la mort.

OM TAT SAT

PROGRAMMES D'EXERCICES

LES programmes d'entraînement qui suivent sont basés sur mes nombreuses années d'enseignement et de recherche, avec des groupes d'élèves d'âges divers. Les exercices qui y sont prescrits peuvent être pratiqués en toute sécurité et sont parfaits pour quiconque veut atteindre la plus haute spiritualité et s'assurer un corps et un esprit sains.

Si un passage des instructions n'est pas suffisamment clair, l'élève pourra trouver toute précision utile dans le corps de ce livre. Il est bien sûr recommandé de choisir le programme d'exercices adapté à son âge et à sa condition physique.

Lorsque l'élève, par manque de temps, ne peut pratiquer tous les exercices qui lui correspondent, il pourra orienter son choix parmi les exercices de base. Par exemple, si l'on prend le tableau 3, les exercices prescrits dans la troisième série exigent une à deux heures pour leur exécution ; il se peut que l'élève soit limité par le temps ; dans ce cas, il faut se souvenir d'une règle majeure selon laquelle toute posture doit être suivie de sa contre-posture ; ainsi, si l'on choisit un exercice faisant travailler la colonne vertébrale en flexion avant, il faudra impérativement faire ensuite un exercice en flexion arrière pour contrebalancer

Pour approfondir le sujet de la contre-posture, et, en prenant toujours pour exemple le tableau 3 (troisième série), on remarquera que, parmi les exercices en flexion avant et ceux en flexion arrière, un certain nombre d'entre eux sont recommandés. L'élève pourra effectuer deux ou trois exercices de chaque série le premier jour, et pratiquer le lendemain ceux qu'il a laissé de côté la veille. De cette façon, en quelques semaines, le corps aura exécuté un cycle complet d'exercices.

En plus des exercices prescrits, il est important que l'élève pratique quotidiennement certaines postures, telles que : la salutation au soleil, la posture sur la tête, la posture sur les épaules, ainsi que la relaxation, la respiration, la méditation… en fonction du temps disponible.

Par manque de place, l'ordre dans lequel les exercices doivent être effectués ne figure pas dans les tableaux, mais il est indiqué ci-après :

1. Prière avant les exercices

2. Salutation au soleil

3. Relaxation (deux ou trois minutes, plus longtemps si nécessaire)

4. Posture sur la tête

5. Posture sur les épaules

6. Poisson (suivi d'une brève relaxation)

7. Flexions avant

8. Flexions arrière

9. Torsions

10. Exercices d'équilibre

11. Exercices pour les jambes et les pieds (en position assise)

12. Exercices debout

13. Relaxation complète de dix à quinze minutes (fin des exercices physiques)

14. Exercices abdominaux

15. Exercices de respiration

16. Méditation.

La respiration et la méditation peuvent être pratiquées indépendamment (par exemple, le matin, tandis que les exercices physiques seront exécutés le soir, ou inversement) ; les exercices de nettoyage doivent être effectués séparément, tôt le matin, en même temps que le nettoyage du corps et des dents.

Les postures de méditation ne sont pas nécessairement pratiquées isolément ; en réalité, elles font partie des exercices de respiration et de concentration.

L'élève qui n'a pu trouver un professeur compétent peut, sans crainte, pratiquer toutes les postures prescrites dans les tableaux 1 et 2, car elles sont aisées, bien que très efficaces. Le texte et les tableaux lui serviront de professeur et de guide pour sa pratique à domicile.

TABLEAU 1 : exercices pour personnes malades et/ou très âgées

Note : ces exercices, ainsi que ceux concernant la respiration peuvent être intensifiés et prolongés selon l'avis de votre professeur.

Discipline yoguique	SÉRIE 1 : 2 à 6 semaines, ou plus
1. Exercices pour les hanches et les jambes	*Pavana Mukthasana* (posture de libération) : 6 à 12 fois
2. Flexion avant	
3. Étirement arrière	*Bhujangasana* (cobra), avec respiration profonde : 3 à 4 fois
4. Torsions	
5. Équilibre	
6. Pieds	
7. Postures pour la méditation	
8. Abdomen	
9. Exercices spéciaux	
10. Relaxation	10 à 15 minutes
11. Alimentation	Jeûne une fois par semaine. Boire seulement des jus de fruits ou de légumes et 4 à 5 verres d'eau pure par jour.
12. Hygiène corporelle	
13. Respiration	Respiration profonde en position couchée, 5 à 10 minutes
14. Concentration et méditation	Lecture de livres philosophiques ou religieux, environ 15 minutes par jour

	SÉRIE 2 : 2 à 6 mois, ou plus	SÉRIE 3 : 1 à 2 ans, ou plus
1.	SÉRIE 1	SÉRIE 1
2.	*Pascimothanasana* (pince) : toutes variations : 3 à 6 fois chacune	SÉRIE 2
3.	*Bhujangasana* (cobra) : 3 fois, et *Ardha salabhasana* (demi-sauterelle) : 4 fois	SÉRIE 2, plus *Salabhasana* (sauterelle), et *Dhanurasana* (arc) : 2 à 6 fois
4.		
5.	*Sarvangasana* (sur les épaules) : ½ à 3 minutes ; suivie de *Matsyasana* (poisson) : variation 1, 2 minutes	SÉRIE 2 : 3 et 2 minutes
6.		
7.		*Sukhasana* et *Siddhasana* (l'adepte) : 3 à 30 minutes chacune
8.		*Agni sara kriya* (respiration et exercices abdominaux) : 3 à 6 cycles
9.		
10.	SÉRIE 1	SÉRIE 1
11.	Éviter sucreries et aliments frits. Jeûner une fois par semaine ; boire des jus de légumes et 4 à 5 verres d'eau pure.	Manger seulement des aliments naturels ; éviter viande, alcool et tabac. Jeûner à l'eau une fois par semaine.
12.		Nettoyage de la gorge et des cavités nasales avec de l'eau tiède salée.
13.	SÉRIE 1	Respiration alternée, 15 à 40 cycles.
14.	SÉRIE 1, plus 10 minutes de prière	SÉRIE 2, plus *tratakam*, 5 à 15 minutes. Augmenter le temps de la SÉRIE 1. *Mauna* (silence) 1 heure par jour

TABLEAU 2 : exercices pour personnes en bonne santé et/ou de 40 à 60 ans

Discipline yoguique	SÉRIE 1 : 2 à 6 semaines, ou plus
1. Hanches et jambes	*Pavana Mukthasana* (posture de libération) : 6 à 12 fois
2. Flexion avant	*Pascimothanasana* (pince) : toutes variations : 3 à 6 fois chacune
3. Étirement arrière	*Bhujangasana* (cobra), toutes variations : 3 fois chaque, puis *Ardha salabhasana* (demi-saute-relle) : 4 fois
4. Torsions	
5. Équilibre	*Sarvangasana* (sur les épaules) et *Matsyasana* (poisson) : variation 1, 1 à 2 minutes chacune
6. Pieds	
7. Postures pour la méditation	*Sukhasana* (facile) : 5 à 15 minutes
8. Abdomen	
9. Exercices spéciaux	
10. Relaxation	10 à 15 minutes
11. Alimentation	Jeûne à l'eau une fois par semaine. Évitez les sucreries et fritures. Buvez 4 à 5 verres d'eau pure chaque jour
12. Hygiène corporelle	Se laver quotidiennement les dents
13. Respiration	*Anuloma viloma* (respiration alternée) sans rétention : inspirer pendant 4 secondes et expirer sur 16 secondes, 15 cycles
14. Perdre les mauvaises habitudes	Évitez les sucreries, le café, le thé, les boissons gazeuses
15. Concentration et méditation	Lire des livres philosophiques ou religieux, environ 15 minutes par jour
16. Développement du cœur spirituel	

	SÉRIE 2 : 2 à 6 mois, ou plus	SÉRIE 3 : 1 à 2 ans, ou plus
1.	SÉRIE 1	*Padmasana* (lotus), *Mandukasana* (grenouille), *Vajrasana* (sur les genoux), *Padangushtasana* (sur la pointe des pieds) : 1 à 10 minutes chacune
2.	*Pascimothanasana* (pince), puis *Halasana* (charrue) : 3 à 6 fois chacune	SÉRIE 2, plus *Janu sirasana* (tête aux genoux), *Karna pidasana* (genoux aux oreilles), 2 fois
3.	*Bhujangasana* (cobra), *Salabhasana* (sauterelle) : 3 fois chacune	SÉRIE 2, plus *Dhanurasana* (arc) : 3 fois
4.	*Ardha Matsyendrasana* (demi-torsion vertébrale), variante 1 : 2 fois chacune	SÉRIE 2, et variation 2 : 2 fois chacune
5.	SÉRIE 1 : 4 et 2 minutes	*Sirsasana* (sur la tête), 1 à 10 minutes, SÉRIE 2 : 8 et 4 minutes
6.	Marcher pieds nus le plus possible	SÉRIE 2
7.	*Siddhasana* (l'adepte) : 5 à 10 minutes	*Padmasana* (lotus) : 5 à 15 minutes
8.		*Agni sara kriya* (exercices abdominaux) : 3 à 6 cycles de 20 à 25 "pompages"
9.	*Surya namaskar* (salutation au soleil) : 2 à 3 cycles	SÉRIE 2 : 8 cycles *Trikonasana* (triangle) : 2 fois chacune
10.	SÉRIE 1	SÉRIE 1
11.	SÉRIE 1, et éviter la viande	SÉRIE 2, éviter le poisson, les œufs. Suivre une alimentation naturelle
12.	SÉRIE 1, plus *Neti* (nettoyage des fosses nasales) avec de l'eau.	SÉRIE 2 *Dhauti* (nettoyage), une fois par semaine
13.	SÉRIE 1, inspirer pendant 8 secondes et expirer 16 secondes.	SÉRIE 2 : 15 à 25 cycles, avec rétention
14.	SÉRIE 1, et évitez l'alcool et le tabac	Commencer à éliminer une mauvaise habitude dont on aimerait se débarrasser
15.	Lire la *Bhagavada Gita*, la *Bible*, ou tout autre livre religieux selon son cœur, environ 15 minutes par jour	SÉRIE 2, plus *tratakam*. Chanter *Om*, 10 à 15 minutes ou plus
16.	Une fois par semaine : travailler pour une organisation charitable, ou rendre service bénévolement	SÉRIE 2

TABLEAU 3 : exercices pour personnes en bonne santé et/ou de 30 à 40 ans

Les personnes particulièrement obèses ou raides doivent suivre le tableau 1.
Exercices physiques et respiratoires pouvant être augmentés suivant le professeur.

Discipline yoguique	SÉRIE 1 : 2 à 6 semaines, ou plus
1. Hanches et jambes	*Pavana mukthasana* (posture de libération), 6 à 12 fois
2. Flexion avant	*Pascimothanasana* (pince), 3 à 4 fois
3. Étirement arrière	*Bhujangasana* (cobra), puis *Salabhasana* (sauterelle), 3 à 4 fois chacune
4. Torsions	*Ardha Matsyendrasana* (torsion vertébrale), variation 1 : 2 fois
5. Équilibre	*Sarvangasana* (sur les épaules), *Matsyasana* (poisson), variations, 3 et 1 minutes chaque
6. Pieds	Marcher pieds nus le plus possible
7. Postures pour la méditation	*Siddhasana* (l'adepte), 5 à 10 minutes
8. Abdomen	
9. Exercices spéciaux	*Vajrasana* (à genoux), 3 à 5 minutes puis *Supta vajrasana* (à genoux), variations, 1 à 2 minutes.
10. Relaxation	10 à 15 minutes
11. Alimentation	Jeûne à l'eau une fois par semaine. Éviter les sucreries et fritures. Boire des jus de fruits frais et 4 à 5 verres d'eau chaque jour
12. Hygiène corporelle	*Neti* (nettoyage des fosses nasales) avec de l'eau tiède salée : 1 fois par jour
13. Respiration	Respiration alternée sans rétention, 15 cycles. Accroître les durées graduellement
14. Perdre les mauvaises habitudes	Éviter les sucreries et le café, le thé ou les boissons gazeuses
15. Concentration et méditation	Dire sa prière favorite 10 à 15 fois par jour (matin et soir). Lectures philosophiques
16. Développement du cœur spirituel	Une fois par semaine : travaillez pour une organisation charitable ou rendre service bénévolement

	SÉRIE 2 : 2 à 6 mois, ou plus	SÉRIE 3 : 1 à 2 ans, ou plus
1.	*Sethu bandhasana* (pont), 1 à 2 minutes	SÉRIE 2
2.	*Halasana* (charrue), variations, 3 à 4 fois cha-cune. *Pascimothanasana* (pince), variantes : 3 fois chacune	SÉRIE 2, *Janusirsasana* (tête aux genoux) et *Pada hasthasana* (mains aux pieds), 3 fois chacune
3.	SÉRIE 1, puis *Dhanurasana* (arc) et variations : 3 fois chacune	SÉRIE 2, puis *Supta vajrasana* (agenouillée) et *Chakrasana* (roue), et variations : 3 fois chacune
4.	SÉRIE 1	SÉRIE 1
5.	*Sirsasana* (sur la tête), variante : 2 minutes, puis SÉRIE 1 : 3 et 1 minutes	SÉRIE 2 : 5, 10 et 2 minutes, puis *Mayurasana* (paon), variantes : 2 minutes.
6.	*Gomukhasana* (tête de vache), 1 à 2 minutes. *Mandukasana* (grenouille), 1 à 2 minutes	SÉRIE 2, plus *Bhadrasana* (chevilles-genoux) et *Gorakshasana* (chevilles-genoux) : 2 minutes chacune
7.	SÉRIE 1, avec respiration et méditation	SÉRIE 2 : 15 à 30 minutes
8.	*Agni sara kriya* : 15 "pompages" à chaque cycle : 3 cycles	SÉRIE 2 : 4 cycles, plus *Uddiyana bandha* et *Nauli* : 3 fois chacune
9.	*Surya namaskar* (salutation au soleil) : 4 fois, *Trikonasana* (triangle) : 2 fois	SÉRIE 2 : 6 fois, et 3 fois (variations)
10.	SÉRIE 1	SÉRIE 1
11.	SÉRIE 1, éviter les aliments salés une fois par semaine	Cultiver une nouvelle habitude. Aliments biologiques, sans viande ni poisson
12.	SÉRIE 1. Les autres *kriyas* peuvent être prati-qués avec l'aide d'un professeur	SÉRIE 2, et Dhauti avec de l'eau
13.	*Anuloma viloma* (respiration alternée avec rétention), 15 cycles (ratio 1/2/2)	SÉRIE 2, 20 à 40 cycles (ratio 1/4/2). Les autres *pranayamas* doivent être pratiquées avec un professeur
14.	SÉRIE 1, réduire l'usage du tabac	SÉRIE 2, éliminer le tabac et l'alcool
15.	SÉRIE 1, plus *Tratakam* et lectures philoso-phiques : 15 minutes par jour	SÉRIE 2, plus chanter et méditer sur *Om*
16.	SÉRIE 1, y consacrer plus de temps	SÉRIE 2. Essayer de ne fréquenter que des personnes positives

TABLEAU 4 : exercices pour personnes en bonne santé et/ou de 18 à 30 ans

Les personnes souffrant de la colonne vertébrale, ou d'autres parties du corps, doivent suivre le tableau 1 et l'avis d'un professeur compétent avant de s'engager dans la pratique d'exercices plus difficiles. La pratique des asanas et la respiration peut être augmentée suivant l'avis du professeur.

Discipline yoguique	SÉRIE 1 : 2 à 6 semaines, ou plus
1. Hanches et jambes	Pavana *mukthasana* (posture de libération), et exercices pour les jambes
2. Flexion avant	*Halasana* (charrue), 4 fois chaque variation
3. Etirement arrière	*Bhujangasana* (cobra), et variation 2 d'*Ardha salabhasana* (demi-sauterelle), 3 à 4 fois
4. Torsions	*Ardha matsyendrasana* (torsion vertébrale), variations 1 et 2, 2 fois de chaque côté
5. Équilibre	*Sarvangasana* (sur les épaules), 3 à 5 minutes *Matsyasana* (poisson), 1 minute par variation
6. Pieds	*Padangutasana* (sur la pointe des pieds), 2 à 3 minutes
7. Postures pour la méditation	*Siddhasana* (l'adepte) et *Padmasana* (lotus), ½ posture, 3 à 5 minutes chacune
8. Abdomen	*Uddiyana bandha* (contraction), 3 à 6 fois
9. Exercices spéciaux	*Surya namaskar* (salutation au soleil), 6 fois
10. Relaxation	10 à 15 minutes
11. Alimentation	Jeûne à l'eau une fois par semaine. Boire seulement des jus de fruits et de légumes. Éviter les sucreries et les boissons gazeuses
12. Hygiène	*Neti* (nettoyage des fosses nasales) avec de l'eau tiède salée, 1 fois par jour, *Dhauti* (purification par l'eau), 1 fois par semaine
13. Respiration	Respiration alternée, sans rétention, 15 cycles
14. Perdre les mauvaises habitudes	Éviter de boire du café, du thé. Éviter de prononcer des mots grossiers
15. Concentration et méditation	Prières 15 minutes/jour, matin et soir. Lecture de livres philosophiques ou religieux, 15 minutes/jour
16. Développement du cœur spirituel	Une fois par semaine : travailler pour une organisation charitable ou rendre service bénévolement

	SÉRIE 2 : 2 à 6 mois, ou plus	SÉRIE 3 : 1 à 2 ans, ou plus
1.	*Sethu bandhasana* (pont) et *Karna padasana* (oreilles/genoux), 1-2 minutes	*Anjaneyasana* (écart en avant), ½ minute
2.	SÉRIE 1, *Pascimothanasana* (pince), 3 fois chaque variation	SÉRIE 2, *Janusirasana* (tête-genoux), *Kurmasana* (tortue), 3 fois chaque variation
3.	Toutes variations : *Bhujangasana* (cobra), *Salabhasana* (sauterelle), *Dhanurasana* (arc). Variation 1 : *Supta vajrasana* (à genoux), *Chakrasana* (roue), 2 fois	*Purna supta vajrasana* (diamant à genoux), et *Chakrasana* (roue) : 10 à 30 secondes chaque variation
4.	SÉRIE 1	*Purna matsyendrasana* (torsion complète) 2
5.	*Sirsasana* (sur la tête), 2 minutes, *Sarvangasana* (sur les épaules), 5 minutes *Matsyasana* (poisson), 2 minutes *Mayurasana* (paon), 2 fois chaque variation, *Kakasana* (corbeau), 2 fois chaque variation.	SÉRIE 2 : 5 minutes, 10 minutes, idem
6.	*Bhadrasana, Gomukhasana, Mandukasana*, 1 à 2 minutes chacunes	SÉRIES 1 et 2
7.	*Padmasana* (lotus complet), 3 à 10 minutes	*Kukudasana* (coq), 1 à 2 minutes, *Yoga mudra* 1 (lotus), 3 fois, *Bandha Padmasana* (lotus lié), variation 3, 3 minutes
8.	SÉRIE 1, et *Agni sara kriya* : 3 fois	SÉRIE 2, et *Nauli kriya* : 3 à 6 fois
9.	SÉRIE 1 : 12 fois, *Dhanurasana* (arc), variante 1, *Trikonasana*, 2 fois chacune	SÉRIE 2, 3 fois chaque variante
10.	SÉRIE 1	SÉRIE 1
11.	SÉRIE 1, évitez : café, thé et fritures	Devenir exclusivement végétarien
12.	SÉRIE 1, étude des autres *kriyas* avec un professeur compétent	SÉRIE 2
13.	*Kapalabhathi* : 3 à 4 cycles, *Anuloma viloma* : 15 à 20 cycles	SÉRIE 2 : 4 à 6 cycles, et 20 à 40 cycles (ratio : 1-4-2)
14.	Ni alcool, ni tabac	Une par une, essayez d'éliminer chacune de vos mauvaises habitudes
15.	*Tratakam*, 5 à 10 minutes. Méditation et chant de *Om*, 15 à 20 minutes	Méditer sur *Om* ou sur Dieu, 30 minutes ou plus
16.	SÉRIE 1, y consacrer plus de temps	SÉRIE 2, Pour purifier le cœur, voir Dieu en tout et toujours

TABLEAU 5 : exercices pour les enfants en bonne santé

Les parents ont le devoir d'éduquer leurs enfants à la maison, en n'oubliant pas les aspects physiques, psychologiques et spirituels, dans le cadre de leurs croyances religieuses. C'est aussi le devoir des parents de donner l'exemple par leurs actions. Si les parents ne démontrent pas qu'ils sont capables d'autodiscipline et de contrôle de soi, ils ne peuvent pas s'attendre à ce que leurs enfants progressent dans leur développement physique, psychique et spirituel. Il y a aussi, malheureusement, des parents qui imposent un contrôle trop strict sur leurs enfants, sous prétexte de religion ou autre. Ils bloquent ainsi le développement spirituel de leur enfant car ils le privent de temps et de moyens pour progresser de façon naturelle, en même temps qu'ils grandissent physiquement et psychiquement. Les parents ne devraient épargner aucun effort pour permettre aux connaissances subconscientes des enfants de s'exprimer. Ils devraient les encourager à penser librement et dans un esprit positif. Ils devraient les libérer de toute peur paralysante – peur de l'Enfer, de la destruction, de la mort.

Discipline yoguique	SÉRIE 1 : 2 à 6 semaines, ou plus
1. Exercices physiques	*Surya namaskar* (salutation au soleil), 3 fois *Sarvangasana* (sur les épaules), 2 minutes *Pascimothanasana* (pince), 3 fois *Bhujangasana* (cobra), 3 fois
2. Respiration	Respiration abdominale profonde (5-10 minutes.)
3. Lectures philosophiques	Lire à haute voix et expliquer les passages de livres philosophiques : 15 à 30 minutes
4. Élimination des mauvaises habitudes	Faire des efforts constants pour saisir les problèmes qui se posent et agir positivement. S'assurer que l'enfant choisisse des amis équilibrés et stimulants pour son développement
5. Récréation	Consacrer 30 minutes chaque jour à jouer en plein air avec l'enfant. Le sport ou un jeu actif contribuent à dénouer les tensions
6. Étude	Choisir un moment pour l'étude en début de journée (plus propice à cette activité)
7. Prière	Habituer l'enfant à réciter sa prière avant les repas et avant de se coucher (5 minutes)

Les exercices suivants sont simples et aideront l'enfant à stimuler la connaissance qui sommeille dans son mental subconscient. Ces exercices ne s'opposent pas aux croyances religieuses reçues au sein de la famille. Ils visent à enseigner à l'enfant des méthodes pour bien se nourrir, faire de l'exercice, respirer correctement, penser librement et de façon constructive. Les bonnes habitudes prises dans l'enfance durent toute la vie et leur influence bénéfique se fera longuement sentir, de même que les mauvaises habitudes acquises tôt dans la vie exercent leur influence néfaste sur la vie entière d'une personne. Ces mauvaises habitudes peuvent cependant être éliminées par la pratique régulière du *yoga*.

	SÉRIE 2 : 2 à 6 mois, ou plus	SÉRIE 3 : 1 à 2 ans, ou plus
1.	SÉRIE 1 : 6 fois, 3 minutes, 3 fois, 3 fois, et *Dhanurasana* (arc), 3 fois, *Padmasana* (lotus), 2 minutes	SÉRIE 2, plus *Sirsasana* (sur la tête) 2 minutes, *Ardha matsyendrasana* (torsion vertébrale), variation 1, 3 fois, *Trikonasana* (triangle) 3 fois chaque variation *Pada hasthasana* (pince debout), 3 fois *Chakrasana* (roue), 2 fois chaque variation.
2.	SÉRIE 1	*Kapalabhathi* (respiration diaphragmatique), 3 à 4 cycles, *Anuloma viloma* (respiration alternée), 10 à 20 cycles
3.	SÉRIE 1	SÉRIE 1
4.	Évaluer les progrès accomplis par l'enfant dans l'élimination de ses mauvaises habitudes	SÉRIE 1 et 2
5.	SÉRIE 1	SÉRIE 1
6.	SÉRIE 1	SÉRIE 1
7.	SÉRIE 1	SÉRIE 1

TABLEAU 6 : formation avancée pour le développement accéléré du corps et de l'esprit, afin d'éveiller la force spirituelle intérieure

Les exercices prescrits dans ce tableau ne doivent être entrepris qu'après avoir acquis la maîtrise de ceux des précédents tableaux, selon le groupe d'âge.

Dans ce tableau, les exercices physiques ont été omis. Les postures difficiles décrites dans ce livre peuvent être pratiquées par les adeptes jeunes et en bonne santé, parallèlement aux exercices prescrits ci-dessous, en respectant sa nature et selon le temps dont on dispose. Enfin, ils doivent être faits sous la direction d'un professeur compétent.

Discipline yoguique	SÉRIE 1 : Stade préparatoire à la purification des nadis, 1 à 6 mois, ou +
1. *Kapalabhathi* (respiration diaphragmatique)	3 à 8 cycles. Le nombre d'expirations par cycle va de 30 à 50. Ne pas pratiquer en cas de douleurs abdominales ou thoraciques.
2. *Anuloma viloma* (respiration alternée)	20 cycles. Rythme de 4/8/8, à augmenter progressivement jusqu'à 8/16/16 (en 6 mois). ATTENTION : ne jamais passer à une proportion supérieure sans maîtrise de la précédente
3. *Ujjayi*	5 à 10 cycles
4. *Surya bedha*	
5. *Bhastrika*	
6. *Pranayamas* mineurs	**Sitali** et **Sitkari** : 10 à 20 cycles de chaque
7. Respiration rythmique	15 minutes. Inspiration = expiration (4 secondes)
8. Alimentation	Ni viande, ni alcool, ni tabac
9. Relaxation	10 à 15 minutes
10. Développement du sens moral : *Yama* et *Niyama*	1. Faire les *kriyas* quotidiennement 2. S'efforcerd' être heureux en toute circonstance et de façon permanente 3. Se satisfaire de ce que l'on a
11. Méditation	*Tratakam* ou méditation sur une représentation du divin. Répéter *OM* pendant 10 minutes

Ne vous hâtez pas de passer d'un exercice à l'autre. Des années de pratique régulière sont nécessaires pour parvenir à maîtriser le corps et l'esprit, et pour cueillir les fruits dont parle ce livre. La patience, la pratique systématique et régulière, la foi en Dieu et la confiance en son professeur sont les clés qui ouvriront les portes secrètes de votre cœur, où se trouvent toute connaissance et toute force.

	SÉRIE 2 : Éveil de la Kundalini, 1 à 2 années	SÉRIE 3 : Jusqu'à la perfection
1.	6 à 10 cycles. 50 à 100 expirations, progressivement, sans aller au delà des limites. Quelques respirations normales entre chaque cycle	6 à 10 cycles 100 expirations par cycle
2.	20 à 40 cycles. Commencer à 4/16/8, et augmenter doucement jusqu'à 8/32/16 ATTENTION : suivre les indications du professeur	30 cycles. Matin et soir, à jeun Rythme : 8/32/16, jusqu'à 12/48/24 ATTENTION : cf. séries 1 et 2
3.	10 à 20 cycles, avec *bandhas*	SÉRIE 2
4.	10 à 15 cycles, avec *bandhas*	SÉRIE 2
5.	3 à 12 cycles. Faire au moins 10 expirations au début et un maximum de 25 à chaque cycle. L'effet recherché est une sensation de chaleur dans le bas du dos	SÉRIE 2. Plus : à la fin de chaque cycle, retenir la respiration en faisant les *bandhas*. Diverses sensations peuvent apparaître durant cet exercice ATTENTION : si douleur, arrêter
6.	SÉRIE 1, si on a le temps	SÉRIE 1, si on a le temps
7.	20 à 30 minutes	SÉRIE 2
8.	SÉRIE 1, pas d'aliments frits, en décomposition ou amers. Pas de sel pendant une longue période	SÉRIE 2. Observer un régime liquide (lait et jus de fruits) Pas de jeûne, ne pas surcharger l'estomac
9.	15 à 20 minutes	20 à 30 minutes (plus si besoin)
10.	Pratiquer la non-violence. Ne faire souffrir ni ne tuer aucune créature vivante. Être honnête et direct. Lire la *Bhagavad Gita*, la *Bible*, ou tout autre livre sacré	Règle de vie : « Vie simple et pensées élevées ». Voir Dieu en tout (du minéral à l'humain). Avoir de la compassion et de la sympathie pour les pauvres et ceux dont la compréhension est limitée.
11.	Méditer sur les chakras de 15 à 30 minutes. Répéter *OM* pendant 10 minutes.	SÉRIE 2. Ne pas s'enorgueillir de ses progrès spirituels. Même après avoir atteint le dernier échelon spirituel, il est possible de retomber tout en bas. Seul le divin peut maintenir dans la perfection. *OM.*

LISTE D'ASANAS

Le premier chiffre en **gras** indique le numéro de la planche et le chiffre suivant indique la page.

GLOSSAIRE

Agni.................................feu

Agni-sara..........................purification par le feu

Agni tattva.......................élément feu

Ahamkara........................l'ego ou « moi » ou affirmation du moi individuel

Ajna chakra..................... sixième chakra, situé entre les sourcils

Akasha............................éther subtil de la Shakti

Alambusa.........................un des dix principaux nadis

Anahata chakra................quatrième *chakra*, situé sur la colonne vertébrale, au niveau du cœur

Ananda............................béatitude, félicité

Anandamaya kosa............la plus subtile des cinq gaines du soi, « l'enveloppe de la béatitude »

Annamaya kosa................la plus grossière des cinq gaines, « l'enveloppe de la nourriture »

Antar dhauti.....................nettoyage interne

Anu.................................atome

Anuloma viloma...............respiration alternée

Apana..............................manifestation du *Prana*, ou force vitale

Apana vayu......................force vitale négative

Apas tattva.......................élément eau

Apurna............................le « non tout »

Asamsaktha......................état où le *yogi* n'est affecté par rien

Asanas.............................postures (pour le contrôle du corps et la méditation)

Astanga yoga....................*yoga* divisé en huit branches (*anga*), ou huit étapes, également connu sous le nom de *raja yoga*

Asvadha...........................le monde des sens

Atman.............................âme, ou conscience pure

Avarana...........................voile de l'ignorance

Avidya.............................ignorance

Avyaktha .... l'univers non-manifesté

Ayana .... période de temps selon le système hindou (la moitié d'une année)

Bandha .... verrouillage musculaire exercé par le *yogi* pendant certains exercices respiratoires

Basti .... nettoyage du côlon inférieur

Bija mantra .... selon les Mantras Sastras, syllabe racine ou mot sacré correspondant à un dieu ou à une déesse

Bhagavad Gita .... « Le Chant Divin », entre *Krishna* et *Arjuna* ; écritures sacrées hindoues contenant l'essence des *Upanishads*

Bhakti yoga .... *yoga* de la dévotion

Bhastrika .... exercice avancé de *pranayama* (respiration yoguique)

Bhathi .... en sanskrit : briller, luire

Bhramari .... exercice de *pranayama* (respiration yoguique)

Bhu loka .... plan physique, matériel

Bhutas .... les cinq éléments (terre, eau, feu, air et éther)

Bhuvar loka .... plan mental de la conscience (plan astral)

Bijaksara .... syllabe racine qui contient l'essence, la puissance, d'un élément. Par exemple, selon les Mantras Sastras (livres des syllabes mystiques telles que OM, HRIM), Ram correspond à l'élément feu, Vam à l'élément air, etc.

Brahma .... le Créateur, dieu de la trilogie hindoue (*Brahma*, *Visnu* et *Siva*) ; à ne pas confondre avec *Brahman*, l'Être Absolu dont tout émane

Brahma granthi .... nœud, sur la colonne vertébrale, qui bloque le mouvement de l'énergie pranique

Brahma loka .... lieu où réside *Brahma*, le Créateur

Brahman .... l'Absolu

Brahma nadi .... autre nom pour *sushumna nadi*, littéralement : voie vers l'Être suprême

Chakras .... centres du corps astral, correspondant aux plexus du corps physique, ayant la forme d'un lotus. Situés sur la colonne vertébrale et au nombre de six, ils agissent comme des accumulateurs d'énergie pranique

Chandra mandala .... dans les anciennes Ecritures hindoues, homme voyageant vers la lune

Cit .... aspect de la connaissance du soi

Citta .... subconscient

Citta vritti .... fluctuations du mental

Chitrini .... partie la plus intime de *sushumna*

Dakini devi .... la puissance de *shakti* dans *muladhara chakra*

Danta dhauti .... nettoyage des dents

Deha .... corps physique

Devadatha vayu .... manifestation du *prana* (force vitale)

Devata / Devi .... dieu ou déesse

Dhananjaya vayu .... manifestation du *prana* (force vitale)

Dhara .... mouvement ascendant dans le cerveau

Dharana .... concentration

Dhauti .... nettoyage de l'estomac

Dhvanyatmak .... expression sonore non verbale, langage des émotions, comme le rire ou les pleurs

Dhyana .... méditation

Dvapara yuga .... âge (époque) de bronze selon le système hindou de calcul des cycles du temps

Gandhari .... un des dix principaux *nadis*

Granthis .... nœuds dans *sushumna* (conduit astral) au niveau de la colonne vertébrale. Trois *granthis* bloquent et empêchent le mouvement du *prana* dans *sushumna nadi*

Gunas .... les trois qualités de *prakriti*, ou l'univers non manifesté

Guru .... maître spirituel

Hakini devi .... puissance (*shakti*) manifestée dans *ajna chakra*, le centre entre les sourcils

Hasthajivha .... un des dix principaux nadis.

Hatha .... soleil et lune, union des syllabes *Ha* (soleil) et *Tha* (lune)

Hatha vidya .... connaissance du contrôle du souffle et du mental

Hatha yoga .... branche du *yoga*, axée sur le contrôle du corps physique et du *prana*

Hatha Yoga Pradipika .... Traité de *hatha yoga* universellement reconnu, écrit par le grand *yogi Svatmarama*

Hrid dhauti .... nettoyage de la gorge

Iccha shakti .... puissance de la volonté

Ida .... un des trois plus importants *nadis*, avec *pingala* et *sushumna* ; contrepartie astrale des fibres sensorielles et motrices de la colonne vertébrale à travers lesquelles circule le *prana*

Jala .... le cerveau, également le nerf traversant le cou

Jalandhara bandha .... verrouillage du menton

Jiva .... l'âme individuelle

Jnana indriyas .... les cinq organes des sens de la connaissance

Jnana shakti .... pouvoir de la connaissance

Jnana svarupa .... connaissance parfaite sur le plan de la conscience

Jnana vritti .... connaissance des objets

Jnana yoga .... *yoga* de la connaissance, réalisation du Soi par l'investigation et la méditation

Kakini devi .... aspect du divin manifesté dans *anahata chakra*

Kali yuga .... l'âge du fer selon le système hindou de calcul des cycles du temps

Kalpa .... période de temps équivalant à huit *yugas*

Kama namas .... mental inférieur

Kapala .... crâne

Kapalabhati .... littéralement : »crâne qui brille » ; exercice de respiration abdominale et diaphragmatique servant à nettoyer l'appareil respiratoire et les voies nasales

Karana .... causal

Karana sarira .... corps causal

Karma .... loi d'action et réaction et de cause à effet

Karma bhumi..................monde des sens qui mène à la libération ou à l'esclavage

Karma yoga ....*yoga* de l'action désintéressée, voie de la réalisation par le service envers tous les êtres, en tant que manifestations de Dieu ou du Soi

Karna dhauti...................nettoyage des oreilles

Kramamukthi ....libération progressive

Krikkara ....manifestation du *prana* (force vitale)

Kriya ....procédé de purification

Kriya shakti....................pouvoir de l'action

Ksana.............................fraction de temps

Kuhuh.............................un des dix principaux nadis

Kumbaka ....rétention du souffle

Kundalini shakti..............le « pouvoir du serpent ».

Kundalini yoga ....branche du *Raja Yoga* qui prépare à l'éveil de la *kundalini*

Kunjar kriya ....nettoyage de l'estomac avec de l'eau

Kurma (vayu) ....un des courants mineur d'énergie vitale

Lakini Devi.......................le pouvoir divin de *Shakti* manifesté dans *manipura chakra*

Lam ....syllabe « racine » exprimant la matière grossière ; nom de l'élément terre

Lava ....période de temps selon le système hindou

Maharloka.......................plan mental de la conscience

Mala...............................impuretés du mental

Manipura chakra ....troisième *chakra*, sur la colonne vertébrale, au niveau du nombril, correspondant à l'élément feu

Manomaya kosa ....gaine mentale, siège des émotions

Mantra...........................énergie mystique contenue dans une structure sonore, chantée ou répétée mentalement

Mantra yoga ....branche du *Raja Yoga* consacrée à la répétition de mantra(s)

Maya shakti.....................puissance d'illusion qui voile la conscience de l'Absolu et donne la notion d'individualité et de division

Moda .... grande joie

Mudras .... postures de hatha yoga produisant des courants de force pranique

Mula bandha .... verrouillage musculaire du sphincter anal

Mula sodhana .... irrigation rectale

Muladhara chakra .... premier *chakra* à la base de la colonne vertébrale, correspondant au plexus pelvien ; principe terre

Murccha .... exercice avancé de respiration

Nadis .... système nerveux subtil du corps astral

Naga vayu .... manifestation du *prana* (force vitale)

Naksatra mandala .... dans les anciennes écritures hindoues : homme voyageant vers les étoiles

Nauli kriya .... exercice de nettoyage par la contraction des muscles abdominaux

Nimesa .... selon le système hindou, période correspondant à un battement de paupière

Nirmanu .... méthode yoguique de nettoyage du corps pour atteindre la perfection dans les exercices respiratoires

Niyama .... deuxième étape du *raja yoga;* règles de discipline spirituelles telles que : propreté, contentement, ascèse, étude et dévotion envers Dieu

Om ou *aum* .... syllabe sacrée de la philosophie hindoue ; représentation sonore de l'Absolu

Pancha pranas .... les cinq forces vitales

Parama siva .... Conscience Suprême (contrepartie statique de la manifestation active de *Shakti*)

Paramanu .... la plus petite particule de matière dans la science yoguique (subatomique) ; également : la plus courte période de temps, nécessaire à un rayon de lumière pour traverser un *paramanu*

Parardha .... temps nécessaire à Brahma pour la création et la dissolution du cosmos

Pararthabhavani .... état de *Samadhi* où les choses extérieures perdent leur réalité apparente

Pingala ....un des trois plus importants *nadis* (avec *ida* et *sushumna*). Contrepartie astrale des fibres sensorielles et motrices de la colonne vertébrale à travers lesquelles circulent le *prana* (énergie vitale) ; énergie solaire

Pitrs ....mânes ou esprit des morts ; dieux des mondes inférieurs

Plavini.............................exercice de pranayama

Pradipika ....traité de *hatha yoga* écrit par *Svatmarama*

Prakriti............................la nature ; univers manifesté ou non manifesté

Pramoda...........................joie suprême

Prana ....énergie vitale ; air vital

Pranamaya kosa...............gaine du *prana*

Pranayama sarira ....gaine éthérique

Pranava ....syllabe sacrée *OM* (« *AUM* ») : ce qui est l'essence de la vie ou qui circule à travers le prana

Prana vayu.......................air vital positif

Pratyahara.......................retrait des sens; détachement envers leurs objets; introspection mentale; cinquième étape du *raja yoga*

Prithivi tattva ....principe terre

Priya ....joie

Puraka ....inspiration

Purna ....tout

Pusa ....un des dix principaux nadis

Rakini devi ....*Shakti* ou pouvoir de *svadistana chakra*

Rajas ....la nature en tant qu'activité ou mouvement

Rajasique ....stimulant (particulièrement dans le domaine de la nourriture)

Raja yoga.........................science du contrôle du mental

Ram.................................syllabe « racine »; nom de l'élément feu

Recaka.............................expiration

Ritu ....selon les anciennes écritures hindoues, saison composée de deux mois.

Rudra ....un des noms du dieu *Siva*, de la trinité hindoue

Rudra granthi.................nœud dans la *sushumna* (conduit astral) au niveau de la colonne vertébrale, qui bloque le mouvement de l'énergie pranique

Sahasrara chakra.............lotus aux mille pétales; expression symbolique du centre nerveux le plus élevé, situé au sommet du crâne, où s'effectue l'union ultime de l'âme individuelle du *yogi* avec l'Absolu

Sakini devi......................pouvoir de *shakti* dans *visuddha chakra,* au niveau de la gorge

Shakti.............................puissance divine souvent exprimée sous la forme de la Déesse-Mère de l'univers. Contrepartie active de la conscience suprême *Parama Siva*

Samadhi..........................état de supra-conscience

Samana...........................manifestation du *prana* (énergie vitale)

Samana vayu...................un des courants d'énergie vitale

Samanu...........................procédé mental de purification des *nadis*

Samprajnata samadhi.....état de supra-conscience où subsiste encore la dualité

Samskaras.......................impressions mentales

Sankini...........................un des dix principaux *nadis*

Sat..................................existence absolue ; un des attributs du Soi

Sacchitananda................existence, connaissance et béatitude absolues, qui sont les attributs du Soi, ou conscience pure

Sattva..............................la nature sous l'aspect de la pureté

Sattvique.........................pur (particulièrement en relation avec la nourriture)

Sattvapatti......................réalisation de l'état de pureté

Satya yuga......................l'âge d'or selon le système hindou de calcul des cycles du temps

Shad kriyas......................exercices de purification yoguique

Siddhis............................pouvoirs physiques et psychiques

Sitali...............................exercice de respiration yoguique

Sitkari............................ exercice de respiration yoguique

Siva................................un des dieux de la Trinité hindoue

Siva gita.........................texte primordial sur le *yoga*

Srimad Bhagavad Gita..... un des textes sacrés hindous relatant les enseignements de Krishna à Arjuna

Srimad Bhagavatam ....un des textes sacrés hindous où sont racontés la vie et les enseignements de Krishna, et où sont expliquées les incarnations de Vishnu et leur portée philosophique

Stitha prajna ....âme libérée

Stula................................corps physique

Subhecha......................... désir intense de vérité

Sudha manas ....raison pure

Suksma prakriti...............force primordiale de l'univers

Suksma sarira ....corps astral

Surya bheda ....exercice de respiration yoguique

Surya mandala................dans les anciens textes hindous, homme voyageant vers le soleil

Surya nadi pingala...........inspiration par la narine droite

Sushumna ....canal astral situé le long de la colonne vertébrale par lequel le *yogi* avancé conduit *kundalini shakti* (le pouvoir du serpent)

Svadisthana chakra ....deuxième *chakra* sur la colonne vertébrale, au niveau des organes sexuels ; principe de l'eau

Svar loka ....plan du feu

Tam ....syllabe « racine » et appellation de la lune

Tamas.............................principe d'inertie dans la nature

Tamasique ....impur, pourri (particulièrement, en relation avec la nourriture)

Tanumanasa.....................atténuation de l'activité mentale

Trasarenu ....substance composée de trois atomes

Treta yuga ....l'âge d'argent selon le système hindou de calcul des cycles du temps

Tripura ....triple énergie

Turya...............................étape la plus élevée sur le chemin du développement spirituel où le *yogi* voit Dieu ou l'Absolu partout

Udana ....manifestation du *prana* (force vitale)

Udana vayu ....un des courants mineurs d'énergie vitale

Uddiyate...........................s'élever

Ujjayi pranayama.............exercice de respiration yoguique

Upanishads .... importants textes sacrés hindous, traités philoso-
phiques et religieux

Upa pranas .... les cinq forces vitales mineures

Vajrini .... partie interne de *sushumna*

Vam .... syllabe « racine » ; élément eau

Varnatmak .... sons articulés ou langage

Vayu .... terme général pour désigner une impulsion ou un
courant nerveux particuliers

Vayu tattva .... principe air ; matière gazeuse

Vedanta .... philosophie moniste ; littéralement « la fin de la
connaissance »

Vedha .... définition hindoue pour une très petite période de
temps

Vicharana .... l'investigation correcte, juste

Vijnanamaya kosa .... corps de la connaissance, également gaine de
l'intellect

Vikriti .... le non manifesté sous différents aspects

Vikshepa .... agitation mentale

Vishnu granthi .... nœud, au niveau de **manipura chakra**, qui bloque le
mouvement de l'énergie pranique et de la **Kundalini
Shakti**, (pouvoir du serpent), dans la colonne
vertébrale

Vishuddha chakra .... cinquième plexus sur la colonne vertébrale

Vivarta vada .... surimposition

Vyana vayu .... manifestation du **prana** (énergie vitale) ; un des
courants nerveux mineurs

Yam .... syllabe « racine » ; principe de l'air

Yama .... éthique, interdits moraux ; purification interne
préparant au **yoga**

Yoga sastras .... ancien livre sur le **yoga**

Yoga Vashista .... ancien et célèbre traité de philosophie **Advaita**, sous
la forme d'un dialogue entre le roi **Rama** et le sage
Vashista

GLOSSAIRE

Yuga ....période de temps selon le système de calcul hindou
qui comprend : *satya yuga, treta yuga, dvapara
yuga* et *kali yuga*

Yusasvini ....un des dix principaux *nadis*

« LE SWAMI VOLANT »[1]

Swami Vishnudevananda naquit en 1927 au Kerala, Inde du Sud. C'est à l'âge de dix-huit ans qu'il rencontra son maître, Swami Sivananda, à Rishikesh. Il passa douze années à ses côtés.

Swami Sivananda le prépara en vue de la grande mission qui devait être la sienne, répandre la connaissance et la pratique du « yoga pour la paix intérieure » en Occident, où il fut envoyé en 1958.

Swami Sivananda contribua sans doute plus que tout autre, grâce à son extraordinaire ouverture d'esprit, à faire connaître le yoga à des personnes de toutes religions. Il contribua ainsi au renouveau hindou, commencé au XIXème siècle, et enseigna que le service désintéressé, fait dans un esprit de paix et d'amour envers l'humanité – sans tenir compte de la race, de la religion ou de la caste – est la plus élevée des vertus spirituelles authentiques.

Toute sa vie loyal à cet idéal, Swami Vishnudevananda s'employa sans trêve à poursuivre la mission de son maître avec un dévouement extraordinaire. Après de modestes débuts aux États-Unis et au Canada, des Centres et des Ashrams Sivananda commencèrent à s'établir en Europe, puis dans le monde entier.

Swami Vishnudevananda fut mondialement connu sous le nom de « swami volant ». Il s'attacha à promouvoir la cohabitation pacifique entre les différentes religions du monde, et fut l'un des plus grands artisans de la paix dans les années 1960, 1970 et 1980.

Swami Vishnudevananda fut une figure éminente, dans la tradition de la non-violence du Mahatma Gandhi et de Martin Luther King.

Il fit la une des journaux pour la première fois en 1971, lorsqu'il pilota, avec l'acteur Peter Sellers comme copilote, son petit avion « Apache » au-dessus de Belfast en Irlande du Nord. Ce fut le premier de ses vols pour la paix au-dessus

---

1 A propos de l'auteur : Swami Vishnudevananda : « Le Swami Volant », (1927-1993). Écrit par John Rossner, Ph. D, Professeur en Étude Comparée des Religions, Université de Concordia, Montréal.

de zones troublées de la planète, vol qui devait être suivi de beaucoup d'autres. Lors de ces vols, Swami Vishnudevananda « bombardait » chaque côté de la zone de conflit de fleurs et de tracts pour la paix.

Au cours de la même année, il rencontra les dirigeants des factions protestantes et catholiques en Ulster, ainsi que les factions hindoue et musulmane au Pakistan. Il vola ensuite au-dessus du Bangladesh, attirant ainsi l'attention du monde sur la famine qui y régnait alors.

En novembre 1971, il fit un vol périlleux au-dessus du Canal de Suez, entre les lignes arabes et israéliennes ; au cours de cette mission, son petit avion « Apache », décoré pour l'occasion d'étoiles et d'arcs-en-ciel multicolores par l'artiste américain Peter Max, fut pris en chasse par des avions de guerre à la fois égyptiens et israéliens. Après avoir « bombardé » les lignes égyptiennes et israéliennes de fleurs et de tracts pour la paix, Swami Vishnudevananda rencontra des personnalités politiques à Jérusalem et en Égypte, et plaida la cause de la paix et de la réconciliation.

En 1983, Swami Vishnudevananda entreprit une autre mission symbolique pour la paix, en volant d'ouest en est au-dessus du mur de Berlin, à bord d'un ULM. Il atterrit dans le champ d'un fermier, et dut insister auprès de ce dernier pour qu'il fasse venir la police d'Allemagne de l'Est afin qu'il puisse faire connaître son message de paix.

Le message de Swami Vishnudevananda était le suivant : « L'esprit humain peut, à l'image de l'ULM qu'il pilotait, transcender les frontières construites par les hommes – tel le mur de Berlin – à condition que ce soit dans l'intention d'apporter la paix et l'amour à tous les êtres ». Après avoir donné un discours sur la non-violence et le yoga à la police est-allemande, il fut autorisé à retourner à Berlin-ouest le jour même.

Il conduisit ensuite une marche sur le feu dédiée à la paix, au cours de laquelle quelques soixante personnes – y compris moi-même, prêtre anglican – marchèrent après lui sur des charbons ardents, afin d'illustrer le fait que l'esprit humain, lorsqu'il s'arme de courage et de foi, a le pouvoir de surmonter les « feux » de toutes natures, et d'accomplir les actions extraordinaires qui s'imposent, en faisant cesser les hostilités dans le but d'empêcher un holocauste nucléaire.

L'année suivante, en 1984, Swami Vishnudevananda équipa un bus anglais à deux étages portant l'inscription « Yoga pour la paix » et traversa ainsi l'Europe, la Turquie, l'Iran et l'Afghanistan pour arriver au Punjab, où il tenta de se poser en médiateur entre les hindous et les sikhs à Amritsar, pénétrant à l'intérieur du Temple d'Or accompagné de quelques autres personnes, y compris ma femme, le professeur Marilyn Rossner, pour parler aux dirigeants sikhs alors retranchés dans le temple.

Une des clés de son succès, lors de ses débuts, fut la publication de son livre, maintenant best-seller et classique dans le domaine, le *Grand Livre du Yoga* ainsi que l'organisation de formations de professeurs de yoga à travers le monde. En 1969, il établit le True World Order, une organisation symbolique ayant pour idéal l'établissement d'un nouveau monde sans frontière, où l'égalité, la justice, et l'amour de l'humanité deviendraient un jour la norme.

Aujourd'hui, des milliers de personnes de toutes races et de toutes religions ont trouvé santé et paix intérieure grâce à la pratique du yoga et de la méditation, selon l'enseignement de Swami Vishnudevananda.

Plus nombreux encore sont ceux qui, à travers le monde entier, ont été inspirés par la foi et le courage qu'il a montrés dans ses missions pour la paix et qui s'en souviennent comme autant d'étincelles de lumière et d'espoir au cœur de situations obscures.

Il ne gagna pas le Prix Nobel de la Paix, ni l'ordre du Canada, mais sa vie elle-même, et tout ce qu'il a réalisé, montre qu'il n'en avait pas besoin. Il fut vraiment un « citoyen du monde », un des fils éminents de l'Inde, et, bien que méconnu, un des plus grands citoyens canadiens de notre époque.

Il a atteint le mahasamadhi le 11 novembre 1993.

BIBLIOGRAPHIE[1]

MÉDITATION ET MANTRAS. Par ses explications complètes sur les mantras, la méditation et d'autres techniques d'auto-analyse, ce livre est une étude psychologique, un guide pratique et une source de haute connaissance. Il reflète une connaissance vécue, sans interprétation théorique, ainsi qu'une profonde compréhension du mental.

HATHA YOGA PRADIPIKA, de SVATMARAMA (commentaires). Ce guide classique de pratique avancée du hatha yoga est présenté avec le commentaire original de Brahmananda. Le commentaire personnel de Swami Vishnudevananda reflète l'expérience acquise lors de sa propre sadhana intensive faite dans les Himalayas.

SIVANANDA UPANISHAD. Recueil de lettres écrites par Swami Sivananda à de nombreux disciples et dont Swami Vishnudevananda a fait la compilation.

LE YOGA, GUIDE COMPLET ET PROGRESSIF. Ce livre, réalisé par les Centres Sivananda sous la direction de Swami Vishnudevananda, comprend plus de quatre-vingt-dix photos et deux cent cinquante dessins de postures permettant d'apprendre le yoga facilement. Il explique à la fois la pratique des postures, du pranayama, de la relaxation, de la méditation, et de l'alimentation végétarienne.

LIVRE DE CUISINE SIVANANDA. Pour une cuisine végétarienne facile à préparer savoureuse et saine, tant pour le corps que pour le mental.

---

1 Tous ces livres, et bien d'autres, sont disponibles dans les Centres et Ashrams Sivananda.

VIE DES ASHRAMS
ET DES CENTRES SIVANANDA

La Formation de Professeurs Sivananda[1]

C'est en 1969 que Swami Vishnudevananda, fondateur des Centres Internationaux Sivananda de Yoga Vedanta, créa le premier cours de formation de professeurs jamais enseigné en Occident. Ce stage théorique et pratique de quatre semaines vise à transmettre l'essence du yoga et du Vedanta. Des personnes de toutes nationalités, religions et professions y participent. Il n'est pas nécessaire d'être un expert en yoga pour le suivre. Il s'adresse à toute personne qui désire développer une base solide pour sa pratique spirituelle, tout autant qu'à ceux qui souhaitent enseigner le yoga. Les matières suivantes y sont étudiées : asanas et pranayamas (y compris les méthodes d'enseignement), kriyas, japa, méditation, *Bhagavad Gita*, anatomie et physiologie, karma yoga (service désintéressé) et philosophie Vedanta. Ce stage a lieu chaque année dans les Ashrams Sivananda.

La Formation Avancée de Professeurs Sivananda[2]

Cette formation dure également quatre semaines et permet d'approfondir sa pratique et sa connaissance du yoga et du Vedanta. Y sont étudiés les *Yogas Sutras* de Patanjali du Raja Yoga, la philosophie Vedanta, la physiologie et l'anatomie avancées, les asanas et les pranayamas avancés, ainsi que le sanskrit. Il est nécessaire d'avoir suivi le premier stage pour participer à la formation.

La Sadhana Intensive

Ce stage de deux semaines est unique en son genre en Occident. La pratique du hatha yoga, et plus spécialement du pranayama y est transmise de la manière traditionnelle : les participants y sont guidés personnellement dans leur pratique par un disciple de longue date de Swami Vishnudevananda. La méditation et

---

1 En anglais : Teacher's Training Course (TTC)
2 En anglais : Advanced Teachers's Training Course (ATTC)

l'étude des écritures sacrées (*Hatha Yoga Pradipika*, *Srimad Bhagavatam*, *Viveka Chuda Mani*) contribuent aussi à donner à ce stage son caractère exceptionnel. Les participants doivent avoir suivi la formation de professeurs.

Les Vacances de Yoga

Vous pouvez prendre des vacances de yoga dans tous les Ashrams Sivananda et ceci toute l'année. Deux cours de yoga et deux sessions de méditation quotidiennes, ainsi qu'une nourriture végétarienne saine font de ces séjours des vacances régénérantes pour le cœur et l'esprit.

LISTE DES CENTRES ET DES ASHRAMS SIVANANDA

ASHRAMS

Sivananda Ashram Yoga Camp
(Maison Mère)
673 Huitième avenue. J0T 2R0 Val
Morin, Québec, CANADA
Tél. : (00.1.819) 322 32 26. Fax :
(00.1.819) 322 58 76
E-mail : HQ@sivananda.org

Sivananda Ashram Yoga Ranch
P.O. Box 195, Budd Road. NY
12788 Woodbourne, U.S.A.
Tél. : (00.1.845) 436 64 92. Fax :
(00.1.845) 434 10 32
E-mail : YogaRanch@sivananda.org

Sivananda Ashram Yoga Retreat
P.O. Box N° 7550, Nassau, Paradise
Island, BAHAMAS
Tél. : (00.1.242) 363 29 02. Fax :
(00.1.242) 363 37 83
E-mail : Nassau@sivananda.org

Sivananda Yoga Vedanta
Dhanwanthari Ashram
P.O. Neyyar Dam,
Thiruvananthapuram Dt, 695 572
Kerala, INDE
Tél. : (00.91.471) 227 30 93 / 27
03. Fax : (00.91.471) 227 20 93
E-mail : Guestindia@sivananda.org

Sivananda Ashram Yoga Farm
14651 Ballantree Lane, Comp. 8.
CA 95949 Grass Valley, U.S.A.
Tél.: (00.1.530) 272 93 22. Fax:
(00.1.530) 477 60 54
E-mail : yogafarm@sivananda.org

Sivananda Yoga Vedanta
Meenakshi Ashram (near Pavanna
Vilakku Junction)
New Natham Road,
Saramthangi Village,
Madurai district, 625 503 Tamil
Nadu, INDE
Tél. : (00.91.944) 219 06 61.
E-mail : madurai@sivananda.org

Sivananda Kutir (near Siror Bridge)
P.O. Netala, Uttara Kashi
District, Uttaranchal, Himalayas
249193, INDE
Tél. : (00.91.13) 74 22 41 59 OU
(00.91.94.11) 33 04 95
E-mail: Himalayas@sivananda.org

Sivananda Yoga Vedanta
Retreat House
Bichlach 40. 6370 Reith bei
Kitzbühel, AUTRICHE
Tél : (00.43) 53 56 67 404. Fax :
(00.43) 53 56 67 4044
E-mail : Tyrol@sivananda.net

Ashram de Yoga Sivananda
26 impasse du Bignon. 45170
Neuville aux bois, FRANCE
Tél. : (00.33) (0)2 38 91 88 82. Fax :
(00.33) (0)2 38 91 18 09
E-mail : Orleans@sivananda.net

CENTRES

ALLEMAGNE
Sivananda Yoga Vedanta Zentrum
1 Steinheilstrasse. 80333 Munich
Tél. : (00.49.89) 70 09 66 90
Fax : (00.49.89) 70 09 66 969
E-mail : Munich@sivananda.net

Sivananda Yoga Vedanta Zentrum
24 Schmiljanstrasse. 12161 Berlin
Tél. : (00.49.30) 85 99 97 98
Fax : (00.49.30) 85 99 97 97
E-mail : Berlin@sivananda.net

ARGENTINE
Centro Internacional Yoga Sivananda
Sánchez de Bustamante 2372
1425 Buenos Aires
Tél.: (00.1.54.11) 48 04 78 13
Fax: (00.1.54.11) 48 05 42 70
E-mail : BuenosAires@sivananda.org

AUTRICHE
Sivananda Yoga Vedanta Zentrum
18 Prinz-Eugen-Strasse. 1040 Vienne
Tél. : (00.43.1) 586 34 53
Fax : (00.43.1) 587 15 51
E-mail : Vienna@sivananda.net

BRESIL
Centro de Yoga Sivananda
Rua Santo Antonio, 374
Porto Alegre, RS, Brésil
Cep : 90220-010
Tél. : (00.55) 51.3024.7717
E-mail : portoalegre@sivananda.org
www.sivananda.org/portoalegre

CANADA
Centre Sivananda de Yoga Vedanta
5178 boulevard Saint Laurent
H2T 1R8 Montréal, Québec
Tél. : (00.1.514) 279 35 45
Fax : (00.1.514) 279 35 27
E-mail : montreal@sivananda.org

Sivananda Yoga Vedanta Centre
77 Harbord Street
M5S 1G4 Toronto, Ontario
Tél. : (00.1.416) 966 96 42
E-mail : Toronto@sivananda.org

ESPAGNE
Centro de Yoga Sivananda Vedanta
4 calle Eraso. 28028 Madrid
Tél. : (00.34.91) 361 51 50
Fax : (00.34.91) 361 51 94
E-mail : Madrid@sivananda.net

FRANCE
Centre Sivananda de Yoga Vedanta
140 rue du Faubourg Saint Martin,
75010 Paris
Tél. : 01 40 26 77 49
Fax : 01 42 33 51 97
E-mail : Paris@sivananda.net

INDE
Sivananda Yoga Vedanta Nataraj Ctr
A41 Kailash Colony
110048 New Delhi
Tél. : (00.91.11) 32 06 90 70
Fax : (00.91.11) 29 23 09 62
E-mail : Delhi@sivananda.org

Sivananda Yoga Vedanta Dwarka Ctr
PSP Pocket, Swami Sivananda Marg
Sector 6 (Behind DAV school)
Dwarka, 110075 New Delhi
Tél. : (00.91.11) 64 56 85 26
Fax : (00.91.11) 45 56 60 16
E-mail : dwarka@sivananda.org

Sivananda Yoga Vedanta Centre
TC 37/1927 (5), Airport Road, West
Fort, Thiruvananthapuram Kerala
Tél. : (00.91.471) 245 09 42
Tél. : (00.91.949) 70 08 432
E-mail : Trivandrum@sivananda.org

Sivananda Yoga Vedanta Centre
3/655 (plot 131), Kaveri Nagar
Kuppam Road, Kottivakkam,
Chennai 600 041, Tamil Nadu
Tél. : (00.91.44) 24 51 16 26
E-mail : Chennai@sivananda.org

Sivananda Yoga Vedanta Centre
Plot #101 (old n°23), Dr Sathar Rd,
Anna Nagar, Madurai 625020
Tamil Nadu
Tél. : (00.91.452) 252 11 70 / 26 34
Fax : (00.91.452) 439 34 45
Mail : maduraicentre@sivananda.org

ISRAËL
Sivananda Yoga Vedanta Centre
6 Lateris Street. 64166 Tel Aviv
Tél. : (00.972.3) 691 67 93
Fax : (00.972.3) 696 39 39
E-mail : TelAviv@sivananda.org

ITALIE
Centro Yoga Vedanta Sivananda
7 via Oreste Tommasini,
00162 Roma
Tél. : (00.39) 06 45 49 65 29
Fax : (00.39) 06 97 25 93 56
E-mail : Roma@sivananda.org

Centro Yoga Vedanta Sivananda
1 via Guercino, 20154 Milano
Tél. : (00.39) 02 36 70 86 47
Mobile : (00.39) 33 47 60 52 76
E-mail : Milano@sivananda.org

JAPON
Sivananda Yoga Vedanta Centre
PRUM-5, 4-15-3 Koenji-Kita,
Suginami-ku, Tokyo, Japan
Tél. : +81 03-5356-7791
Email : info@sivananda.jp

LITHUANIE
Sivananda jogos vedantos centras
Vivulskio 41. 03114 Vilnius
Tél. : (00.370) 64 85 78 24
Fax : (00.370) 52 10 41 94
E-mail : vilnius@sivananda.net

ROYAUMA-UNI
Sivananda Yoga Vedanta Centre
45-51 Felsham Rd,
SW151AZ Londres
Tél. : (00.44.208) 780 01 60
Fax : (00.44.208) 780 01 28
E-mail : London@sivananda.net

SUISSE
Centre Sivananda de Yoga Vedanta
1 rue des Minoteries. 1205 Genève
Tél. : (00.41.22) 328 03 28
Fax : (00.41.22) 328 03 59
E-mail : Geneva@sivananda.net

URUGUAY
Associacion de Yoga Sivananda
1523 Acevedo Diaz, 11200 Montevideo
Tél. :(00.589.2) 401 09 29 / 66 85
Fax : (00.589.2) 400 73 88
E-mail : Montevideo@sivananda.org

USA
Sivananda Yoga Vedanta Center
1246 West Bryn Mawr Avenue,
IL 60660 Chicago
Tél. : (00.1.773) 878 77 71
Fax : (00.1.773) 878 75 27
E-mail : Chicago@sivananda.org

Sivananda Yoga Vedanta Center
243 West 24th Street
NY 10011 NewYork
Tél. : (00.1.212) 255 45 60
Fax : (00.1.212) 727 73 92
E-mail : NewYork@sivananda.org

Sivananda Yoga Vedanta Center
1200 Arguella Blvd.
CA 94122 San Francisco
Tél. : (00.1.415) 681 27 31
Fax : (00.1.415) 681 51 62
E-mail : SanFrancisco@sivananda.org

Sivananda Yoga Vedanta Center
13325 Beach Avenue
CA 90292 Marina del Rey
Tél. : (00.1.310) 822 96 42
E-mail : LosAngeles@sivananda.org

VIETNAM
Ho Chi Minh Sivananda Yoga
Vedanta Center
17 Tran Quy Khoach, District 1, Ho
Chi Minh City.
Tél. : +84 086-2912663
Email : HoChiMinh@sivananda.org

Vous trouverez des informations sur le site :
http://www.sivananda.org

TABLE DES MATIÈRES

Achevé d'imprimer en juillet 2018
sur les presses de la Nouvelle Imprimerie Laballery
58500 Clamecy
Dépôt légal : juillet 2018
N° d'impression : 807049

Imprimé en France

La **N**ouvelle **I**mprimerie **L**aballery est titulaire de la marque Imprim'Vert®